王佃亮 ∥ 主编

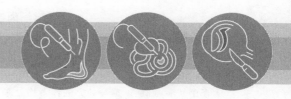

# 外科医师
# 诊疗与处方

U0127916

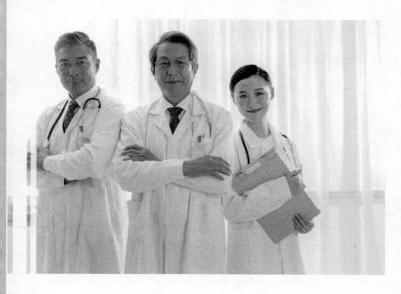

化学工业出版社

·北京·

## 内容简介

本书精编了大量外科学不同领域的临床经验处方，涉及普通外科、骨外科、肝胆外科、泌尿外科、神经外科、肛肠外科和心血管外科，同时概括介绍了所治疗疾病的诊断要点、鉴别诊断、治疗原则、一般治疗和药物处方，附录包括"合理用药与注意事项"和"常用实验室检查正常参考值"。撰写处方的作者均是来自临床一线的专家和学者，他们长期从事临床诊疗工作，具有丰富的处方经验。作者们在编写时查阅了大量文献，融合了自己丰富的临床实践经验和科研成果。全书内容全面、专业、简洁，可操作性强，是广大医务工作者、科研人员的实用参考工具书。

**图书在版编目（CIP）数据**

外科医师诊疗与处方/王佃亮主编 . —北京：化学工业出版社，2023.5

ISBN 978-7-122-43024-3

Ⅰ . ①外… Ⅱ . ①王… Ⅲ . ①外科-疾病-诊疗②外科-处方 Ⅳ . ①R6

中国国家版本馆 CIP 数据核字（2023）第 039623 号

---

| 责任编辑：戴小玲　李少华 | 文字编辑：翟　珂　陈小滔 |
| --- | --- |
| 责任校对：宋　夏 | 装帧设计：张　辉 |

---

出版发行：化学工业出版社（北京市东城区青年湖南街 13 号　邮政编码 100011）
印　　装：大厂聚鑫印刷有限责任公司
710mm×1000mm　1/16　印张 20　字数 381 千字　2024 年 1 月北京第 1 版第 1 次印刷

---

购书咨询：010-64518888　　　　　　售后服务：010-64518899
网　　址：http：//www.cip.com.cn

---

定　　价：68.00 元　　　　　　　　　　　　　　版权所有　违者必究

# 本书编写人员名单

**主　编：** 王佃亮

**副主编：** 刘德忠　乔　林　刘虎仙

**编　者：**（排名不分先后）

| | |
|---|---|
| 王佃亮 | 中国人民解放军火箭军特色医学中心 |
| 刘德忠 | 中国人民解放军火箭军特色医学中心 |
| 李振凯 | 中国人民解放军火箭军特色医学中心 |
| 董钦生 | 中国人民解放军火箭军特色医学中心 |
| 董茂盛 | 中国人民解放军火箭军特色医学中心 |
| 许小亚 | 中国人民解放军火箭军特色医学中心 |
| 牟海峰 | 中国人民解放军火箭军特色医学中心 |
| 宋迪煜 | 中国人民解放军火箭军特色医学中心 |
| 乔　林 | 中国人民解放军火箭军特色医学中心 |
| 赵立刚 | 中国人民解放军火箭军特色医学中心 |
| 孙家各 | 中国人民解放军火箭军特色医学中心 |
| 刘虎仙 | 中国人民解放军火箭军特色医学中心 |
| 顾媛媛 | 中国人民解放军火箭军特色医学中心 |
| 董书魁 | 中国人民解放军火箭军特色医学中心 |
| 王　楠 | 中国人民解放军火箭军特色医学中心 |
| 张　冬 | 中国人民解放军总医院 |
| 陈汉威 | 广州市番禺中心医院 |
| 唐郁宽 | 广州市番禺中心医院 |
| 黄　晨 | 广州市番禺中心医院 |
| 刘　辉 | 广州市番禺中心医院 |
| 李　军 | 广州市番禺中心医院 |
| 黄炯锋 | 广州市番禺中心医院 |
| 罗治成 | 广州市番禺中心医院 |
| 谢冠豪 | 广州市番禺中心医院 |
| 黄炳森 | 广州市番禺中心医院 |
| 邱健钊 | 广州市番禺中心医院 |
| 王永胜 | 广州市番禺中心医院 |
| 廖穗祥 | 广州市番禺中心医院 |

肖立军　广州市番禺中心医院
陈文贵　广州市番禺中心医院
陈立安　广州市番禺中心医院
刘丁一　广州市番禺中心医院
关玉峰　广州市番禺中心医院
梁俊杰　广州市番禺中心医院
何永垣　广州市番禺中心医院
黄　潞　广州市番禺中心医院
梁永俊　广州市番禺中心医院
罗喜俊　广州市番禺中心医院
王浩志　广州市番禺中心医院
朱显军　广州市番禺中心医院
薛天朗　郑州市第六人民医院
陈荣全　无锡市第二人民医院
陈卫丰　江阴市人民医院

# 前　言

　　随着疾病诊疗与药物技术快速发展，各基层单位医疗设备不断更新，新药物层出不穷，为使广大全科医师更加方便、有效地学习外科常见疾病诊疗技术和药物处方，特编写《外科医师诊疗与处方》，以确保安全合理用药。本书由中国人民解放军火箭军特色医学中心、中国人民解放军总医院、广州市番禺中心医院、郑州市第六人民医院、无锡市第二人民医院、江阴市人民医院等大型三级甲等医院具有丰富临床工作经验的教授、专家撰写。

　　全书共介绍 82 个常见外科疾病，主要内容包括"诊断要点""鉴别诊断""治疗原则""一般治疗"和"药物处方"。在编写过程中，多次组织临床专家对写作大纲、方案进行修订完善，考虑到主要针对全科医师，故外科手术治疗内容就不做重点介绍，仍以药物处方为主。初稿完成后，又组织相关领域专家对不同疾病的处方进行了审校。

　　本书具有几个显著特点：一是，专家阵容强大，临床知识经验丰富；二是，内容全面，信息量大，实用性强；三是，章节编排尽可能照顾了就医习惯，便于读者查阅；四是，各病种的撰写层次清晰，力求简明扼要；五是，书后附有"合理用药与注意事项""常用实验室检查正常参考值"，便于弄懂临床检验报告和科学合理用药。本书适合全科医师、基层医疗机构的卫生工作者、医学院校学生及其他感兴趣的读者阅读参考。

　　需要注意的是，药物特性需要与患者个体化统一，做到因人、因地、因时具体用药。临床上有许多因素可影响药物选择和作用，譬如患者年龄、性别、个体差异与特异体质和机体所处不同生理、疾病状态等，因而本书处方仅供广大医务工作者、患者及其他人员参考，不同患者具体用药应在临床医师指导下进行。

　　在本书策划、编写过程中，各位作者、编辑付出了艰辛的劳动，在此表示由衷的感谢。由于时间仓促及水平所限，书中疏漏之处在所难免，诚盼不吝指正。

主编　王佃亮

2023 年 1 月 18 日于北京

# 目　录

# 第一章 普通外科

## 颈部肿块

颈部肿块是颈部最常出现的疾病之一，国外学者 Skondalakis 对颈部肿块的诊断总结出一条"80％规律"：①对于非甲状腺的颈部肿块，有大约 20％属于炎症、先天性疾病；而其余 80％属于真性肿瘤。②对于属于真性肿瘤的患者中，又有大约 20％属于良性肿瘤，80％为恶性来源；同时与性别有关，女性约占 20％，男性占 80％。③在颈部恶性肿瘤中，有 20％为颈部原发，而绝大多数为来源于全身其他部位恶性肿瘤的转移灶（占 80％）。④颈部的转移灶有 80％来源于头面部，20％来源于人体躯干部位。

### 一、诊断要点

（1）病史 有颈部肿块的疾病复杂多样，故应详细询问病史，包括患者年龄、性别、病程长短、症状轻重、治疗效果，以及有无鼻、咽、喉、口腔等器官受累的临床表现，或发热、消瘦等全身症状。

（2）临床检查 应注意观察颈部是否对称，有无局部肿胀及瘘管形成等现象。检查时注意肿块的部位、大小、质地、活动度、有无压痛或搏动，并应两侧对照比较。常规检查耳、鼻、咽、喉、口腔等处，以便了解耳、鼻、咽、喉、口腔等处有无原发病灶。必要时可做鼻内镜或纤维鼻咽喉镜检查。

（3）影像学检查 颈部 CT 扫描除了可了解肿瘤部位、范围外，还有助于明确肿块与颈动脉、颈内静脉等重要结构的关系，若疑似转移病灶，应酌情做鼻窦、鼻咽和喉侧位等 X 线片检查。对于颈部鳃裂瘘管或甲状舌管瘘管，可行 X 线碘油造影检查，以了解瘘管走向和范围。

（4）病理学检查

① 穿刺活检法。以细针刺入肿块，将用力抽吸后取得的组织，进行细胞病理学检查。适用于多数颈部肿块者，因其取得的组织较少，检查阴性时，应结合临床做进一步检查。

② 切开活检法。一般仅限于经多次检查仍未能明确诊断时。手术时应将单个淋巴结完整取出，以防病变扩散。

### 二、鉴别诊断

**1. 甲状舌管囊肿**

多见于少年儿童。属先天性发育异常。在胚胎发育过程，如甲状舌管退化不全，在盲孔与甲状腺峡部间，可形成甲状舌管囊肿。肿块位于颈部中线、甲状软骨与舌骨间，常随吞咽动作上下移动。感染后可形成瘘管，并有黏液性或黏脓性分泌物溢出。瘘管不易愈合，或经常反复感染。

**2. 鳃裂囊肿**

为先天性发育异常，囊肿多位于颈部外侧，胸锁乳突肌之深部。圆形或椭圆形，大小不定。感染溃破后可在颈部形成瘘口，为鳃裂囊肿、瘘管之外口，常有黏脓性分泌物流出。有时囊肿或瘘管由内口与外耳道、扁桃体或梨状窝相通。

**3. 急、慢性颈淋巴结炎**

鼻、咽、喉、口腔等处有炎症时，可致颈部淋巴结肿大。急性淋巴结炎时，有红、肿、痛、热等急性炎症特点，起病快，常伴发热、局部压痛，抗感染治疗后肿块消退。颈淋巴结慢性炎症时，病程长，症状轻，常位于下颌下区，淋巴结较小，可活动，压痛不明显。

**4. 颈淋巴结核**

病变为原发性，或继发于肺、腹腔等处的结核病灶。病程较长，病情轻者，局部症状少，单侧或双侧颈淋巴结肿大，常呈串状，质中等，可活动，无压痛；病情较重时，数个淋巴结可互相粘连成团。若淋巴结干酪样坏死，溃破后形成瘘管，经久不愈。

**5. 艾滋病性颈淋巴结肿大**

为艾滋病前期的临床表现之一。由人类免疫缺陷病毒侵犯颈淋巴结所致。病程较长，淋巴结逐渐增大，常伴有腹股沟等多处淋巴结肿大、发热、消瘦、乏力、白细胞减少等症状。细针穿刺活检可协助诊断。

**6. 甲状腺疾病**

甲状腺腺瘤女性多见，位于颈前部，生长缓慢，症状不明显，常在无意中发现。肿块质中等，随吞咽动作上下移动。巨大甲状腺腺瘤，可因气管移位或压迫气管而影响呼吸。若肿块增大迅速，呈结节状，质硬，累及喉返神经或向气管内浸润，引起呼吸困难、声带运动障碍、声音嘶哑等症状时，应考虑甲状腺癌可能。

**7. 涎腺混合瘤**

多见于腮腺，表现为耳垂下出现肿块，生长缓慢，无明显症状，常偶尔发现。肿块位置多较深，表面光滑，质中等，推之可动。肿块向内发展，侵及咽旁间隙时，可使鼻咽、口咽侧壁内移，或软腭膨隆。若肿块固定，质硬，局部疼痛，或累及面神经，有混合瘤恶变可能。

**8. 神经源性肿瘤**

多为神经鞘膜瘤，起源于神经鞘膜上的施万细胞，常发生于颈部皮神经、交感神经、迷走神经等处。肿瘤位于颈部外侧上段，胸锁乳突肌深处，椭圆形或圆形，表面光滑。生长缓慢，病变范围较小时，常无明显症状。肿瘤较大时，可突向咽部，使咽侧壁内移、饱满，严重时可影响呼吸。偶可恶变，表现为短期内肿瘤迅速增大，或伴迷走、舌下神经麻痹等症状。

**9. 颈动脉体瘤**

起源于颈动脉体，位于颈动脉分叉处，肿瘤较小时，症状不明显，若侵犯迷走、舌下等神经，可引起声带运动障碍、伸舌偏斜等症状，检查时肿瘤可随动脉移动，扪诊有搏动感，CT增强扫描、动脉造影等检查有助于诊断。

**10. 恶性淋巴瘤**

恶性淋巴瘤是一种发生于淋巴网状组织的恶性肿瘤。主要表现为淋巴结肿大，或先在淋巴结外组织内形成肿块，然后再累及邻近的淋巴结。根据细胞形态和分化程度，可分为霍奇金淋巴瘤和非霍奇金淋巴瘤两大类。颈部淋巴结肿大是非霍奇金淋巴瘤的常见症状，肿块为无痛性、进行性增大，质硬，早期可活动，后期各淋巴结相互粘连成团，不易推动。若扁桃体、鼻咽、舌根等处有病灶时，则可产生鼻塞、鼻涕带血、咽部不适、听力减退等症状。因霍奇金淋巴瘤所致的颈淋巴结肿大，多为双侧性，并有发热、肝脾大、消瘦、乏力等全身症状。

**11. 转移性恶性肿瘤**

颈部转移恶性肿瘤是颈部肿块的原因之一，其原发病灶多位于头颈部。鼻咽癌较早发生颈淋巴结转移，有时或为鼻咽癌的首发症状。多侵犯颈外侧上深淋巴结，肿大的淋巴结位于下颌角后方，逐渐增大，有时融合成团。质硬，活动差，无压痛。常为单侧性，也可双侧颈淋巴结同时受累。

### 三、治疗原则

本病复杂多样，应根据不同病因采取不同治疗方法。

### 四、一般治疗

（1）颈部鳃裂囊肿、甲状舌管囊肿或瘘管应采取手术治疗。甲状舌管囊肿与舌骨关系密切时，可切除部分舌骨。

（2）甲状腺腺瘤应手术切除，术时应避免操作喉返神经，防止声带麻痹、声音嘶哑。甲状腺癌手术时，应注意保持呼吸道通畅。

（3）涎腺源性及神经源性良性肿瘤宜经颈侧途径摘除肿瘤，以便明确颈动脉、颈内静脉、迷走神经、舌下神经的位置，避免剥离肿瘤时误伤。

（4）鼻咽癌、扁桃体癌引起的颈淋巴结转移，采用放射治疗，效果较好。喉癌引起的颈淋巴结转移，放疗效果欠佳，应及时行颈淋巴结廓清术。

（5）恶性淋巴瘤多采用放疗和化疗相结合的治疗方法。

（6）对于颈淋巴结核，应注意查找肺、肠等处有无结核病灶，并以抗结核药物进行治疗。

（7）急性颈淋巴结炎应积极使用抗感染药物。

**五、药物处方**

**处方①**：适用于有炎症者。

0.9％氯化钠注射液 100mL＋注射用青霉素钠 400 万 U（需皮试阴性），静脉滴注，每日 2 次。

甲硝唑氯化钠注射液 100mL，静脉滴注，每日 1 次。

或　0.9％氯化钠注射液 100mL＋注射用头孢呋辛钠 1.5g（需皮试阴性），静脉滴注，每日 2 次。

甲硝唑氯化钠注射液 100mL，静脉滴注，每日 1 次。

**【注意事项】**

（1）不良反应主要有胃肠道反应，如恶心、呕吐等；过敏反应，如斑丘疹、荨麻疹等；还可引起中性粒细胞减少、血红蛋白降低、血小板减少等；其他反应有头痛、发热、寒战、注射部位疼痛及静脉炎、菌群失调等。

（2）对青霉素及头孢菌素类药物过敏者禁用；合并严重胆囊炎患者、严重肾功能不全患者慎用；用药期间禁酒及禁服含乙醇（酒精）药物。

**处方②**：适用于结核的患者。

异烟肼，5mg/kg，口服，每日 1 次，每日最高 0.3g。或者，15mg/kg，口服，每周 2～3 次，每日最高 0.9g。

利福平，0.45～0.60g，口服，每日 1 次（空腹），每日不超过 1.2g。1 个月以上小儿，每日按体重 10～20mg/kg，空腹顿服，每日量不超过 0.6g。

吡嗪酰胺，15～30mg/kg，口服，每日 1 次。或者，50～70mg/kg，口服，每周 2～3 次。

乙胺丁醇，15mg/kg，口服，每日 1 次。或者，25～35mg/kg，最高 2.5g，口服，每周 3 次。或者，50mg/kg，最高 2.5g，口服，每周 2 次。

**【注意事项】**

（1）异烟肼可引起步态不稳或麻木、针刺感、烧灼感或手指疼痛（周围神经炎）；可导致肝功能损害以及食欲减退、乏力、恶心呕吐等消化道症状；少数患者可引起视力减退或视物模糊，或合并眼痛；极少数患者可出现发热、皮疹、血细胞减少及男性乳腺发育等。

（2）利福平可引起厌食、恶心、呕吐、腹泻等胃肠道不适，少数患者可出现肝大，氨基转移酶升高和黄疸；可引起"流感样综合征"的变态反应，服用后大小便、唾液、痰液、泪液可呈橘红色。偶见白细胞减少、凝血酶原时间缩短、头痛、眩晕、视力障碍等。

（3）吡嗪酰胺可引起关节痛以及食欲减退、发热、乏力、肝功能损害、畏寒等。

（4）乙胺丁醇可引起视神经炎，包括视物模糊、眼痛、红绿色盲或视力减退、视野缩小等；少数患者可发生畏寒、关节肿胀、病变关节表面皮肤发热、紧绷感；极少数出现发热、皮疹、关节痛等过敏反应，或麻木、针刺感、烧灼感或手足软弱无力。

（李振凯　刘虎仙）

# 结节性甲状腺肿

结节性甲状腺肿又称腺瘤样甲状腺肿，是由于患者长期处于缺碘或相对缺碘以及致甲状腺肿的环境中，引起甲状腺弥漫性肿大。病程较长，滤泡上皮由普遍性增生转变为局灶性增生，部分区域则出现退行性变，最后由于长期的增生性病变和退行性病变反复交替，腺体内出现不同发展阶段的结节。

## 一、诊断要点

（1）患者有长期单纯性甲状腺肿的病史，发病年龄一般大于 30 岁，女性多于男性。甲状腺肿大程度不一，多不对称，结节质软或稍硬，光滑，无触痛。病情进展缓慢，多数患者无症状。较大的结节性甲状腺肿可引起压迫症状，出现呼吸困难、吞咽困难和声音嘶哑等。结节内急性出血可致肿块突然增大及疼痛，症状可于几天内消退，增大的肿块可在几周或更长时间内减小。

（2）结节性甲状腺肿出现甲状腺功能亢进症（Plummer 病）时，患者有乏力、体重下降、心悸、心律失常、怕热多汗、易激动等症状，但甲状腺局部无血管杂音及震颤，突眼少见，手指震颤亦少见。老年患者症状常不典型。

（3）如来自碘缺乏地区的结节性甲状腺肿患者，其甲状腺功能可有低下表现，临床上也可发生心率减慢，水肿与皮肤粗糙及贫血表现等。少数患者也可癌变。

## 二、鉴别诊断

### 1. 甲状腺腺瘤

尤其是与多发性腺瘤鉴别。结节性甲状腺肿患者年龄较大，病史较长，甲状腺肿大呈分叶状或多个大小不等的结节，边界不清。甲状腺激素治疗，腺体呈对称性缩小。多发甲状腺腺瘤时甲状腺肿大、不对称，可触及多个孤立性结节；如合并单纯性甲状腺肿，腺瘤结节边界亦较清楚，质地较周围组织略坚韧，甲状腺激素治疗，腺体组织缩小，结节更加突出。

### 2. 结节性甲状腺肿伴甲状腺功能亢进症与 Graves 病鉴别

前者在地方性甲状腺肿流行区多见，患者年龄一般较大，多在 40 岁以上，常在出现结节多年后发病，甲状腺功能亢进症状较轻而不典型。Graves 病发病年龄多在 20～40 岁，两侧甲状腺弥漫肿大，眼球突出，手指震颤，甲状腺局部可触及震颤及听到血管杂音。甲状腺扫描发现一个或数个"热结节"。

**3. 甲状腺癌**

甲状腺癌早期除甲状腺结节外可无任何症状，此时与结节性甲状腺肿鉴别困难。可做针刺活体组织检查，尤其粗针穿刺诊断意义很大。

### 三、治疗原则

结节小者，可暂行观察，每年查体即可。若结节较大，影响美观或出现压迫症状，则考虑手术治疗。

### 四、一般治疗

冷结节中少数为甲状腺发育不全，可试用甲状腺制剂治疗 4～6 个月。若结节缩小，可免于手术治疗；若结节不缩小，反而增长迅速，累及周围组织，应考虑为恶性肿瘤，争取尽快手术治疗。

### 五、药物处方

**处方①**：适用于促甲状腺激素（TSH）升高或存在甲状腺功能减退患者。

左甲状腺素钠片 $50\mu g$，口服，每日 1 次（需早晨空腹服用）。

**【注意事项】**

（1）老年人、心血管疾病患者、心肌缺血患者或糖尿病患者慎用。

（2）有垂体功能减退或肾上腺皮质功能减退者，如需补充甲状腺制剂，在给左甲状腺素钠以前数日应先用肾上腺皮质激素。

**处方②**：小金丸，每次 3g，口服，每日 2 次。

或 小金片，每次 3 片，口服，每日 2 次。

夏枯草片，每次 6 片，口服，每日 2 次。

**【注意事项】**

（1）偶有皮肤红肿、瘙痒等过敏反应，停药后上述症状可自行消失。

（2）孕妇禁用，过敏体质者慎用。

（3）尽量避免与其他药物同时服用。

（李振凯 刘虎仙）

# 乳头溢液

乳头溢液是乳腺疾病的常见症状，可分为生理性溢液及病理性溢液。生理性溢液是指妊娠期和哺乳期的泌乳现象、口服避孕药或镇静药引起的双侧乳头溢液及绝经后妇女单侧或双侧乳头少量溢液等。病理性溢液是指非生理情况下，一侧或双侧来自一个或多个导管的间断性、持续性，从数月到数年的乳头溢液。

### 一、诊断要点

（1）病因诊断 对乳头溢液患者进行病因诊断时，除详细了解病史及体格检查外，还需仔细观察溢液类型及是单管溢液还是多管溢液。此外还应进行有关辅助检查，以帮助诊断。

（2）溢液量的评估 溢液量的评估可分为5个等级。＋＋＋：不用挤压，自然流出。＋＋：轻压时，可有丝状喷出。＋：强压时，流出2～3滴。±：强压时，勉强可见。－：压迫亦不见溢液。治疗后评估乳头溢液量亦可作为治疗效果的评价参考。

（3）实验室检查

① 溢液细胞学检查。溢液细胞学检查简单、方便，能早期发现乳腺癌，为患者容易接受的诊断方法。

② 肿块针吸细胞学检查。乳头溢液伴有乳内肿块者，针吸细胞学检查对乳腺癌的诊断正确率可达96％，对乳头溢液的良性疾病的正确诊断率则较低。

③ 活体组织检查。这是确诊乳头溢液病因的最可靠方法，尤其对早期微小瘤灶，是进一步确诊的可靠方法。若能在影像学定位基础上行穿刺活检，则确诊率尚可提高。

（4）影像学检查

① 近红外线乳腺扫描。此法对乳晕区导管疾病所引起的溢液的阳性诊断率可达80％～90％。

② B超检查。此法对良性乳腺疾病的病因诊断符合率可达80％～90％，超声检查可见到扩大的乳管、极小的囊肿，有时可见到乳腺导管内乳头状瘤或充盈缺损情况。

③ 选择性乳腺导管造影。对乳头溢液、良恶性乳腺疾病均有较大的诊断价值，尤其对有乳头溢液而体检无肿块及其他体征，或其他检查均为阴性者。选择性乳腺导管造影能在术前明确溢液的部位、性质和程度。

### 二、鉴别诊断

#### 1. 乳腺导管扩张症

有此病的部分患者首发症状为乳头溢液。溢液的颜色多为棕色，少数为血性。此病多发于40岁以上非哺乳期或绝经期妇女。发生溢液的乳晕区有与皮肤粘连的肿块，肿块直径常小于3cm，同侧腋窝淋巴结可肿大、质软、有触痛。

**2. 乳腺导管内乳头状瘤**

此病以 40～50 岁者多见，瘤体多发生在邻近乳头的部位，瘤体很小，带蒂并有绒毛，还有很多壁薄的血管，故易出血。触诊患者乳房，有时可发现乳晕下有樱桃大的肿块，质软、光滑、活动。

**3. 乳房囊性增生**

育龄妇女多见。部分患者乳头溢液为黄绿色、棕色、血性或无色浆液样。此病有两个特点：一是表现为乳房周期性胀痛，好发或加重于月经前期；二是乳房肿块常为多发，可见于一侧或双侧，也可局限于乳房的一部分或分散于整个乳房，肿块呈结节状且大小不一，质韧不硬，与皮肤无粘连，与周围组织界限不清，肿块在月经后可有缩小。

**4. 乳腺癌**

部分乳腺癌患者有鲜红或暗红色的乳头溢液，有时会产生清水性溢液，无色透明，偶有黏性，溢出后不留痕迹。45～49 岁、60～64 岁为此病的两个发病高峰。患者在无意中可发现乳房肿块，肿块多位于内上限或外上限，无痛，渐大。晚期病变部位出现橘皮样皮肤改变及卫星结节。腋窝淋巴结肿大、质硬，随病程进展彼此融合成团。

**三、治疗原则**

定期检查乳腺，早发现早治疗，疼痛严重者可给予药物治疗，应坚持服药。

**四、一般治疗**

（1）非肿瘤性溢液的治疗　常为乳腺导管扩张症、乳腺囊性增生等引起。可行药物治疗或手术治疗。

（2）肿瘤性溢液的治疗　常为乳腺导管内乳头状瘤或乳腺导管内乳头状癌所引起。前者可行局部区段切除，后者应行乳腺癌根治术。

**五、药物处方**

**处方①**：逍遥散，每次 3～9g，口服，每日 3 次。

**【注意事项】**

（1）适用于肝郁血虚脾弱证。

（2）孕妇慎用，尽量避免与其他药物同时服用。

**处方②**：小金丸，每次 3g，口服，每日 2 次。

或　小金片，每次 3 片，口服，每日 2 次。

夏枯草片，每次 6 片，口服，每日 2 次。

**【注意事项】**

（1）偶有皮肤红肿、瘙痒等过敏反应，停药后上述症状可自行消失。

（2）孕妇禁用，过敏体质者慎用。

（3）尽量避免与其他药物同时服用。

**处方③**：适用于乳腺增生疼痛症状较严重或雌激素受体阳性者。

枸橼酸他莫昔芬片，每次 10mg，口服，每日 2 次。

【注意事项】

（1）不可长期应用。

（2）主要不良反应有食欲缺乏、恶心、呕吐、腹泻等胃肠道反应；月经失调、闭经、阴道出血等；颜面潮红、皮疹、脱发等；偶见白细胞和血小板减少及肝功能损害；罕见精神错乱、肺栓塞。

（3）孕妇及有血栓病史者禁用，有视力障碍、肝功能不全者慎用，出现阴道异常出血时应停药，定期进行妇科检查。

（牟海峰）

# 乳腺增生

乳腺增生是指乳腺上皮和纤维组织增生，乳腺组织导管和乳小叶在结构上的退行性病变及结缔组织的进行性生长，是妇女多发病，常见于中年妇女，是乳腺实质的良性增生，其病因为女性体内激素代谢障碍，尤其是雌、孕激素比例失调，使乳腺实质增生过度和复旧不全，突出表现为乳房胀痛和肿块，特点是部分患者具有周期性，疼痛与月经周期有关，往往月经前疼痛加重，月经结束后减轻或消失，有时整个月经周期都有疼痛，患者乳腺肿块大小不一，质韧而不硬，少数患者可有乳头溢液。

## 一、诊断要点

（1）乳房疼痛 常为胀痛或刺痛，可累及一侧或两侧乳房，以一侧偏重多见，疼痛严重者不可触碰，甚至影响日常生活。常于月经前加重，月经后症状可逐渐缓解。

（2）乳房肿块 可发于单侧或双侧，常见于乳房外上象限，多为多发亦可单发，肿块形状不一，可呈片状、结节状、条索状，以片状多见，边界多不明显，质地较韧，活动度良好，可随月经周期而变化，月经前肿块可变大变硬，经后缩小变软。

（3）乳头溢液 少数患者可出现乳头溢液，为草绿色或棕色浆液性溢液。

（4）月经失调 部分患者可出现月经不规律，量少或色淡，可伴痛经。

（5）乳腺彩超检查 可见乳腺腺体增厚，结构紊乱，此类多不伴或伴有乳腺导管的轻度扩张，一般无囊性结节。

## 二、鉴别诊断

### 1. 乳腺纤维腺瘤的乳房肿块

大多为单侧单发，肿块多为圆形或卵圆形，边界清楚，活动度大，质地一般较硬；亦有多发者，但一般无乳房胀痛，或仅有轻度经期乳房不适感，无触痛，乳房肿块的大小性状不因月经周期而发生变化。患者年龄多在 30 岁以下，以 20～25 岁最多见。此外，在乳房的钼靶 X 线片上，乳腺纤维腺瘤常表现为圆形或卵圆形密度均匀的阴影及其特有的环形透明晕，亦可作为鉴别诊断的一个重要依据。

### 2. 乳腺癌的乳房肿块

质地一般较硬，有的坚硬如石，肿块大多为单侧单发，肿块可呈圆形、卵圆形或不规则形，可长到很大，活动度差，易与皮肤及周围组织发生粘连，肿块与月经周期及情绪变化无关，可在短时间内迅速增大，好发于中老年女性。

## 三、治疗原则

定期做乳腺彩超检查，早发现早治疗，疼痛严重者可给予药物治疗，应坚持服药。

## 四、一般治疗

（1）保持心情愉快，尽量避免熬夜。

（2）半年复查一次彩超，必要时可做穿刺＋病理学检查，以定性。

（3）增生程度较轻者可做乳腺按摩，中度以上增生者尽量避免按摩。

（4）局部热敷、红外线照射理疗。

（5）手术治疗　乳腺增生属于良性病变，一般不需要手术治疗。但肿块增生较明显者，肿块细针吸取细胞学检查见导管上皮细胞增生活跃，并有不典型增生者；年龄在 40 岁以上，有乳腺癌家族史者，宜选择手术治疗。根据病变范围大小、肿块多少采用不同的手术方法，如肿块切除术、乳腺区段切除术，如病例证实为恶性，则可行经皮下乳腺单纯切除术、乳房根治术。

## 五、药物处方

**处方①**：逍遥散，每次 3～9g，口服，每日 3 次。

【注意事项】

（1）适用于肝郁血虚脾弱证。

（2）孕妇慎用，尽量避免与其他药物同时服用。

**处方②**：小金丸，每次 3g，口服，每日 2 次。

或　小金片，每次 3 片，口服，每日 2 次。

夏枯草片，每次 6 片，口服，每日 2 次。

**【注意事项】**

（1）偶有皮肤红肿、瘙痒等过敏反应，停药后上述症状可自行消失。

（2）孕妇禁用，过敏体质者慎用。

（3）尽量避免与其他药物同时服用。

**处方③：**适用于疼痛症状较严重或雌激素受体阳性者。

枸橼酸他莫昔芬片，每次 10mg，口服，每日 2 次。

**【注意事项】**

（1）不可长期应用。

（2）主要不良反应有食欲缺乏、恶心、呕吐、腹泻等胃肠道反应；月经失调、闭经、阴道出血等；颜面潮红、皮疹、脱发等；偶见白细胞和血小板减少及肝功能损害；罕见精神错乱、肺栓塞。

（3）孕妇及有血栓病史者禁用，有视力障碍、肝功能不全者慎用，出现阴道异常出血时应停药，定期进行妇科检查。

（李振凯　刘虎仙）

# 乳腺囊性增生病

乳腺囊性增生病也称慢性囊性乳腺病，简称乳腺病，乳腺囊性增生是乳腺增生最常见的一种病理类型，主要是因为体内雌激素分泌过多，黄体激素分泌减少导致的乳腺导管上皮增生过度，乳腺组织导管和乳小叶在结构上的退行性病变及进行性改变。

## 一、诊断要点

（1）**乳房疼痛**　常为胀痛或刺痛，可累及一侧或两侧乳房，以一侧偏重多见，疼痛严重者不可触碰，甚至影响日常生活。常于月经前加重，月经后症状可逐渐缓解。

（2）**乳房肿块**　可发于单侧或双侧，常见于乳房外上象限，多为多发亦可单发，肿块形状不一，可呈片状、结节状、条索状，以片状多见，边界多不明显，质地较韧，活动度良好，可随月经周期而变化，月经前肿块可变大变硬，经后缩小变软。

（3）**乳头溢液**　少数患者可出现乳头溢液，为草绿色或棕色浆液性溢液。

（4）**月经失调**　部分患者可出现月经不规律，量少或色淡，可伴痛经。

（5）乳腺彩超检查　主要表现为以导管上皮增生，形成末端导管小囊肿或者是合并有乳腺导管扩张；乳腺腺体、腺泡不同程度的增生，在乳腺腺体内会形成大小不等的多个囊性病变，甚至内部也会表现为混杂密度或者是低密度的改变。

## 二、鉴别诊断

### 1. 乳腺腺病

多见于30～35岁女性。乳房疼痛及肿块多呈周期性，肿块多呈结节状，多个散在，大小较一致，无囊性感，一般无乳头溢液。

### 2. 乳腺纤维腺瘤

多见于青年女性，常为无痛性肿块，多为单发，少数为多发。肿块边界明显，移动良好，无触痛。但有时乳腺囊性增生病可与纤维腺瘤并存，不易区别。

### 3. 乳腺导管内乳头状瘤

多见于中年女性，临床上常见乳头单孔溢液，肿块常位于乳晕部，压之有溢液流出。乳腺导管造影显示充盈缺损，常可确诊。

### 4. 乳腺癌

常见于中、老年妇女，乳腺内常为单一无痛性肿块。肿块细针吸取细胞学检查多能找到癌细胞。有时乳腺囊性增生病伴有不典型增生、癌变时，常不易区别。需活检病理学检查确诊。

## 三、治疗原则

定期做乳腺彩超检查，早发现早治疗，疼痛严重者可给予药物治疗，应坚持服药。

## 四、一般治疗

（1）保持心情愉快，尽量避免熬夜。

（2）半年复查一次彩超，必要时可做穿刺＋病理学检查，以定性。

（3）增生程度较轻者可做乳腺按摩，中度以上增生者尽量避免按摩。

（4）局部热敷、红外线照射理疗。

（5）手术治疗　过去的概念认为，乳腺囊性增生是癌前病变。但随着医学科学的发展及诊断手段的提高，对疾病的认识越来越深入，目前认为囊性增生是良性的乳腺增生性疾病，不用过度焦虑。一般来说，可以通过药物治疗、定期检查就可以了，一般不需要手术。但增生短期增大明显者，肿块细针吸取细胞学检查见导管上皮细胞增生活跃，并有不典型增生者；年龄在40岁以上，有乳腺癌家族史者，宜选择手术治疗。根据病变范围大小、肿块多少采用不同的手术方法，如肿块切除术、乳腺区段切除术，如病例证实为恶性，则可行经皮下乳腺单纯切除术、乳房根治术。

**五、药物处方**

参见乳腺增生。

（李振凯　董茂盛　董钦生　刘虎仙）

# 急性乳腺炎

急性乳腺炎是乳腺的急性化脓性感染，患者多是产后哺乳期的妇女，尤以初产妇更为多见，往往发生在产后 3～4 周，其病因主要为乳汁淤积。乳汁是理想的培养基，乳汁淤积有利于入侵细菌的生长繁殖。乳头破损或皲裂，使细菌沿淋巴管入侵，这是感染的主要途径。细菌也可以直接侵入乳管。金黄色葡萄球菌是主要致病菌。临床表现为患者感觉乳房疼痛、局部红肿、发热，随着炎症的发展，患者可有寒战、高热、脉搏加快，常有患侧腋窝淋巴结肿大、压痛，白细胞计数明显增高。

**一、诊断要点**

（1）产后哺乳期的女性如出现乳房胀痛以及局部红、肿、热、痛，并可扪及痛性肿块，伴有不同程度的全身中毒性表现，不难作出诊断。

（2）B 超检查可发现乳腺炎性肿块及脓肿形成。

（3）有波动的炎性肿块，用针刺获得脓性液体，即可明确诊断。

**二、鉴别诊断**

**1. 浆细胞性乳腺炎**（乳腺导管扩张症）

多见于非哺乳期中年女性，乳晕下出现较长时间肿块，局部皮肤表面也可发红，但无剧烈疼痛，按压时会有轻中度疼痛，也可有乳头溢液，一般无化脓情况，也无全身感染征象。穿刺细胞学检查可发现大量浆细胞浸润而明确诊断。

**2. 炎性乳腺癌**

一般见于非哺乳期女性，炎性乳腺癌以大范围的乳房红肿为表现，局部皮温升高，但全身感染中毒征象和局部疼痛较轻，体格检查提示肿块质硬、边界不清楚，皮肤粘连浸润或皮肤水肿及橘皮样外观，腋窝可扪及无痛性肿大淋巴结，穿刺细胞学发现癌细胞而确诊。

**三、治疗原则**

消除感染、排空乳汁，呈蜂窝织炎表现而未形成脓肿之前应用抗菌药物，脓肿形成后主要治疗措施是及时做脓肿切开引流，一般不停止哺乳，但患侧乳房应停止哺乳，并以吸乳器吸尽乳汁，促使乳汁通畅排出，局部热敷以利于早期炎症的消散。

### 四、一般治疗

（1）用绷带或乳托将乳房托起，早期仅有乳汁淤积的产妇全身症状轻，可继续哺乳，可做按摩以促使乳汁排出通畅。

（2）乳房肿胀明显或有肿块形成者，排净乳汁，患侧乳房停止哺乳，局部热敷或红外线照射理疗。

（3）脓肿已形成时应及时切开引流，切口一般以乳头、乳晕为中心呈放射形，乳晕下浅脓肿可沿乳晕做弧形切口，脓肿位于乳房后，应在乳房下部皮肤皱襞1～2cm做弧形切口。

### 五、药物处方

**处方①**：0.9％氯化钠注射液100mL＋注射用青霉素钠400万U（需皮试阴性），静脉滴注，每日2次。

**【注意事项】**

（1）不良反应主要有胃肠道反应，如恶心、呕吐等；过敏反应，如斑丘疹、荨麻疹等；还可引起中性粒细胞减少、血红蛋白降低、血小板减少等；其他反应有头痛、发热、寒战、注射部位疼痛及静脉炎、菌群失调等。

（2）对青霉素及头孢菌素类药物过敏者禁用；合并严重胆囊炎患者、严重肾功能不全患者慎用；用药期间禁酒及禁服含酒精药物。

**处方②**：50％硫酸镁溶液或0.02％呋喃西林溶液，局部湿敷。

**【注意事项】**

（1）硫酸镁溶液浓度勿过高，高浓度可引起脱水。

（2）呋喃西林溶液可引起过敏性皮炎，过敏体质者慎用。

**处方③**：适用于青霉素过敏者。

0.9％氯化钠注射液250mL＋注射用乳糖酸红霉素1.0g，静脉滴注，每日2次。

**【注意事项】**

（1）不良反应主要有恶心、呕吐、腹泻、腹痛等胃肠道反应；少见肝功能异常，偶见黄疸等；浓度过高时可引起听力减退，停药后可恢复；偶有过敏反应；偶有心律失常及口腔或阴道念珠菌感染。

（2）用药期间检查肝功能，哺乳期妇女暂停哺乳。

（李振凯　董茂盛　董钦生）

# 急性腹膜炎

急性腹膜炎是常见的外科急腹症，其病理基础是腹膜壁层和（或）脏层因各种原因受到刺激或损害发生急性炎性反应，多由细菌感染、化学刺激或物理损伤所引起。大多数为继发性腹膜炎，源于腹腔的脏器感染、坏死穿孔、外伤等。其典型临床表现为腹膜炎三联征，即腹部压痛、腹肌紧张和腹部反跳痛，以及腹痛、恶心、呕吐、发热、白细胞升高等，严重时可致血压下降和全身中毒性反应，如未能及时治疗可死于脓毒性休克。部分患者可并发盆腔脓肿、肠间脓肿、膈下脓肿、髂窝脓肿及粘连性肠梗阻等并发症。

## 一、诊断要点

（1）急性腹痛　腹痛是最主要、最常见的症状，多数突然发生，持续存在，迅速扩展，其性质取决于腹膜炎的种类（化学性或细菌性）、炎症的范围和患者的反应。胃、十二指肠、胆囊等器官急性穿孔引起弥漫性腹膜炎时，表现为全腹疼痛，甚至休克，少数病例可因腹膜渗出大量液体，稀释刺激物，而出现腹痛和腹膜刺激征暂时缓解的病情好转假象，当继发细菌感染后，腹痛再次加剧；细菌感染引起的腹膜炎一般先有原发病灶（如阑尾炎、胆囊炎等）的局部疼痛，穿孔时腹痛可较前缓解，呈胀痛或钝痛，但疼痛逐渐加重并向全腹扩散。腹痛的程度因人而异，体弱或老年患者疼痛通常不明显。

（2）恶心与呕吐　为早期出现的常见症状，开始由于腹膜刺激引起反射性呕吐，吐出物多为胃内容物，有时可含胆汁；后由于麻痹性肠梗阻，则出现持续性呕吐，吐出物为棕黄色肠内容物，可有恶臭。

（3）发热　由感染所致的腹膜炎常有中等程度发热，部分患者会出现高热，而空腔脏器急性穿孔产生的腹膜炎，体温多低于正常或接近正常。

（4）急性弥漫性腹膜炎患者，由于腹膜渗出大量液体，腹膜及肠壁高度充血、水肿，麻痹的肠腔积聚大量液体，加上呕吐失水等因素，有效循环血容量及血钾总量显著减少，此外，由于肾血流量减少，毒血症加重，心、肾及周围血管功能减损，患者常有低血压及休克表现，脉搏细数或不能扪及，也可有口渴，少尿或无尿表现。

（5）毒素吸收引起肠麻痹患者可有腹胀，无肛门排气；当患者出现频繁的呃逆，则提示炎症可能已波及膈肌。

（6）腹膜炎患者多有痛苦表情，咳嗽、呼吸、转动身体均可使腹痛加剧，患者被迫采取仰卧位，两下肢屈曲，呼吸表浅频数。

（7）腹部查体可发现典型的腹膜炎三联征，即腹部压痛、腹肌紧张和腹部反跳痛，在局限性腹膜炎，三者局限于腹部的一处；而在弥漫性腹膜炎，则遍及全腹，并可见到腹式呼吸变浅，腹壁反射消失，肠鸣音减少或消失，压痛和反跳痛几乎始终存在。当炎症局限，形成局限性脓肿或炎性肿块且近腹壁时，可能扪及边缘不清的肿块，有时可通过直肠指诊扪及盆腔的肿块或脓肿。

**二、鉴别诊断**

（1）肺炎、胸膜炎、心包炎、冠心病等都可引起反射性腹痛，疼痛也可因呼吸活动而加重。因此，呼吸短促、脉搏变快，有时出现腹上区腹肌紧张而被误认为腹膜炎。但详细追问疼痛的情况，细致检查胸部，以及腹部缺乏明显和肯定的压痛及反跳痛，即可作出判断。

（2）急性胃肠炎、痢疾等也有急性腹痛、恶心、呕吐、高热、腹部压痛等，易被误认为腹膜炎。但急性胃肠炎及痢疾等有饮食不当的病史、腹部压痛不明显、无腹肌紧张、听诊肠鸣音增强等，均有助于排除腹膜炎。

（3）其他如急性肾盂肾炎、糖尿病酮症酸中毒、尿毒症等也均可有不同程度的急性腹痛、恶心、呕吐等症状，而无腹膜炎的典型体征，只要加以分析，即可鉴别。

**三、治疗原则**

查找病因，诊断明确后可给予镇痛等对症处理，症状较重者需手术治疗。

**四、一般治疗**

（1）卧床休息，半卧位，以利于炎性渗出物流向盆腔而易于引流；若休克严重，则取平卧位。

（2）禁食禁饮、胃肠减压。

（3）纠正水、电解质及酸碱平衡的失调。

（4）静脉内高营养治疗，或少量输血浆、全血，以改善患者的全身情况及增强免疫力。

（5）抗菌治疗为急性腹膜炎最重要的内科疗法。一般继发性腹膜炎多为需氧菌与厌氧菌的混合感染，故宜采用广谱抗生素或使用数种抗生素联合治疗。如能获得病原菌，依据药敏试验结果选用抗生素更佳。

（6）剧烈疼痛或烦躁不安者，如诊断已经明确，可酌用哌替啶、苯巴比妥等药物，如有休克应积极进行抗休克治疗等。

**五、药物处方**

**处方①**：适用于轻症腹膜炎患者。

0.9％氯化钠注射液 100mL＋注射用青霉素钠 400 万 U（需皮试阴性），静脉滴注，每日 2 次。

甲硝唑氯化钠注射液 100mL，静脉滴注，每日 1 次。

或　0.9％氯化钠注射液 100mL＋注射用头孢呋辛钠 1.5g（需皮试阴性），静脉滴注，每日 2 次。

甲硝唑氯化钠注射液 100mL，静脉滴注，每日 1 次。

【注意事项】

（1）不良反应主要有胃肠道反应，如恶心、呕吐等；过敏反应，如斑丘疹、荨麻疹等；还可引起中性粒细胞减少、血红蛋白降低、血小板减少等；其他反应有头痛、发热、寒战、注射部位疼痛及静脉炎、菌群失调等。

（2）对青霉素及头孢菌素类药物过敏者禁用；合并严重胆囊炎患者、严重肾功能不全患者慎用；用药期间禁酒及禁服含酒精药物。

**处方②**：适用于重症腹膜炎患者。

0.9％氯化钠注射液 100mL＋注射用头孢哌酮舒巴坦钠 1.5g（需皮试阴性），静脉滴注，每 12h 1 次。

甲硝唑氯化钠注射液 100mL，静脉滴注，每日 1 次。

或　0.9％氯化钠注射液 100mL＋注射用头孢曲松钠 1g（需皮试阴性），静脉滴注，每日 2 次。

甲硝唑氯化钠注射液 100mL，静脉滴注，每日 1 次。

【注意事项】

（1）不良反应主要有胃肠道反应，如恶心、呕吐等；肝功能异常；过敏反应，如斑丘疹、荨麻疹等；还可引起中性粒细胞减少、血红蛋白降低、血小板减少等；其他反应有头痛、发热、寒战、注射部位疼痛及静脉炎、菌群失调等。

（2）对任何成分过敏者禁用，对 β-内酰胺类药物过敏者慎用；合并严重胆囊炎患者，严重肝、肾功能不全患者慎用；有溃疡性结肠炎、抗生素相关性肠炎患者慎用；用药期间禁酒及禁服含酒精药物。

**处方③**：适用于完全禁食水患者。

脂肪乳氨基酸（17）葡萄糖（11％）注射液（卡文）1440mL＋注射用丙氨酰谷氨酰胺 20g＋维生素 C 2g＋维生素 $B_6$ 0.2g＋10％氯化钾注射液 20mL＋胰岛素注射液 16U，静脉滴注，每日 1 次。

注射用奥美拉唑钠，40mg，入壶，每日 1～2 次。

【注意事项】

（1）输注卡文时注意，如采用外周静脉输注有可能发生静脉炎。

（2）不良反应主要有体温升高（发生率3%），偶见寒战、恶心、呕吐（发生率1%），另有输注过程中出现氨基转移酶一过性升高的报道；其他不良反应更为罕见，包括超敏反应（过敏反应、皮疹、荨麻疹）、呼吸症状（如呼吸急促）、低血压、溶血、网织红细胞增多、腹痛、头痛、疲倦、阴茎异常勃起等。

（3）脂肪超载综合征，表现有高脂血症、发热、脂肪浸润、肝大、脾大、贫血、白细胞减少症、血小板减少症、凝血机制障碍、昏迷，若停止输注所有症状通常均可逆转。

**处方④**：适用于青霉素、头孢菌素类药物过敏者。

左氧氟沙星氯化钠注射液，0.5g，静脉滴注，每日1次。

甲硝唑氯化钠注射液，100mL，静脉滴注，每日1次。

**【注意事项】**

（1）不良反应主要有恶心、呕吐、腹泻、腹胀、消化不良等；偶有震颤、麻木感、视觉异常、耳鸣、嗜睡、头晕等；过敏反应，如斑丘疹、荨麻疹等；还可引起中性粒细胞减少、血小板减少、嗜酸性粒细胞增加等；偶可见血尿素氮升高、一过性肝功能异常等；其他反应有罕见全血细胞减少、中毒性表皮坏死松解症、多形性红斑、急性重型肝炎等。

（2）对喹诺酮类药物过敏者禁用；妊娠、哺乳期妇女及18岁以下患者禁用。

**处方⑤**：适用于腹部绞痛且诊断明确患者。

盐酸消旋山莨菪碱注射液，10mg，肌内注射，每日1～2次。

**【注意事项】**

（1）主要不良反应有口干、便秘、视物模糊、口鼻咽喉和皮肤干燥及排尿困难等，偶见眼压升高、过敏性皮疹等。

（2）前列腺增生、青光眼患者禁用，哺乳期妇女禁用；高血压、冠心病、甲状腺功能亢进、溃疡性结肠炎患者慎用。

**处方⑥**：适用于腹痛明显且诊断明确者。

盐酸哌替啶注射液，50mg，肌内注射，每日不超过600mg。

**【注意事项】**

（1）成瘾性比吗啡轻，但连续应用亦会成瘾。

（2）不良反应有头昏、头痛、出汗、口干、恶心、呕吐等，过量可致瞳孔散大、惊厥、幻觉、心动过速、血压下降、呼吸抑制、昏迷等。

（3）不宜皮下注射，因对局部有刺激性。

（4）儿童慎用。1岁以内小儿一般不应静脉注射本品或进行人工冬眠。

（5）不宜与异丙嗪多次合用，否则可致呼吸抑制，引起休克等不良反应。

（李振凯　董茂盛）

# 急性胰腺炎

急性胰腺炎是多种病因导致胰酶在胰腺内被激活后引起胰腺组织自身消化、水肿、出血甚至坏死的炎症反应，是一种常见急腹症，可分为水肿性和出血坏死性。前者病情轻，预后好，而后者病情险恶，病死率高，不仅表现为胰腺的局部炎症，而且常常涉及全身的多个脏器。其危险因素国内以胆道疾病为主，称为胆源性胰腺炎，其他因素有上腹部外伤、胰腺血液循环障碍（低血压、动脉栓塞等）、饮食因素（暴饮暴食）、感染因素、药物因素及高脂血症、高钙血症等。

## 一、诊断要点

（1）腹痛 表现为急性、突发、持续、剧烈的上腹部疼痛，疼痛可呈持续性钝痛、刀割样痛或绞痛，常位于上中腹，进食后可加剧，弯腰或前倾位疼痛可减轻。腹痛若向腰背部发射则提示病变已累及全胰腺。

（2）腹胀 早期可有轻度腹胀，后期由于腹膜感染致腹胀加重，腹胀与感染程度成正比，可引起麻痹性肠梗阻。

（3）恶心呕吐 起病早期即可有恶心呕吐，有时较频繁，剧烈者可呕吐胆汁，吐后腹痛不缓解。

（4）发热 水肿性胰腺炎患者一般有中等发热，出血坏死性常有高热，合并有腹腔感染时可呈现弛张热。

（5）水、电解质紊乱及酸碱平衡失调 患者多有不同程度脱水及碱中毒，重症患者可有高血糖、低钙血症、低钾血症、低镁血症等。

（6）休克 急性出血坏死性胰腺炎患者可突然出现休克症状，部分患者可出现 Grey-Turner 征、Cullen 征。

（7）血清淀粉酶和（或）脂肪酶活性至少 >3 倍正常上限值。

（8）腹部 CT 或 MRI 可见胰腺和胰周肿胀，边界模糊，胰腺内皂化斑，以及胰腺和胰周组织坏死、脓肿等。

## 二、鉴别诊断

### 1. 急性胆囊炎、胆石症

急性胆囊炎的腹痛较急性胰腺炎轻，其疼痛部位为右上腹部胆囊区，并向右胸及右肩部放射，血清淀粉酶正常或稍高；如伴有胆道结石，其腹痛程度较为剧烈，且往往伴有寒战、高热及黄疸。

### 2. 胆道蛔虫病

胆道蛔虫病发病突然，多数为儿童及青年，开始在上腹部剑突下偏右方，呈剧烈的阵发性绞痛，患者往往自述有向上"钻顶感"。疼痛发作时，辗转不安、大汗、手足冷，绞痛后如常人。其特点为"症状严重，体征轻微"（症状与体征相矛盾）。血清淀粉酶正常，但在胆道蛔虫合并胰腺炎时，血清淀粉酶可升高。

**3. 胃及十二指肠溃疡穿孔**

溃疡病穿孔表现为突然发生的上腹部剧烈疼痛，很快扩散至全腹部，腹壁呈板状强直，肠鸣音消失，肝浊音缩小或消失。腹部 X 线平片有气腹存在，更能帮助明确诊断。

**4. 冠心病**

在急性胰腺炎时，腹痛可反射性放射至心前区或产生各种各样的心电图改变，往往与冠心病相混淆。然而，冠心病患者可有冠心病史，胸前区有压迫感，腹部体征不明显等，须仔细鉴别。

### 三、治疗原则

防治休克，改善微循环、解痉、镇痛，抑制胰酶分泌，抗感染，营养支持，预防并发症的发生，加强重症监护的一些措施等。

### 四、一般治疗

（1）防治休克、改善微循环　禁食和胃肠减压，应积极补充液体、电解质和热量，以维持循环的稳定和水电解质平衡。

（2）静卧休息、解痉镇痛、营养支持。

（3）手术治疗　虽有局限性区域性胰腺坏死、渗出，若无感染而全身中毒症状不十分严重的患者，不需急诊手术。若有感染则应予以相应的手术治疗。最常用的是坏死组织清除加引流术。胆源性胰腺炎处理主要是取出结石、通畅引流并清除坏死胰腺组织。

### 五、药物处方

**处方①**：适用于急性胰腺炎全身反应期、水肿性胰腺炎。

脂肪乳氨基酸（17）葡萄糖（11％）注射液（卡文）1440mL＋注射用丙氨酰谷氨酰胺 20g＋维生素 C 2g＋维生素 $B_6$ 0.2g＋10％氯化钾注射液 20mL＋胰岛素注射液 16U，静脉滴注，每日 1 次。

注射用奥美拉唑钠，40mg，入壶，每日 1～2 次。

醋酸奥曲肽，0.1g，皮下注射，每 6h 1 次。

0.9％氯化钠注射液 500mL＋注射用乌司他丁 10 万 U，静脉滴注，每日 2 次。

盐酸哌替啶注射液，50mg，肌内注射，每日不超过 600mg。

盐酸消旋山莨菪碱注射液，10mg，肌内注射，每日 1～2 次。

**【注意事项】**

（1）醋酸奥曲肽的不良反应主要有厌食、恶心、呕吐、腹泻、腹痛等，偶见高血糖、胆结石及肝功能异常。孕妇、哺乳期妇女和儿童禁用，肾功能异常和胆石症患者慎用。

（2）乌司他丁的不良反应主要有消化系统，偶见恶心、呕吐、腹泻，偶有AST、ALT上升；血液系统偶见白细胞减少或嗜酸性粒细胞增多；偶见过敏反应。对本品过敏者禁用。避免与加贝酯混合使用。

（3）输注卡文时应注意

① 输液时注意，如采用外周静脉输注有可能发生静脉炎。

② 不良反应主要有体温升高（发生率3％），偶见寒战、恶心、呕吐（发生率1％），另有输注过程中出现氨基转移酶一过性升高的报道；其他不良反应更为罕见，包括超敏反应（过敏反应、皮疹、荨麻疹）、呼吸症状（如呼吸急促）、低血压、溶血、网织红细胞增多、腹痛、头痛、疲倦、阴茎异常勃起等。

③ 脂肪超载综合征。表现有高脂血症、发热、脂肪浸润、肝大、脾大、贫血、白细胞减少症、血小板减少症、凝血机制障碍、昏迷，若停止输注所有症状通常均可逆转。

**处方②**：适用于急性坏死性胰腺炎。

脂肪乳氨基酸（17）葡萄糖（11％）注射液（卡文）1440mL＋注射用丙氨酰谷氨酰胺20g＋维生素C 2g＋维生素 $B_6$ 0.2g＋10％氯化钾注射液20mL＋胰岛素注射液，16U，静脉滴注，每日1次。

10％葡萄糖注射液500mL＋门冬氨酸钾镁注射液20mL＋10％氯化钾注射液10mL＋胰岛素注射液10U，静脉滴注，每日1次。

注射用奥美拉唑钠，40mg，入壶，每日1～2次。

醋酸奥曲肽，0.1g，皮下注射，每6h 1次。

0.9％氯化钠注射液500mL＋注射用乌司他丁10万U，静脉滴注，每日3次。

盐酸哌替啶注射液，50mg，肌内注射，每日不超过600mg。

盐酸消旋山莨菪碱注射液，10mg，肌内注射，每日1～2次。

左氧氟沙星氯化钠注射液，0.5g，静脉滴注，每日1次。

甲硝唑氯化钠注射液100mL，静脉滴注，每日1次。

或　0.9％氯化钠注射液100mL＋注射用头孢哌酮舒巴坦钠1.5g（需皮试阴性），静脉滴注，每12h 1次。

甲硝唑氯化钠注射液，100mL，静脉滴注，每日1次。

或　0.9％氯化钠注射液250mL＋注射用哌拉西林钠他唑巴坦钠4.5g，静脉滴注，每8h 1次。

大黄粉10g＋温水50mL，鼻饲，每日4～5次。

**【注意事项】**

（1）左氧氟沙星氯化钠注射液不良反应主要有恶心、呕吐、腹泻、腹胀、消化不良等；偶有震颤、麻木感、视觉异常、耳鸣、嗜睡、头晕等；过敏反应，如斑丘疹、荨麻疹等；还可引起中性粒细胞减少、血小板减少、嗜酸性粒细胞增加等；偶可见血尿素氮升高、一过性肝功能异常等；其他反应有罕见全血细胞减少、中毒性表皮坏死松解症、多形性红斑、急性重型肝炎等。对喹诺酮类药物过敏者禁用；妊娠、哺乳期妇女及 18 岁以下患者禁用。

（2）注射用头孢哌酮舒巴坦钠的不良反应主要有胃肠道反应，如恶心、呕吐等；肝功能异常；过敏反应，如斑丘疹、荨麻疹等；还可引起中性粒细胞减少、血红蛋白降低、血小板减少等；其他反应有头痛、发热、寒战、注射部位疼痛及静脉炎、菌群失调等。对任何成分过敏者禁用，对 β-内酰胺类药物过敏者慎用；合并严重胆囊炎患者，严重肝、肾功能不全患者慎用；有溃疡性结肠炎、抗生素相关性肠炎患者慎用；用药期间禁酒及禁服含酒精药物。

（3）注射用哌拉西林钠他唑巴坦钠的不良反应主要有胃肠道反应，如恶心、呕吐等；皮肤瘙痒、静脉炎等；过敏反应，如斑丘疹、荨麻疹等；还可引起中性粒细胞减少、血红蛋白降低、血小板减少等；其他反应有头晕、烦躁、鼻炎等。对 β-内酰胺类药物过敏者禁用；严重肝、肾功能不全患者慎用；有溃疡性结肠炎、抗生素相关性肠炎患者慎用；有出血病史患者慎用。

（李振凯　董茂盛　董钦生）

# 慢性胰腺炎

慢性胰腺炎是各种原因所致的胰腺实质和胰管的不可逆的慢性炎症，其特征是反复发作的上腹部疼痛伴不同程度的胰腺内、外分泌功能减退或丧失，其主要病因是长期酗酒，我国则以胆道疾病为主。此外，高钙血症、高脂血症、营养不良、血管因素、遗传因素、先天性胰腺分离畸形等也可导致本病。

## 一、诊断要点

（1）腹痛，疼痛位于上腹部剑突下或偏左，常放射到腰背部，呈束腰带状。

（2）消瘦，慢性胰腺炎患者多数可出现食欲减退、食欲缺乏，引起体重下降甚至消瘦、营养不良。

（3）腹泻，部分患者可有慢性腹泻或脂肪泻。

（4）后期患者可出现腹部包块、黄疸及糖尿病。

（5）符合下列任何一项或一项以上者可诊断为慢性胰腺炎　①经内镜逆行性胰胆管造影（ERCP）显示有胰管改变；②促胰泌素试验阳性；③胰腺钙化；④提示慢性胰腺炎的超声胃镜（EUS）异常；⑤组织学检查显示慢性胰腺炎特征。

## 二、鉴别诊断

### 1. 胰腺癌和慢性胰腺炎

两者均可有上腹部持续性疼痛，向腰背部放射，食欲减退，脂肪泻，体重减轻及糖尿病等症状，有的患者上腹部可扪及包块和有黄疸等体征，鉴别较为困难。胰腺癌血清 CA199 升高有较高的百分比，ERCP 可见胰管分支中断，在 B 超或 CT 引导下细针胰腺穿刺行病理学检查，如发现癌细胞可获确诊。

### 2. 消化性溃疡

十二指肠球部后壁穿通性溃疡可与胰腺粘连而引起上腹部持续性疼痛，并向背部放射，与慢性胰腺炎腹痛症状相似。胃镜检查可发现溃疡。

### 3. 原发性胰腺萎缩

多见于 50 岁以上的患者，可有脂肪泻、食欲减退、体重减轻等临床表现，B 超、腹部 CT 可见胰腺萎缩的形态变化。

### 4. 吸收不良综合征

可有脂肪泻、体重减轻、脂溶性维生素缺乏等表现，需与慢性胰腺炎进行鉴别。本病患者做胰腺外分泌功能（BT-PABA）试验正常，做乳糖耐量试验或木糖试验可有异常，小肠黏膜活检可发现病变。

## 三、治疗原则

改善微循环，补充胰酶，治疗胆道疾病，预防并发症的发生等。

## 四、一般治疗

（1）病因治疗　治疗胆道疾病，戒酒。

（2）饮食疗法　少食多餐，高蛋白质、高维生素、低脂饮食。

（3）镇痛　可用长效抗胆碱能药物，要防止药物成瘾，必要时行腹腔神经丛封闭。

（4）补充胰酶　消化不良，特别是脂肪泻患者，应给予大量外源性胰酶制剂。

（5）控制糖尿病　控制饮食并采用胰岛素替代疗法。

（6）手术治疗。

## 五、药物处方

**处方①**：颠茄片，每次 10mg，口服，每日 3 次。

【注意事项】

（1）主要不良反应有便秘、视物模糊、口鼻咽喉和皮肤干燥及排尿困难等，偶见眼压升高、过敏性皮疹等。

（2）前列腺增生、青光眼患者禁用，哺乳期妇女禁用；高血压、冠心病、甲状腺功能亢进、溃疡性结肠炎患者慎用。

**处方②**：胰酶片，每次 3 片，口服，每日 3 次。

**【注意事项】**

（1）主要不良反应偶有过敏，药物残留口腔时偶可引起口腔溃疡。

（2）避免与酸性药物同服。

**处方③**：适用于疼痛患者。

对乙酰氨基酚，每次 0.3～0.6g，口服，每 4h 1 次或每日 4 次。

或　氨酚待因片，每次 1～2 片，口服，每日 3 次。

**【注意事项】**

（1）服用常用剂量时，偶有头晕、出汗、恶心、嗜睡等反应，停药后可自行消失。超剂量或长期使用解热镇痛药可产生药物依赖性。

（2）有呼吸抑制及有呼吸道梗阻性疾病，尤其是哮喘发作的患者应禁用；多痰患者禁用，以防因抑制咳嗽反射，使大量痰液阻塞呼吸道，继发感染而加重病情。

（3）长期使用后身体可产生一定程度的耐受性；不明原因的急腹症、腹泻，应用本品后可能掩盖真相造成误诊，故应慎重；下列情况慎用，即乙醇中毒、肝病或病毒性肝炎，肾功能不全，支气管哮喘，胆结石，颅脑外伤或颅内病变，前列腺增生等；长期大量应用解热镇痛药物时，特别是肝功能异常者，应定期测定肝功能及血常规。

（李振凯　董茂盛　许小亚）

# 败 血 症

败血症（septicemia）是指致病菌或条件致病菌侵入血液循环，并在血中生长繁殖，产生毒素而发生的急性全身性感染。若侵入血流的细菌被人体防御系统所清除，无明显毒血症症状时则称为菌血症（bacteriemia）。败血症伴有多发性脓肿而病程较长者称为脓毒血症（pyemia）。败血症如未迅速控制，可由原发感染部位向身体其他部位发展，引起转移性脓肿。脓肿可发生在大脑的表面，导致脑膜炎；在心脏周围的包膜上，引起心包炎；发生在心脏的内膜上，引起心内膜炎；如果在骨髓中，则导致骨髓炎；在大的关节中，引起关节疼痛或关节炎。脓液积聚在体内任何地方都可形成脓肿，严重者发生感染性休克和迁徙性病灶。

## 一、诊断要点

（1）一般表现　败血症本身并无特殊的临床表现，在败血症时见到的表现也可见于其他急性感染，如反复出现的畏寒甚至寒战，高热可呈弛张型或间歇型，以瘀点为主的皮疹，累及大关节的关节痛，轻度的肝脾大，重者可有神志改变、心肌炎、感染性休克、弥散性血管内凝血（DIC）、呼吸窘迫综合征等。

（2）血常规　白细胞总数大多显著增高，达（10～30）×$10^9$/L，中性粒细胞百分比增高，多在80%以上，可出现明显的核左移及细胞内中毒颗粒。少数革兰氏阴性杆菌败血症及机体免疫功能减退者白细胞总数可正常或稍减低。

（3）病原学　血及骨髓培养阳性，如与局部病灶分泌物（脓液、尿液、胸腔积液、脑脊液等）培养所得细菌一致，则更可确诊。

### 二、鉴别诊断

**1. 菌血症**

一般起病急剧，在突然的剧烈寒战后，出现高达40～41℃的发热。因致病菌在血液中持续存在及不断繁殖，高热每日波动在0.5～1℃，呈稽留热。眼结膜、黏膜和皮肤常出现瘀点。血液细菌培养常为阳性，但由于抗生素的应用，有时可为阴性。一般不出现转移性脓肿。

**2. 脓血症**

也是突然的剧烈寒战后发生高热，但因细菌栓子间歇地进入血液循环，寒战和高热的发生呈阵发性，间歇期间的体温可正常，故呈弛张热，病程多数呈亚急性或慢性。自第二周开始，转移性脓肿可不断出现。转移性脓肿多发生在腰背及四肢的皮下或深部软组织内，一般反应轻微，无明显疼痛或压痛，不易引起患者注意。如转移到其他内脏器官，则有相应的临床症状，如肺部脓肿时有恶臭痰，肝脓肿时肝大、有压痛、膈肌升高等。在寒战、高热时采血进行细菌培养，常为阳性。

**3. 毒血症**

高热前无寒战，脉搏细速比较明显，早期即出现贫血。血和骨髓细菌培养均为阴性。

### 三、治疗原则

采取综合措施改善患者的全身情况，增强对感染的预防能力，包括充分休息，纠正水、电解质紊乱和酸碱失衡，补充各种维生素和微量元素，必要时少量多次输新鲜血液，纠正贫血和低蛋白状态，适当给予丙种球蛋白；同时加强护理，尽量减少侵入性操作。

### 四、一般治疗

败血症患者的体质差，症状重，病情需持续一段时间，故在应用特效抗菌治疗的同时，还需注意补充各种维生素、能量合剂，甚至少量多次给予人血白蛋白（白蛋白）、血浆或新鲜全血以补充机体消耗、供给能量、加强营养、支持器官功能，及时纠正水与电解质紊乱，保持酸碱平衡，维持内环境稳定。有休克、中毒性心肌炎等严重毒血症表现时，可予升压药、强心药及（或）短程肾上腺皮质激素。高热、剧烈头痛、烦躁不安者可予退热剂与镇静镇痛剂。需加强护理，注意防止继发性口腔炎、肺炎、泌尿系统感染及压疮等。

### 五、药物处方

**处方①**：0.9%氯化钠注射液100mL＋注射用头孢哌酮舒巴坦钠1.5g（需皮试阴性），静脉滴注，每12h 1次。

甲硝唑氯化钠注射液100mL，静脉滴注，每日1次。

或　0.9%氯化钠注射液100mL＋注射用头孢曲松钠1g（需皮试阴性），静脉滴注，每日2次。

甲硝唑氯化钠注射液100mL，静脉滴注，每日1次。

**【注意事项】**

（1）不良反应主要有胃肠道反应，如恶心、呕吐等；肝功能异常；过敏反应，如斑丘疹、荨麻疹等；还可引起中性粒细胞减少、血红蛋白降低、血小板减少等；其他反应有头痛、发热、寒战、注射部位疼痛及静脉炎、菌群失调等。

（2）对任何成分过敏者禁用，对β-内酰胺类药物过敏者慎用；合并严重胆囊炎患者，严重肝、肾功能不全患者慎用；有溃疡性结肠炎、抗生素相关性肠炎患者慎用；用药期间禁酒及禁服含酒精药物。

**处方②**：0.9%氯化钠注射液250mL＋注射用哌拉西林钠他唑巴坦钠4.5g，静脉滴注，每8h 1次。

**【注意事项】**

（1）不良反应主要有胃肠道反应，如恶心、呕吐等；皮肤瘙痒、静脉炎等；过敏反应，如斑丘疹、荨麻疹等；还可引起中性粒细胞减少、血红蛋白降低、血小板减少等；其他反应有头晕、烦躁、鼻炎等。

（2）对β-内酰胺类药物过敏者禁用；严重肝、肾功能不全患者慎用；有溃疡性结肠炎、抗生素相关性肠炎患者慎用；有出血病史患者慎用。

**处方③**：适用于青霉素、头孢菌素类药物过敏者。

左氧氟沙星氯化钠注射液0.5g，静脉滴注，每日1次。

甲硝唑氯化钠注射液100mL，静脉滴注，每日1次。

**【注意事项】**

（1）不良反应主要有恶心、呕吐、腹泻、腹胀、消化不良等；偶有震颤、麻木感、视觉异常、耳鸣、嗜睡、头晕等；过敏反应，如斑丘疹、荨麻疹等；还可引起中性粒细胞减少、血小板减少、嗜酸性粒细胞增加等；偶可见血尿素氮升高、一过性肝功能异常等；其他反应有罕见全血细胞减少、中毒性表皮坏死松解症、多形性红斑、急性重型肝炎等。

（2）对喹诺酮类药物过敏者禁用；妊娠、哺乳期妇女及18岁以下患者禁用。

**处方④**：适用于无法进食患者。

脂肪乳氨基酸（17）葡萄糖（11%）注射液（卡文）1440mL＋注射用丙氨酰谷氨酰胺 20g＋维生素 C 2g＋维生素 $B_6$ 0.2g＋10%氯化钾注射液 20mL＋胰岛素注射液 16U，静脉滴注，每日 1 次。

**【注意事项】**

（1）输液时注意，如采用外周静脉输注有可能发生静脉炎。

（2）不良反应主要有体温升高（发生率 3%），偶见寒战、恶心、呕吐（发生率 1%），另有输注过程中出现氨基转移酶一过性升高的报道；其他不良反应更为罕见，包括超敏反应（过敏反应、皮疹、荨麻疹）、呼吸症状（如呼吸急促）、低血压、溶血、网织红细胞增多、腹痛、头痛、疲倦、阴茎异常勃起等。

（3）脂肪超载综合征　表现有高脂血症、发热、脂肪浸润、肝大、脾大、贫血、白细胞减少症、血小板减少症、凝血机制障碍、昏迷，若停止输注，所有症状通常均可逆转。

（李振凯　董茂盛）

# 脓 毒 症

脓毒症（sepsis）是指由细菌（或其他微生物）引发的全身炎症，其实质上是感染引发的机体过度炎症反应或炎症失控的动态过程，不能简单地理解为细菌或毒素直接作用的结果。由于众多细胞因子和体液介质的复杂作用，脓毒症引起一系列深刻的病理生理变化，对患者的生命构成威胁。

## 一、诊断要点

（1）一般表现　发热、寒战、心动过速，呼吸加快，白细胞计数异常。

（2）炎症指标　C 反应蛋白升高（>5mg/L），降钙素原（PCT）>0.5ng/mL。

（3）血流动力学指标　心排血量增加，体循环血管阻力下降，氧摄取率下降。

（4）代谢指标　胰岛素需求量增加。

（5）组织灌注改变　皮肤灌注改变，尿量减少。

（6）其他　血尿素氮及肌酐升高，血小板计数下降，其他凝血机制紊乱，高胆红素血症。

## 二、鉴别诊断

### 1. 菌血症

一般起病急剧，在突然的剧烈寒战后，出现高达 40℃ 的发热。因致病菌在血液中持续存在和不断繁殖，高热每日波动在 0.5～1℃，呈稽留热。眼结膜、黏膜和皮肤常出现瘀点。血液细菌培养常为阳性，但由于抗生素的应用，有时可为阴性。一般不出现转移性脓肿。

**2. 脓血症**

也是突然的剧烈寒战后发生高热，但因细菌栓子间歇地进入血液循环，寒战和高热的发生呈阵发性，间歇期间的体温可正常，故呈弛张热，病程多数呈亚急性或慢性。自第二周开始，转移性脓肿可不断出现。转移性脓肿多发生在腰背及四肢的皮下或深部软组织内，一般反应轻微，无明显疼痛或压痛，不易引起患者注意。如转移到其他内脏器官，则有相应的临床症状，如肺部脓肿时有恶臭痰，肝脓肿时肝大、有压痛、膈肌升高等。在寒战、高热时采血进行细菌培养常为阳性。

**3. 毒血症**

高热前无寒战，脉搏细速比较明显，早期即出现贫血。血和骨髓细菌培养均为阴性。

### 三、治疗原则

采取综合措施改善患者的全身情况，增强对感染的预防能力，包括充分休息，纠正水、电解质紊乱和酸碱失衡，补充各种维生素和微量元素，必要时少量多次输新鲜血液，纠正贫血和低蛋白状态，适当给予丙种球蛋白；同时加强护理，尽量减少侵入性操作。

### 四、一般治疗

（1）及时正确处理各种原发感染灶，必要时果断进行引流、清创或其他必需的手术。

（2）合理使用抗菌药物，对于严重感染患者，给予合理的营养支持。

（3）进行免疫调理干预，纠正凝血异常和控制炎症反应。

（4）酌情应用糖皮质激素，对于严重患者可使用连续性肾脏替代治疗。

### 五、药物处方

**处方①**：0.9％氯化钠注射液 100mL＋注射用头孢哌酮舒巴坦钠 1.5g（需皮试阴性），静脉滴注，每 12h 1 次。

甲硝唑氯化钠注射液 100mL，静脉滴注，每日 1 次。

或 0.9％氯化钠注射液 100mL＋注射用头孢曲松钠 1g（需皮试阴性），静脉滴注，每日 2 次。

甲硝唑氯化钠注射液 100mL，静脉滴注，每日 1 次。

**【注意事项】**

（1）不良反应主要有胃肠道反应，如恶心、呕吐等；肝功能异常；过敏反应，如斑丘疹、荨麻疹等；还可引起中性粒细胞减少、血红蛋白降低、血小板减少等；其他反应有头痛、发热、寒战、注射部位疼痛及静脉炎、菌群失调等。

（2）对任何成分过敏者禁用，对β-内酰胺类药物过敏者慎用；合并严重胆囊炎患者，严重肝、肾功能不全患者慎用；有溃疡性结肠炎、抗生素相关性肠炎患者慎用；用药期间禁酒及禁服含酒精药物。

**处方②**：0.9％氯化钠注射液 250mL＋注射用哌拉西林钠他唑巴坦钠 4.5g，静脉滴注，每 8h 1 次。

**【注意事项】**

（1）不良反应主要有胃肠道反应，如恶心、呕吐等；皮肤瘙痒、静脉炎等；过敏反应，如斑丘疹、荨麻疹等；还可引起中性粒细胞减少、血红蛋白降低、血小板减少等；其他反应有头晕、烦躁、鼻炎等。

（2）对β-内酰胺类药物过敏者禁用；严重肝、肾功能不全患者慎用；有溃疡性结肠炎、抗生素相关性肠炎患者慎用；有出血病史患者慎用。

**处方③**：适用于青霉素、头孢菌素类药物过敏者。

左氧氟沙星氯化钠注射液 0.5g，静脉滴注，每日 1 次。

甲硝唑氯化钠注射液 100mL，静脉滴注，每日 1 次。

**【注意事项】**

（1）不良反应主要有恶心、呕吐、腹泻、腹胀、消化不良等；偶有震颤、麻木感、视觉异常、耳鸣、嗜睡、头晕等；过敏反应，如斑丘疹、荨麻疹等；还可引起中性粒细胞减少、血小板减少、嗜酸性粒细胞增加等；偶可见血尿素氮升高、一过性肝功能异常等；其他反应有罕见全血细胞减少、中毒性表皮坏死松解症、多形性红斑、急性重型肝炎等。

（2）对喹诺酮类药物过敏者禁用；妊娠、哺乳期妇女及 18 岁以下患者禁用。

**处方④**：适用于无法进食患者。

脂肪乳氨基酸（17）葡萄糖（11％）注射液（卡文）1440mL＋注射用丙氨酰谷氨酰胺 20g＋维生素 C 2g＋维生素 $B_6$ 0.2g＋10％氯化钾注射液 20mL＋胰岛素注射液 16U，静脉滴注，每日 1 次。

**【注意事项】**

（1）输液时注意，如采用外周静脉输注有可能发生静脉炎。

（2）不良反应主要有体温升高（发生率 3％），偶见寒战、恶心、呕吐（发生率 1％），另有输注过程中出现氨基转移酶一过性升高的报道；其他不良反应更为罕见，包括超敏反应（过敏反应、皮疹、荨麻疹），呼吸症状（如呼吸急促），低血压、溶血、网织红细胞增多，腹痛、头痛、疲倦、阴茎异常勃起等。

（3）脂肪超载综合征 表现有高脂血症、发热、脂肪浸润、肝大、脾大、贫血、白细胞减少症、血小板减少症、凝血机制障碍、昏迷，若停止输注，所有症状通常均可逆转。

（李振凯）

# 破 伤 风

破伤风是由破伤风梭菌侵入人体伤口后，在厌氧环境下生长繁殖，产生嗜神经外毒素而引起全身肌肉强直性痉挛为特点的急性传染病。重型患者可因喉痉挛或继发严重肺部感染而死亡。新生儿破伤风由脐带感染引起，病死率很高。虽然世界卫生组织积极推行了全球免疫计划，但是据估计全世界每年仍有近百万破伤风病例，数十万新生儿死于破伤风。

## 一、诊断要点

（1）早期症状为全身不适、肌肉酸痛等，咀嚼肌痉挛所致的张口困难是最早的典型症状。

（2）持续性的全身肌张力增高和继发出现的阵发性强直性肌痉挛。患者神志清楚，当病情进展而出现阵发性强直性肌痉挛时，患者十分痛苦，常可因很轻微的刺激，即引起一次痛苦的痉挛。

（3）身体各部位的肌肉强直引起破伤风患者特征性的苦笑面容、吞咽困难、颈强直、角弓反张、腹肌强直及四肢僵硬等临床表现。

（4）较严重的病例常同时有交感神经过度兴奋的症状，如高热、多汗、心动过速等。

（5）高热是破伤风患者预后差的重要标志之一。

（6）患儿可表现出一种皱额、闭眼、口半张开、嘴唇收缩的特殊外貌。亦可因喉肌痉挛而窒息死亡。新生儿破伤风出现高热，除因交感神经兴奋性增高外，继发支气管肺炎亦为常见原因。

## 二、鉴别诊断

### 1. 化脓性脑膜炎

虽有角弓反张和颈强直等症状，但无阵发性痉挛。患者有剧烈头痛、高热、喷射性呕吐等，神志有时不清。脑脊液检查有压力增高、白细胞计数增多等。

### 2. 狂犬病

有被疯狗、猫咬伤史，以吞咽肌抽搐为主。吞咽肌应激性增强，患者听见水声或看见水，咽喉立即发生痉挛、剧痛，喝水不能下咽，并流大量口涎。

## 三、治疗原则

在破伤风的治疗中，彻底的伤口处理，恰当地控制肌肉痉挛而防止喉痉挛，以及有效地控制肺部感染最为重要。

## 四、一般治疗

（1）患者隔离，病室环境应绝对安静避光，各种诊治措施操作应轻柔，尽量减少对患者的各种刺激，防止舌咬伤。

（2）伤口处理 破伤风的伤口情况直接与患者的病情发展和预后有关。伤口应认真检查，彻底清除异物和坏死组织，特别是表面已结痂甚至愈合的伤口，常因深部异物及感染的存在，使临床的病情可不易控制或继续发展。

（3）为充分引流，伤口应敞开而不宜包扎，最好用3％过氧化氢溶液浸泡或反复冲洗以消除厌氧环境。

（4）窒息患者行气管切开或气管插管，呼吸机辅助呼吸。

## 五、药物治疗

**处方①**：破伤风抗毒素（TAT），2万～10万U，肌内注射（皮试阴性）。

或 破伤风人免疫球蛋白，3000U，肌内注射（TAT过敏者）。

**【注意事项】**

（1）破伤风抗毒素的不良反应 ①过敏休克。患者突然出现沉郁或烦躁、脸色苍白或潮红、胸闷或气喘、出冷汗、恶心或腹痛、脉搏细速、血压下降，重者神志昏迷虚脱，如不及时抢救可以迅速死亡。②血清病。主要症状为荨麻疹、发热、淋巴结肿大、局部水肿，偶有蛋白尿、呕吐、关节痛，注射部位可出现红斑、瘙痒及水肿，对血清病应对症治疗，可使用钙剂或抗组胺药物，一般数日至十数日即可痊愈。

（2）免疫球蛋白制品中的抗体可能干扰活病毒疫苗（如麻疹、腮腺炎、脊髓灰质炎和疱疹疫苗）的反应，所以建议应在注射破伤风人免疫球蛋白大约3个月后再使用这些疫苗。

**处方②**：0.9％氯化钠注射液100mL＋注射用青霉素钠400万U（需皮试阴性），静脉滴注，每日2次。

**【注意事项】**

（1）不良反应主要有胃肠道反应，如恶心、呕吐等；过敏反应，如斑丘疹、荨麻疹等；还可引起中性粒细胞减少、血红蛋白降低、血小板减少等。其他反应有头痛、发热、寒战、注射部位疼痛及静脉炎、菌群失调等。

（2）对青霉素及头孢菌素类药物过敏者禁用；合并严重胆囊炎患者、严重肾功能不全患者慎用；用药期间禁酒及禁服含酒精药物。

**处方③**：适用于阵发性痉挛的躁动患者。

氯丙嗪，25～50mg/次，地西泮10～20mg/次，每4～6h交替应用。

**【注意事项】**

（1）异丙嗪的主要不良反应

① 较常见的有嗜睡；较少见的有视物模糊或色盲（轻度）、头晕目眩、口鼻咽干燥、耳鸣、皮疹、胃痛或胃部不适感、反应迟钝（儿童多见）、晕倒感（低血压）、恶心或呕吐［进行外科手术和（或）并用其他药物时］，甚至出现黄疸。

② 增加皮肤对光的敏感性、多噩梦、易兴奋、易激动、幻觉、中毒性谵妄，儿童易发生锥体外系反应，上述反应发生率不高。

③ 心血管的不良反应很少见，可见血压增高，偶见血压轻度降低。白细胞减少、粒细胞减少症及再生不良贫血则属少见。

（2）已知对吩噻嗪类药物高度过敏者，也对异丙嗪过敏。下列情况应慎用异丙嗪：急性哮喘，膀胱颈部梗阻，骨髓抑制，心血管疾病，昏迷，闭角型青光眼，肝功能不全，高血压，胃溃疡，前列腺增生症状明显者，幽门或十二指肠梗阻，呼吸系统疾病（尤其是儿童，服用本品后痰液黏稠，影响排痰，并可抑制咳嗽反射），癫痫患者（注射给药时可增加抽搐的严重程度），黄疸，各种肝病以及肾衰竭，Reye 综合征（异丙嗪所致的锥体外系症状易与 Reye 综合征混淆）。应用异丙嗪时，应特别注意有无肠梗阻，或药物的逾量、中毒等问题，因其症状体征可被异丙嗪的镇吐作用所掩盖。

（3）对苯二氮䓬类药物过敏者，可能对地西泮过敏；严重的精神抑郁可使病情加重，甚至产生自杀倾向，应采取预防措施；避免长期大量使用而成瘾，如长期使用应逐渐减量，不宜骤停。

（4）以下情况慎用地西泮　严重的急性乙醇中毒，可加重中枢神经系统抑制作用；重度重症肌无力，病情可能被加重；急性或隐性发生闭角型青光眼可因本品的抗胆碱能效应而使病情加重；低蛋白血症时，可导致易嗜睡难醒；多动症者可有反常反应；严重慢性阻塞性肺疾病，可加重呼吸衰竭；外科或长期卧床患者，咳嗽反射可受到抑制；有药物滥用和成瘾史者。

**处方④**：适用于无法进食患者。

脂肪乳氨基酸（17）葡萄糖（11%）注射液（卡文）1440mL＋注射用丙氨酰谷氨酰胺 20g＋维生素 C 2g＋维生素 B$_6$ 0.2g＋10%氯化钾注射液 20mL＋胰岛素注射液 16U，静脉滴注，每日 1 次。

**【注意事项】**

（1）输液时注意，如采用外周静脉输注有可能发生静脉炎。

（2）不良反应主要有体温升高（发生率 3%）、偶见寒战、恶心、呕吐（发生率 1%），另有输注过程中出现氨基转移酶一过性升高的报道；其他不良反应更为罕见，包括超敏反应（过敏反应、皮疹、荨麻疹）、呼吸症状（如呼吸急促）、低血压、溶血、网织红细胞增多、腹痛、头痛、疲倦、阴茎异常勃起等。

（3）脂肪超载综合征　表现有高脂血症、发热、脂肪浸润、肝大、脾大、贫血、白细胞减少症、血小板减少症、凝血机制障碍、昏迷，若停止输注所有症状通常均可逆转。

（李振凯 董茂盛）

# 气性坏疽

气性坏疽是指由梭状芽孢杆菌引起的严重感染，以肌肉坏死和全身毒性为特点，起病急，进展快，主要致病菌为产气荚膜杆菌，此外还有金黄色葡萄球菌、溶血性链球菌等。感染发生时往往不是单一细菌，而是几种细菌的混合。

## 一、诊断要点

（1）该病多有较严重的外伤史，伤后局部出现不同寻常的胀痛，又无一般的红、热反应，但局部肿胀持续加重，急剧出现脓毒症症状，如烦躁不安、脉速、出汗等。

（2）渗出液或吸出液的涂片染色发现大量的革兰氏阳性梭形杆菌，但几乎没有多形核白细胞是其特点。

（3）X线检查在肌群间出现气体等有助于诊断。

## 二、鉴别诊断

### 1. 芽孢菌性蜂窝织炎

感染局限于皮下蜂窝组织，沿筋膜间隙迅速扩散，但不侵犯肌肉，一般起病较慢，潜伏期为3～5天，虽然也以伤口疼痛开始，伤口周围也有捻发音，但局部疼痛和全身症状较轻，皮肤很少变色，水肿也很轻。

### 2. 厌氧性链球菌性蜂窝织炎

发病较缓慢，往往在伤后3天才出现症状，毒血症、疼痛、局部肿胀和皮肤改变均较轻，有气肿和捻发音出现，但气肿仅局限于皮下组织和筋膜，伤口周围有一般的炎性表现，渗出液呈浆液脓性，涂片检查有链球菌。

### 3. 大肠埃希菌性蜂窝织炎

可出现组织间气肿，且有高热和谵妄等毒血症表现，但局部肿胀发展较慢，脓液具有大肠埃希菌感染的脓液特征，即脓液稀薄，呈浆液性，脓液涂片检查可发现革兰氏染色阴性杆菌。

## 三、治疗原则

本病重在预防，一旦诊断成立，需立即开始治疗，越早越好。

## 四、一般治疗

（1）急性清创 应在第一时间进行手术清创，要彻底清除变色、不收缩、不出血的肌肉，且应切除受感染的整块肌肉，包括肌肉的起止点。局限在某一筋膜腔的感染，应切除该筋膜腔的肌群。如整个肢体广泛感染，应果断截肢以挽救生命。

（2）大剂量应用抗生素　首选青霉素、甲硝唑或其他广谱抗生素。

（3）高压氧治疗　向高压氧舱内加压缩空气，治疗压力为 2.5 个绝对大气压，戴面罩吸氧 60min，中间休息 10min。

（4）全身支持治疗，包括多次输血、纠正酸中毒、保护脏器功能。患者接触过的污物、敷料应单独收集或废弃或消毒。

### 五、药物处方

**处方①**：0.9%氯化钠注射液 100mL＋注射用青霉素钠 800 万 U（需皮试阴性），静脉滴注，每日 2 次。

甲硝唑氯化钠注射液 100mL，静脉滴注，每日 1 次。

【注意事项】

（1）不良反应主要有胃肠道反应，如恶心、呕吐等；肝功能异常；过敏反应，如斑丘疹、荨麻疹等；还可引起中性粒细胞减少、血红蛋白降低、血小板减少等；其他反应有头痛、发热、寒战、注射部位疼痛及静脉炎、菌群失调等。

（2）对任何成分过敏者禁用，对 β-内酰胺类药物过敏者慎用；合并严重胆囊炎患者，严重肝、肾功能不全患者慎用；有溃疡性结肠炎、抗生素相关性肠炎患者慎用；用药期间禁酒及禁服含酒精药物。

**处方②**：0.9%氯化钠注射液 250mL＋注射用哌拉西林钠他唑巴坦钠 4.5g，静脉滴注，每 8h 1 次。

【注意事项】

（1）不良反应主要有胃肠道反应，如恶心、呕吐等；皮肤瘙痒、静脉炎等；过敏反应，如斑丘疹、荨麻疹等；还可引起中性粒细胞减少、血红蛋白减少、血小板减少等；其他反应有头晕、烦躁、鼻炎等。

（2）对 β-内酰胺类药物过敏者禁用；严重肝、肾功能不全患者慎用；有溃疡性结肠炎、抗生素相关性肠炎患者慎用；有出血病史患者慎用。

**处方③**：适用于青霉素、头孢菌素类药物过敏者。

左氧氟沙星氯化钠注射液 0.5g，静脉滴注，每日 1 次。

甲硝唑氯化钠注射液 100mL，静脉滴注，每日 1 次。

【注意事项】

（1）不良反应主要有恶心、呕吐、腹泻、腹胀、消化不良等；偶有震颤、麻木感、视觉异常、耳鸣、嗜睡、头晕等；过敏反应，如斑丘疹、荨麻疹等；还可引起中性粒细胞减少、血小板降低、嗜酸性粒细胞增加等；偶可见血尿素氮升高、一过性肝功能异常等；其他反应有罕见全血细胞减少、中毒性表皮坏死松解症、多形性红斑、急性重型肝炎等。

（2）对喹诺酮类药物过敏者禁用；妊娠、哺乳期妇女及 18 岁以下患者禁用。

**处方④**：适用于无法进食患者。

脂肪乳氨基酸（17）葡萄糖（11％）注射液 1440mL＋注射用丙氨酰谷氨酰胺 20g＋维生素 C 2g＋维生素 $B_6$ 0.2g＋10％氯化钾注射液 20mL＋胰岛素注射液 16U，静脉滴注，每日 1 次。

**【注意事项】**

（1）输液时注意，如采用外周静脉输注有可能发生静脉炎。

（2）不良反应主要有体温升高（发生率 3％），偶见寒战、恶心、呕吐（发生率 1％），另有输注过程中出现氨基转移酶一过性升高的报道；其他不良反应更为罕见，包括超敏反应（过敏反应、皮疹、荨麻疹）、呼吸症状（如呼吸急促）、低血压、溶血、网织红细胞增多、腹痛、头痛、疲倦、阴茎异常勃起等。

（3）脂肪超载综合征　表现有高脂血症、发热、脂肪浸润、肝大、脾大、贫血、白细胞减少症、血小板减少症、凝血机制障碍、昏迷，若停止输注所有症状通常均可逆转。

（李振凯）

# 门静脉高压症

门静脉高压症是一组由门静脉压力持久增高引起的症候群，大多数由肝硬化引起，少数继发于门静脉主干或肝静脉梗阻以及原因不明的其他因素。当门静脉血不能顺利通过肝脏回流入下腔静脉就会引起门静脉压力增高，表现为门-体静脉间交通支开放，大量门静脉血在未进入肝脏前就直接经交通支进入体循环，从而出现腹壁和食管静脉扩张、脾大和脾功能亢进、肝功能失代偿和腹腔积液等。最为严重的是食管-胃底静脉曲张，一旦破裂就会引起严重的急性上消化道出血，危及生命。

## 一、诊断要点

（1）病史　患者既往有肝炎病史或与肝炎患者接触史，以及输血史、有拔牙等口腔治疗史，均可提示是否患肝炎后肝硬化。饮酒史是酒精性肝病诊断的重要依据，但不是所有长期饮酒者都形成酒精性肝硬化。另外还有血吸虫病史、心脏病史、服用雌激素和非甾体抗炎药史、营养不良及肝胆疾病家族史等，均可提示是否有先天性、特发性门静脉高压症。

（2）临床表现　门静脉高压症可引起侧支循环开放、脾大和脾功能亢进以及腹腔积液等三大临床表现，其他尚有蜘蛛痣、肝掌和肝功能减退的表现。大多数患者根据临床表现即可做出门静脉高压症的诊断。

①　侧支循环的开放。侧支循环的开放是门静脉高压症的独特表现，是诊断门静脉高压症的重要依据。侧支循环的主要部位在：a. 贲门食管邻接处，可引起食管-胃底静脉曲张；b. 直肠周围静脉，可引起痔静脉曲张；c. 肝镰状韧带周围静脉，可出现脐周或腹壁静脉曲张；d. 腹膜后间隙静脉。不同部位的静脉曲张其意义不尽相同。比如食管静脉曲张对门静脉高压症具有确诊价值，而腹壁静脉曲张、痔静脉曲张和腹膜后静脉曲张，则需注意有无其他因素。

②　脾大与脾功能亢进。脾大为门静脉高压症的必备条件，门静脉性肝硬化患者的肝脏愈缩小则脾大就愈明显。脾大可伴有脾功能亢进。患者表现有白细胞减少、血小板减少和增生性贫血。肝硬化患者约有 1/4 伴有脾功能亢进。

③　腹腔积液和肝病体征。腹腔积液是许多疾病的临床表现之一，但主要是各种肝脏疾病引起门静脉高压症后所产生的（约占 80%）。通过原发病的表现及实验室检查，常可将肝硬化腹腔积液与其他系统疾病区分开来。晚期肝硬化患者常出现腹腔积液并有肝病面容、肝掌、蜘蛛痣、黄疸等体征，肝可扪及结节，晚期肝脏则可缩小。一般而言，无并发症的肝硬化腹腔积液常起病缓慢，治疗反应较好；而肝静脉流出道阻塞引起的 Budd-Chiari 综合征，则常起病较快，急性阻塞时常有上腹痛、肝大，可迅速出现大量腹腔积液且是顽固性难治性腹腔积液。肝功能失代偿患者，除乏力、食欲缺乏、腹胀、恶心等一般症状外，还可出现黄疸、蜘蛛痣、肝掌、皮肤色素沉着以及凝血障碍和内分泌紊乱等表现。病情至晚期，可出现肝性脑病、肝肾综合征等严重并发症。

## 二、鉴别诊断

**1. 特发性门静脉高压**（Banti 综合征）

其病因和发病机制迄今仍不明确，可能与接触毒物、感染、免疫、遗传等因素有关。其肝脏组织学上显示"肝脏闭塞性门静脉病"，肝内门静脉大、中型分支呈现明显的内皮下增厚，胆管周围纤维化。临床上常见隐匿起病，多以左上腹肿块为主诉就诊，也可出现消化道出血、贫血、水肿等，体检可见脾大，明显贫血貌，肝不大，少数可见腹壁静脉怒张，黄疸及腹腔积液少见，肝性脑病罕见。贫血为正细胞正色素性或正细胞低色素性，也可见全血细胞减少，肝功能多正常或轻度异常。

**2. 布-加**（Budd-Chiari）**综合征**

布-加（Budd-Chiari）综合征是由于肝静脉、肝段下腔静脉血栓或癌栓形成，膜性狭窄或闭塞以及某些心脏病均可引起肝静脉流出道梗阻，使肝脏出现肝窦淤血、出血、坏死等病理变化，最终导致窦后性门静脉高压的一组临床综合征。病理上分为血栓性、膜性、纤维狭窄性三种类型。临床表现首先与阻塞部位有关，肝静脉阻塞者主要表现为腹痛、肝大、压痛及腹腔积液；下腔静脉阻塞者尚有下肢水肿、溃疡、色素沉着甚至静脉曲张。病变累及肾静脉可出现蛋白尿甚或肾病综合征。腹部超声、多普勒、CT、磁共振成像、肝或下腔静脉造影等有助于明确诊断。手术及非手术治疗效果尚好，可明显改善患者预后。

**3. 肝小静脉闭塞病**

肝小静脉闭塞病是由于野百合碱、化疗药物、毒物、放疗等因素导致的肝内中央静脉和小叶下静脉内皮肿胀或纤维化，引起的管腔狭窄甚至闭塞。临床表现非常类似于布-加综合征，由于肝静脉流出道梗阻出现肝大、腹水和水肿，患者多急剧起病，上腹剧痛、腹胀，迅速出现腹水、肝大、压痛等。多数患者可在发病前有呼吸道、胃肠道或全身出现前驱期症状，也可伴随发热、食欲缺乏、恶心、呕吐、腹泻等症状，但黄疸、脾大和下肢水肿较少见，急性期多伴有明显肝功能异常。本病约半数患者于2～6周内恢复，20%死于肝功能衰竭，少数可发展为肝硬化门静脉高压症。本病的诊断主要依靠肝活检，腹腔镜直视下活检最具诊断意义。

**三、治疗原则**

本病的早期可无任何症状，而一旦出现症状又往往比较凶险，故有必要对患有肝炎后肝硬化和血吸虫性肝硬化的患者结合健康体检定期随访；以早期发现、早期治疗。

**四、一般治疗**

（1）生活规律，避免剧烈运动，多卧床休息，并做有节奏的深呼吸，有助于血液回流。

（2）调节饮食，宜吃营养丰富易消化的软食，不吃粗糙过硬的食物。大多数患者有腹腔积液，要限制食盐的摄入。未发生肝昏迷时，可适当进食优质蛋白质。

（3）避免任何能增加腹腔压力的活动，如呕吐、便秘、咳嗽、大笑、用力等。

（4）手术治疗　外科治疗门静脉高压症主要是预防和控制食管-胃底曲张静脉破裂出血。对于没有黄疸，没有明显腹腔积液的患者发生大出血，应争取即时或经短时间准备后立即行手术。手术治疗包括门体分流术、断流手术。严重脾大合并明显的脾功能亢进，最多见于晚期血吸虫病，也见于腔静脉栓塞引起的左侧门静脉高压症，对于这类患者单纯行脾切除效果良好；近年来也有行选择性脾动脉栓塞术、脾脏射频消融术，以缓解脾功能亢进，并能保留脾脏。肝硬化引起的顽固性腹腔积液，有效治疗方法是肝移植。其他治疗包括经颈静脉肝内门腔静脉分流术（TIPS）和腹腔-上腔静脉转流术。

### 五、药物处方

**处方①**：适用于有病毒复制的肝炎肝硬化所致的门静脉高压症者。

拉米夫定片，100mg，口服，每日1次。

甘草酸二铵肠溶胶囊，每次150mg，口服，每日3次。

普萘洛尔，每次40mg，口服，每日2次。

【注意事项】

（1）不良反应主要有恶心、呕吐、腹胀、纳差，以及皮肤瘙痒、荨麻疹、口干和水肿，心脑血管系统有头痛、胸闷、心悸及血压升高。

（2）严重低钾血症、高血压、心力衰竭、肾衰竭患者禁用。

**处方②**：适用于合并有腹腔积液的患者。

人血白蛋白，10g，静脉滴注，每日1～2次。

呋塞米注射液，20mg，静脉注射，每日1～2次。

或 托拉塞米注射液，10mg，静脉注射，每日1～2次。

10%葡萄糖注射液1000mL＋复方氨基酸注射液（3AA）250mL＋维生素C 2g＋维生素$B_6$ 0.2g＋10%氯化钾注射液20mL＋胰岛素注射液12U，静脉滴注，每日1次。

10%葡萄糖注射液500mL＋门冬氨酸钾镁注射液20mL＋10%氯化钾注射液10mL＋胰岛素注射液10U，静脉滴注，每日1次。

5%葡萄糖氯化钠注射液250mL＋维生素$K_1$ 30mg，静脉滴注，每日1次。

【注意事项】

（1）人血白蛋白偶可引起寒战、发热、颜面潮红、皮疹、恶心、呕吐等，输入速度过快可导致肺水肿。

（2）利尿药的常见不良反应有头痛、眩晕、疲乏、食欲减退、恶心、呕吐、便秘、腹泻、低血压、精神紊乱、心绞痛、低钾血症，偶见瘙痒、皮疹、光敏反应，罕见口干、视觉障碍。

（3）利尿药 孕妇禁用，哺乳期妇女慎用，低血压及严重排尿困难者禁用，严重肝肾功能不全者慎用，应用时注意监测血钾。

**处方③**：适用于食管-胃底静脉曲张破裂者。

垂体后叶素，5～10U，肌内注射，每6～8h一次。

或 5%葡萄糖注射液500mL＋垂体后叶素10～20U，静脉滴注。

0.9％氯化钠注射液 50mL＋醋酸奥曲肽 0.3g，静脉泵入，每 24h 1 次。

注射用奥美拉唑钠，40mg，入壶，每日 1～2 次。

5％葡萄糖氯化钠注射液 250mL＋维生素 $K_1$ 30mg＋酚磺乙胺注射液 0.75g＋氨甲苯酸注射液 0.3g，静脉滴注，每日 1 次。

**【注意事项】**

（1）垂体后叶素慎用于有肾炎、心肌炎、高血压的患者，以及双胎妊娠、羊水过多的孕妇。

（2）应用垂体后叶素后如出现面色苍白、出汗、心悸、胸闷、腹痛、过敏性休克等，应立即停药。

（3）醋酸奥曲肽常见的不良反应有腹泻、腹痛、腹胀等胃肠道反应，孕妇及哺乳期妇女慎用。

（李振凯）

# 幽门梗阻

幽门梗阻指的是胃的幽门部位，由于溃疡或癌瘤等病变所致的食物和胃液通过障碍。它可分为不完全性梗阻和完全性梗阻两大类。幽门梗阻是胃、十二指肠溃疡的常见并发症之一，可发生在溃疡病的近期（即活动期）或晚期，其他可以形成幽门梗阻的疾病还有胃窦癌、胃黏膜脱垂及胃结核等。不同病因导致的幽门梗阻其临床治疗及预后不相同。

## 一、诊断要点

（1）实验室检查　血常规检查可发现因营养不良所致轻度贫血，血清化学显示钠离子、钾离子、氯离子都低于正常，二氧化碳结合力和 pH 值升高，二氧化碳分压亦高，呈低钾性碱中毒。非蛋白氮或血尿素氮因尿少亦高于正常。由于长期饥饿，可出现低蛋白血症。如贫血严重，大便隐血试验阳性，应考虑恶性溃疡的可能性。胃液检查，良性溃疡病的胃液酸度高，一般在 50～100mmol/h。如胃液中盐酸缺乏，须进一步做细胞学检查，以及其他检查以排除肿瘤。

（2）X 线检查　除透视下能见到巨大胃泡以外，应在洗胃后做 X 线钡剂胃肠造影，可清楚地看见扩大的胃和排空困难。此外，还能看见溃疡的龛影或十二指肠壶腹部变形，对于鉴别良性或恶性溃疡，亦有 80％～85％的可靠性。

（3）胃镜检查　纤维胃镜能看出幽门痉挛、黏膜水肿或黏膜脱垂，以及瘢痕性狭窄等不同的病理变化，并可以看出溃疡的大小、位置与形态。对可疑恶性的病例，须做活体组织检查。因此胃镜检查能为幽门梗阻的病因提供确切的诊断依据。

（4）盐水负荷试验　先将胃内积存的内容物抽吸干净，然后 3～5min 内注入 0.9％氯化钠注射液（生理盐水）700mL，30min 以后再吸出胃内氯化钠注射液，若抽出不及 200mL，说明无幽门梗阻；若抽出超出 350mL 以上，则认为有梗阻存在。

## 二、鉴别诊断

**1. 活动期溃疡所致幽门痉挛和水肿**

患者常有溃疡病疼痛症状，梗阻为间歇性，呕吐虽然很剧烈，但胃无扩张现象，呕吐物不含宿食。经内科治疗梗阻和疼痛症状可缓解或减轻。

**2. 胃癌所致的幽门梗阻**

患者病程较短，胃扩张程度较轻，胃蠕动波少见。晚期可在上腹部触及包块。X 线钡餐检查可见胃窦部充盈缺损，胃镜取活体组织检查能确诊。

**3. 十二指肠壶腹部以下的梗阻性病变**

如十二指肠肿瘤、环状胰腺、十二指肠淤滞症均可引起十二指肠梗阻，伴呕吐、胃扩张和潴留，但其呕吐物多含有胆汁。X 线钡餐或内镜检查可确定梗阻性质和部位。

## 三、治疗原则

一般幽门梗阻的患者，不宜施行紧急手术；如经过 3～5 天胃肠减压，患者能恢复饮食，病情逐渐好转，说明痉挛和水肿的因素得到消除，可继续观察。必要时重复钡餐检查。反之，如减压无效则说明为瘢痕性狭窄，必须采取手术治疗。如有恶性肿瘤的证据，无疑更需积极采取手术措施。

## 四、一般治疗

（1）胃肠减压，高渗盐水洗胃，去除胃内容物，减轻胃负担。

（2）矫正失水与电解质紊乱是治疗幽门梗阻的首要问题，因为丢失胃酸多，存在不同程度的碱中毒。

（3）经短期内科治疗无效，说明瘢痕挛缩为引起幽门梗阻的主要因素。或经检查诊断为胃溃疡，尤其是有恶变可疑者，于非手术疗法使炎症水肿消失后，应择期行手术治疗。

## 五、药物处方

**处方①**：脂肪乳氨基酸（17）葡萄糖（11％）注射液 1440mL＋注射用丙氨酰谷氨酰胺 20g＋维生素 C 2g＋维生素 $B_6$ 0.2g＋10％氯化钾注射液 20mL＋胰岛素注射液 16U，静脉滴注，每日 1 次。

**【注意事项】**

（1）输液时注意，如采用外周静脉输注有可能发生静脉炎。

（2）不良反应主要有体温升高（发生率3％），偶见寒战、恶心、呕吐（发生率1％），另有输注过程中出现氨基转移酶一过性升高的报道；其他不良反应更为罕见，包括超敏反应（过敏反应、皮疹、荨麻疹）、呼吸症状（如呼吸急促）、低血压、溶血、网织红细胞增多，腹痛、头痛、疲倦、阴茎异常勃起等。

（3）脂肪超载综合征 表现有高脂血症、发热、脂肪浸润、肝大、脾大、贫血、白细胞减少症、血小板减少症、凝血机制障碍、昏迷，若停止输注所有症状通常均可逆转。

**处方②**：10％葡萄糖注射液1000mL＋复方氨基酸注射液（3AA）250mL＋维生素C 2g＋维生素 $B_6$ 0.2g＋10％氯化钾注射液20mL＋胰岛素注射液12U，静脉滴注，每日1次。

10％葡萄糖注射液500mL＋门冬氨酸钾镁注射液20mL＋10％氯化钾注射液10mL＋胰岛素注射液10U，静脉滴注，每日1次。

**【注意事项】**

（1）输液时注意，如采用外周静脉输注有可能发生静脉炎。

（2）不良反应主要有体温升高（发生率3％），偶见寒战、恶心、呕吐（发生率1％），另有输注过程中出现氨基转移酶一过性升高的报道；其他不良反应更为罕见，包括超敏反应（过敏反应、皮疹、荨麻疹）、呼吸症状（如呼吸急促）、低血压、溶血、网织红细胞增多，腹痛、头痛、疲倦、阴茎异常勃起等。

（李振凯）

# 腹股沟疝

腹腔内脏在腹股沟通过腹壁缺损突出者，称为腹股沟疝，是最常见的腹外疝，占全部腹外疝的90％。根据疝环与腹壁下动脉的关系，腹股沟疝分为腹股沟斜疝和腹股沟直疝两种。斜疝从位于腹壁下动脉外侧的腹股沟管内环突出，向内下，向前斜行经腹股沟管，再穿出腹股沟环，可进入阴囊中，占腹股沟疝的95％。直疝从腹壁下动脉内侧的腹股沟三角区直接由后向前突出，不经内环，也从不进入阴囊，仅占腹股沟疝的5％。腹股沟疝发生于男性者占多数。男女发病率之比为15：1，右侧比左侧多见。老年患者中直疝发生率有所上升，但仍以斜疝为多见。

## 一、诊断要点

（1）可复性疝 基本表现是腹股沟区出现一可复性肿块，开始肿块较小，仅在患者站立、劳动、行走、跑步、剧咳或患儿啼哭时出现，平卧或用手压时肿块可自行回纳，消失不见。一般无特殊不适，仅偶尔伴局部胀痛和牵涉痛。随着疾病的发展，肿块可逐渐增大，自腹股沟下降至阴囊内或大阴唇，导致行走不便及影响劳动。平卧时肿块可自行消失或用手将包块向外上方轻轻挤推，向腹腔内回纳消失。肿块回纳后，压住内环口，随患者咳嗽有冲击感。

（2）滑动性斜疝　往往表现为较大而不能完全回纳的难复性疝。滑出腹腔的盲肠常与疝囊前壁发生粘连。临床上除了肿块不能完全回纳外，尚有消化不良和便秘等症状。

（3）嵌顿性疝　常发生在强力劳动或排便等腹内压骤增时，通常都是斜疝。临床上常表现为肿块突然增大，并伴有明显疼痛。平卧或用手推送肿块不能使之回纳。肿块紧张发硬，且有明显触痛。嵌顿的内容物为大网膜，局部疼痛常轻微；如为肠袢，不但局部疼痛明显，还可伴有阵发性腹部绞痛、恶心、呕吐、便秘、腹胀等机械性肠梗阻的病征。

（4）绞窄性疝　患者腹痛剧烈且呈持续性；呕吐频繁，呕吐物含咖啡样血液或出现血便；不对称腹胀，腹膜刺激征，肠鸣音减弱或消失；腹腔穿刺或灌洗为血性积液；X线检查见孤立胀大的肠袢或瘤状阴影；体温、脉率、白细胞计数逐渐上升，甚至出现休克体征。

**二、鉴别诊断**

**1. 股疝**

通常为较小的半球形肿块，且位于腹股沟韧带下方；平卧还纳后肿块不能完全消失，易发生嵌顿。

**2. 睾丸鞘膜积液**

肿块完全局限于阴囊内，且上界可清楚地摸到；透光试验阳性。

**3. 交通性鞘膜积液**

起床或站立后肿块缓慢出现并增大，平卧时肿块逐渐缩小消失；挤压肿块时逐渐缩小；透光试验阳性。

**4. 隐睾**

肿块较小，挤压时有胀痛感；患侧阴囊内睾丸缺如。

**5. 腹股沟区域肿物**

肿物不随着腹内压增高而变化，若为炎性肿块可有触痛，若为肿瘤多质硬。

**6. 肿大淋巴结**

通常为多个肿大淋巴结，有触痛，抗感染治疗有效。

**7. 大隐静脉曲张结节**

肿块质软，压迫缩小，超声检查可发现血流信号。

**8. 髂腰部结核性脓肿**

结核病史；局部无炎症的红、肿、热、痛表现；稀薄、米汤样脓汁（内含大量结核性肉芽组织及干酪样物质）；抗结核治疗有效。

### 三、治疗原则

软化大便，保持大便通畅，使用疝带、疝托、中医、中药等，成年人各种疝均需手术治疗。

### 四、一般治疗

（1）保持大便通畅，口服缓泻剂，使大便松软、润滑，增加多纤维食物摄入和改变大便习惯，逐步纠正便秘的发生。

（2）使用疝带或疝托，避免腹内压增高的情况，例如大笑、剧烈咳嗽、用力大便、负重等。

（3）手术治疗。

### 五、药物处方

**处方①**：适用于便秘者。

麻仁软胶囊，每次 2 粒，口服，每日 1 次。

芪蓉润肠口服液，每次 10mL，口服，每日 3 次。

【注意事项】

（1）麻仁软胶囊孕妇禁用，青壮年慎用。

（2）芪蓉润肠口服液用于气阴两虚，脾肾不足者。

**处方②**：适用于嵌顿疝或绞窄疝有感染者。

0.9％氯化钠注射液 100mL＋注射用青霉素钠 400 万 U（需皮试阴性），静脉滴注，每日 2 次。

甲硝唑氯化钠注射液 100mL，静脉滴注，每日 1 次。

或　0.9％氯化钠注射液 100mL＋注射用头孢呋辛钠 1.5g（需皮试阴性），静脉滴注，每日 2 次。

甲硝唑氯化钠注射液 100mL，静脉滴注，每日 1 次。

【注意事项】

（1）不良反应主要有胃肠道反应，如恶心、呕吐等；过敏反应，如斑丘疹、荨麻疹等；还可引起中性粒细胞减少、血红蛋白减少、血小板减少等；其他反应有头痛、发热、寒战、注射部位疼痛及静脉炎、菌群失调等。

（2）对青霉素及头孢菌素类药物过敏者禁用；合并严重胆囊炎患者、严重肾功能不全患者慎用；用药期间禁酒及禁服含酒精药物。

**处方③**：适用于有感染且对青霉素、头孢菌素类药物过敏者。

左氧氟沙星氯化钠注射液 0.5g，静脉滴注，每日 1 次。

甲硝唑氯化钠注射液 100mL，静脉滴注，每日 1 次。

**【注意事项】**

（1）不良反应主要有恶心、呕吐、腹泻、腹胀、消化不良等；偶有震颤、麻木感、视觉异常、耳鸣、嗜睡、头晕等；过敏反应，如斑丘疹、荨麻疹等；还可引起中性粒细胞减少、血小板减少、嗜酸性粒细胞增加等；偶可见血尿素氮升高、一过性肝功能异常等；其他反应有罕见全血细胞减少、中毒性表皮坏死松解症、多形性红斑、急性重型肝炎等。

（2）对喹诺酮类药物过敏者禁用；妊娠、哺乳期妇女及 18 岁以下患者禁用。

（李振凯　董茂盛）

# 第二章 骨 外 科

## 滑 囊 炎

滑囊炎是指滑囊的急性或慢性炎症。滑囊是结缔组织中的囊状间隙，是由内皮细胞组成的封闭性囊，内壁为滑膜，有少许滑液。少数与关节相通，位于关节附近的骨突与肌腱或肌肉、皮肤之间。凡摩擦力或压力较大的地方，都可有滑囊存在，其作用主要是有利于滑动，减轻或避免关节附近的骨隆突和软组织间的摩擦和压迫。许多关节的病变都可以引起该病，如瘦弱老人久坐硬凳所致的骨结节滑囊炎、跪位工作者的髌前滑囊炎、长期穿尖而窄的皮鞋所致的拇趾滑囊炎等。

### 一、诊断要点

（1）关节附近的骨突处有呈圆形或椭圆形、边缘清晰、大小不等的肿块。

（2）急性者疼痛、压痛明显，慢性者疼痛、压痛较轻，患肢可有不同程度的活动障碍。

（3）浅表性滑囊可测出有波动感，深部滑囊或囊内压较高时常不易触及波动，穿刺可得黏液或血性黏液。

（4）若继发感染，可有红、肿、热、痛等表现。

### 二、鉴别诊断

**1. 急性滑囊炎**

常表现为疼痛、局限性压痛和活动受限，如为浅部滑囊受累（髌前及鹰嘴），局部常红肿；化学性（如结晶所致）或细菌性滑囊炎均有剧烈疼痛，局部皮肤明显发红、温度升高，发作可持续数日到数周，而且多次复发。异常运动或用力过度之后可出现急性症状。

**2. 慢性滑囊炎**

是在急性滑囊炎多次发作或反复受创伤之后发展而成的。由于滑膜增生，滑囊壁变厚，滑囊最终会发生粘连，形成绒毛、赘生物及钙质沉着等。因患处疼痛、肿胀和触痛，可导致肌肉萎缩和活动受限。

**3. 损伤性滑囊炎**

呈慢性，常在骨结构突出的部位，由长期、反复摩擦和压迫而引起。病理表现为滑膜充血、水肿，呈绒毛状。滑液增多并充盈滑囊，可致滑囊壁增厚和纤维化。损伤力量较大时，可伴有血性滑液渗出。

**4. 感染性滑囊炎**

感染病灶带来的致病细菌，可引起化脓性滑囊炎，并可引起周围组织蜂窝织炎，破溃后常残留窦道。

**5. 痛风性滑囊炎**

易发生在鹰嘴和髌前滑囊，滑囊壁可发生慢性炎症性改变，并有石灰样沉淀物沉积。患者多有慢性损伤史和与致病相关的职业史。关节附近的骨突处有呈圆形或椭圆形、边缘清晰、大小不等的肿块。急性者疼痛、压痛明显，慢性者疼痛、压痛较轻，患肢可有不同程度的活动障碍。

**6. 结核性滑囊炎**

可为滑囊的原发性结核感染，也可继发于附近的骨结核病灶，常发生在股骨大粗隆，临床表现与损伤性滑囊炎相似。起病缓慢，可逐渐出现肿块与疼痛，穿刺液为脓性或干酪样物，结核杆菌培养或动物接种呈阳性反应。

**7. 类风湿性滑囊炎**

常发生在足跟部，多伴有其他类风湿关节炎改变。红细胞沉降率往往增高，类风湿因子多为阳性。

### 三、治疗原则

（1）调整日常生活与工作量，有规律地进行活动和锻炼，避免劳累。

（2）对症消炎镇痛。

### 四、一般治疗

（1）对于非感染性急性滑囊炎，暂时休息或患部制动和大剂量非甾体抗炎药必要时并用麻醉镇静剂可能有效。

（2）疼痛消退后，应增加主动运动，摆动锻炼有益于关节的康复。

### 五、药物处方

**处方①**：洛索洛芬钠片，成人 1 次口服洛索洛芬钠（以无水物计）60mg，每日 3 次。出现症状时可 1 次口服 60～120mg。应随年龄及症状适宜增减。每日最多 180mg。空腹不宜服药，或遵医嘱。

【注意事项】

（1）以下情况者慎重用药

① 有消化性溃疡既往史患者，会使溃疡复发。

② 长期应用非甾体抗炎药引起消化性溃疡的患者，且有必要长期使用本品联合米索前列醇进行治疗的患者。

③ 血液异常或有其既往史患者，易引起溶血性贫血等不良反应。

④ 肝损害或有其既往史患者，会使肝损害恶化或复发。

⑤ 肾损害或有其既往史患者，会引起水肿、蛋白尿、血清肌酐上升、高钾

血症等不良反应。

⑥ 有高血压和（或）心力衰竭（如液体潴留和水肿）病史的患者。

⑦ 有过敏症既往史患者。

⑧ 支气管哮喘患者，会使病情恶化。

⑨ 溃疡性结肠炎患者，病情有潜在恶化可能。

⑩ 克罗恩病（Crohn's disease）患者，病情恶化潜在可能。

（2）重要且基本注意

① 应注意消炎镇痛剂的治疗，是对症疗法而不是病因疗法。

② 本品用于慢性疾患（类风湿关节炎、骨性关节炎）时，应考虑：

a. 长期用药时，应定期进行临床检验（尿检查、血液检查及肝功能检查等）。若出现异常应减量或停止用药。

b. 还应考虑药物疗法以外的治疗方法。

③ 本品用于急性疾患时，应考虑：

a. 根据急性炎症、疼痛及发热程度而给药。

b. 原则上避免长期使用同一药物。

c. 若有病因疗法，则应采用。

④ 密切观察患者病情、注意不良反应的发生。有时会出现体温过度下降、虚脱及四肢变冷等，因此尤其伴有高热的高龄者或合并消耗性疾病的患者，应密切注意观察给药后患者的病情。

⑤ 有可能掩盖感染症状，故用于感染引起的炎症时，应慎用抗菌药物并注意观察病情。

⑥ 避免与其他消炎镇痛剂合用。

⑦ 高龄者尤应注意不良反应的发生，仅用必要的最小剂量等，慎重给药。

⑧ 根据控制症状的需要，在最短治疗时间内使用最低有效剂量，可以使不良反应降到最低。

⑨ 在使用所有非甾体抗炎药治疗过程中的任何时候，都可能出现胃肠道出血、溃疡和穿孔的不良反应，其后果可能是致命的。这些不良反应可能伴有或不伴有警示症状，也无论患者是否有胃肠道不良反应史或严重的胃肠事件病史。既往有胃肠道病史（溃疡性结肠炎、克罗恩病）的患者应谨慎使用非甾体抗炎药，以免使病情恶化。当患者服用该药发生胃肠道出血或溃疡时，应停药。老年患者使用非甾体抗炎药出现不良反应的频率增加。

⑩ 针对多种环氧合酶-2（COX-2）选择性或非选择性非甾体抗炎药（NSAIDs）药物持续时间达3年的临床试验显示，本品可能引起严重心血管血栓性不良事件、心肌梗死和卒中的风险增加，其后果可能是致命的。所有的NSAIDs，包括COX-2选择性或非选择性药物，可能有相似的风险。有心血管疾病或心血管疾

病危险因素的患者，其风险更大。即使既往没有心血管症状，医师和患者也应对此类事件的发生保持警惕。应告知患者严重心血管安全性的症状和（或）体征以及如果发生心血管疾病应采取的急救步骤。患者应该警惕诸如胸痛、气短、无力、言语含糊等症状和体征，而且当有任何上述症状或体征发生后应该马上寻求医师帮助。

⑪ 和所有非甾体抗炎药（NSAIDs）一样，本品可导致新发高血压或使已有的高血压症状加重，其中的任何一种都可导致心血管事件的发生率增加。服用噻嗪类或髓祥利尿药的患者服用非甾体抗炎药（NSAIDs）时，可能会影响这些药物的疗效。原发性高血压患者应慎用非甾体抗炎药（NSAIDs），包括本品。在开始本品治疗和整个治疗过程中应密切监测血压。

⑫ NSAIDs，包括本品可能引起致命的、严重的皮肤不良反应，例如剥脱性皮炎、Stevens-Johnson 综合征（SJS）和中毒性表皮坏死松解症（TEN）。这些严重事件可在没有征兆的情况下出现。应告知患者严重皮肤反应的症状和体征，在第一次出现皮肤皮疹或过敏反应的征象时，应停用本品。

（3）其他　有报道，长期使用非甾体抗炎药可导致女性暂时性不育。

**处方②**：双氯芬酸钠缓释片，口服，每次 0.1g（1 片），每日 1 次，或遵医嘱。晚餐后用温开水送服，需整片吞服，不要弄碎或咀嚼。

**【注意事项】**

（1）避免与其他非甾体抗炎药，包括选择性环氧合酶-2（COX-2）抑制剂合并用药。

（2）根据控制症状的需要，在最短治疗时间内使用最低有效剂量，可以使不良反应的发生率降到最低。

（3）在使用所有非甾体抗炎药治疗过程中的任何时候，都可能出现胃肠道出血、溃疡和穿孔的不良反应。其后果可能是致命的。这些不良反应可能伴有或不伴有警示症状，也无论患者是否有胃肠道不良反应史或严重的胃肠事件病史。既往有胃肠道病史（溃疡性结肠炎、克罗恩病）的患者应谨慎使用非甾体抗炎药，以免使病情恶化。当患者服用该药发生胃肠道出血或溃疡时，应停药。老年患者使用非甾体抗炎药出现不良反应的频率增加。

（4）针对多种 COX-2 选择性或非选择性 NSAIDs 药物持续时间达 3 年的临床试验显示，本品可能引起严重心血管血栓性不良事件、心肌梗死和卒中的风险增加，其风险可能是致命的。所有的 NSAIDs，包括 COX-2 选择性或非选择性药物，可能有相似的风险。有心血管疾病或心血管疾病危险因素的患者，其风险更大。即使既往没有心血管症状。医师和患者也应对此类事件的发生保持警惕。应告知患者严重心血管安全性的症状和（或）体征以及如果发生心血管疾病应采取的急救步骤。患者应该警惕诸如胸痛、气短、无力、言语含糊等症状和体征，而且当有任何上述症状或体征发生后应该马上寻求医师帮助。

（5）和所有 NSAIDs 一样，本品可导致新发高血压或使已有的高血压症状加重，其中的任何一种都可导致心血管事件的发生率增加。服用噻嗪类或髓袢利尿药的患者服用 NSAIDs 时，可能会影响这些药物的疗效。原发性高血压患者应慎用 NSAIDs，包括本品。在开始本品治疗和整个治疗过程中应密切监测血压。

（6）有高血压和（或）心力衰竭（如液体潴留和水肿）病史的患者应慎用。

（7）NSAIDs，包括本品可能引起致命的、严重的皮肤不良反应，例如剥脱性皮炎、Stevens-Johnson 综合征（SJS）和中毒性表皮坏死松解症（TEN）。这些严重事件可在没有征兆的情况下出现。应告知患者严重皮肤反应的症状和体征，在第一次出现皮肤皮疹或过敏反应的征象时，应停用本品。

（8）血液系统异常、高血压、心脏病患者慎用。

（9）因本药中含钠，对限制钠盐摄入量的患者应慎用。

（10）对那些有胃肠道症状或曾有胃肠溃疡病史，严重肝功能损害患者，如需应用双氯芬酸，应置于严密的医疗监护之下。

（11）心、肾功能损害者正在应用利尿药治疗、进行大手术后恢复期患者以及由于任何原因细胞外液丢失的患者应慎用双氯芬酸。

（12）用药过程中，如出现明显不良反应，应停药。

（13）服用需整片吞服，不能弄碎。

（14）个别需要长期治疗的患者，应定期检查肝功能和血常规，发生肝功损害时应停用。

（15）有眩晕史或其他中枢神经疾病史的患者在服用期间应禁止驾车或操纵机器。

（16）应注意与锂制剂、地高辛制剂、保钾利尿药、抗凝血剂、降糖药和甲氨蝶呤等配合使用的剂量及不良反应。

（17）体重较轻的患者应降低用量。

**处方③**：布洛芬缓释胶囊，口服。成人每次 1 粒，每日 2 次（早晚各 1 次）。

**【注意事项】**

（1）本品为对症治疗药，不宜长期或大量使用，用于镇痛不得超过 5 天，用于解热不得超过 3 天，如症状不缓解，请咨询医师或药师。

（2）本品最好在餐中或餐后服用。

（3）对本品及其他解热、镇痛抗炎药物过敏者禁用。过敏体质者慎用。

（4）第一次使用本品如出现皮疹、黏膜损伤或过敏症状，应停药并咨询医师。

（5）必须整粒吞服，不得打开或溶解后服用。

（6）不能同时服用其他含有解热镇痛药的药品（如某些复方抗感冒药）。

（7）服用本品期间不得饮酒或含有酒精的饮料。

（8）肠胃病患者使用前请咨询医师或药师，既往有与使用非甾体抗炎药治疗相关的上消化道出血或穿孔史者禁用。

（9）有下列情况患者慎用　60岁以上、支气管哮喘、肝肾功能不全、凝血机制或血小板功能障碍（如血友病或其他出血性疾病）。

（10）下列情况患者应在医师指导下使用　有消化性溃疡史、胃肠道出血、近期进行过胃部手术、慢性肠炎或克罗恩病、心功能不全、高血压。

（11）有系统性红斑狼疮或混合性结缔组织病，免疫系统疾病导致关节疼痛、皮肤改变和其他器官的病症患者应慎用，因其有增加无菌性脑膜炎的风险。

（12）如出现胃肠道出血或溃疡、肝肾功能损害、尿液混浊或尿中带血、背部疼痛、视力或听力障碍、血常规异常、胸痛、气短、无力、言语含糊等情况，应停药并咨询医师。

（13）总体而言，小剂量布洛芬（每日≤1.2g）不会增加心肌梗死风险。而在采用高剂量和延长治疗时，应警惕增加这种风险的可能。

（14）本布洛芬缓释胶囊制剂仅适用于成人。

（15）备孕的妇女应慎用或在医师指导下使用，因布洛芬属于非甾体抗炎药，有可能影响女性生育力，但停药后具有可逆性。

（16）勿过量服药，如服用过量或出现严重不良反应，应立即就医。

（17）本品性状发生改变时禁止使用。

（18）请将本品放在儿童不能接触的地方。

（19）如正在使用其他药品，使用本品前请咨询医师或药师。

**处方④**：云南白药气雾剂，外用，喷于伤患处。使用云南白药气雾剂，每日3～5次。凡遇较严重闭合性跌打损伤者，先喷云南白药气雾剂保险液，若剧烈疼痛仍不缓解，可间隔1～2min重复给药，每天使用不得超过3次。喷云南白药气雾剂保险液间隔3min后，再喷云南白药气雾剂。

**【注意事项】**

（1）本品只限于外用，切勿喷入口、眼、鼻。

（2）皮肤过敏者停用。

（3）小儿、年老患者应在医师指导下使用。

（4）使用云南白药气雾剂保险液时先振摇，喷嘴离皮肤5～10cm，喷射时间应限制在3～5s，以防止局部冻伤。

（5）皮肤受损者勿用。

（6）使用时勿近明火，切勿受热，应置于阴凉处保存。

（7）对酒精及本品过敏者禁用，过敏体质者慎用。

（8）本品性状发生改变时禁止使用。

（9）儿童必须在成人的监护下使用。

（10）请将本品放在儿童不能接触的地方。

（11）如正在使用其他药品，使用本品前请咨询医师或药师。

**处方⑤**：双氯芬酸二乙胺乳胶剂（扶他林），外用。按痛处面积大小确定使用剂量。通常每次使用双氯芬酸二乙胺乳胶剂 3～5cm 或更多，轻轻揉搓使双氯芬酸二乙胺乳胶剂渗透皮肤，每日 3～4 次。12 岁以下儿童用量请咨询医师或药师。

**【注意事项】**

（1）本品只适用于完整的皮肤表面，忌用于破损皮肤或开放性创口。

（2）由于局部应用也可全身吸收，故应严格按规定剂量使用，避免长期大面积使用。

（3）本品仅供外用，禁止接触眼睛和黏膜，切勿入口。

（4）肝肾功能损害者慎用。

（5）当药品性状发生改变时不要使用。

（6）将本品放置于儿童不易接触的地方，以免儿童误用。

（黄炯铎　罗治成）

# 肩 周 炎

肩周炎是引起肩关节疼痛及运动功能障碍的一组疾病的统称，并非单一疾病，包括肩关节周围炎、肱二头肌长头腱鞘炎、喙突炎、冈上肌腱炎、肩峰下滑囊炎、肩峰下撞击综合征等疾病，本病常见发病因素有局部受风寒、劳损、外伤及肩部软组织退行性病变等，也可继发于肩部周围腱鞘炎、滑囊炎、肌腱炎症后。

## 一、诊断要点

主要表现为肩部自发性疼痛，有时向肘部放散，肩关节活动障碍，尤其外展、上举、内旋等活动明显受限，根据病史和临床症状多可诊断。常规 X 线片大多正常，后期部分患者可见骨质疏松，但无骨质破坏，可在肩峰下见到钙化阴影。年龄较大或病程较长者，X 线片可见到肩部骨质疏松，或冈上肌腱、肩峰下滑囊钙化征。

## 二、鉴别诊断

临床上常见的伴有肩周炎的疾病包括颈椎疾患、颈神经根或臂丛神经受累、风湿性或类风湿关节炎及单纯性冈上肌腱损伤、肩袖撕裂等。这些病症均可表现为以肩部疼痛和肩关节活动功能受限。但是与肩周炎明显不同的是，上述疾病肩关节的被动活动度多无明显降低。

### 三、治疗原则

保守治疗为主，积极进行功能锻炼，强调综合治疗。

### 四、一般治疗

（1）急性期患肢适当制动，缓解期积极进行功能锻炼，包括肩关节主动与被动外展、旋转、伸屈及环转运动。

（2）适当推拿、按摩、理疗、热敷。

（3）如经过长期非手术治疗无效者，可考虑手术治疗。

### 五、药物处方

处方①：塞来昔布，一般使用剂量200mg，口服，每日1次；急性疼痛推荐剂量为第1天首剂400mg，随后根据需要，每日2次，每次200mg。

或 依托考昔片，30～60mg，口服，每日1次，最大推荐剂量为每天不超过120mg。

或 双氯芬酸钠缓释片，75mg，口服，每日1次。

或 洛索洛芬钠片，每次60mg，口服，每日3次。

或 布洛芬缓释胶囊，每次1粒，口服，每日2次。

【注意事项】

（1）禁用于对上述药物过敏者，塞来昔布不可用于已知对磺胺类药物过敏者。孕妇及哺乳期妇女禁用。

（2）非甾体抗炎药不可用于服用阿司匹林或其他非甾体抗炎药后诱发哮喘、荨麻疹或过敏反应的患者。

（3）非甾体抗炎药禁用于冠状动脉旁路移植手术（CABG）围手术期疼痛的治疗。

（4）非甾体抗炎药禁用于有活动性消化性溃疡/出血的患者。

（5）非甾体抗炎药禁用于严重肝肾功能损害者及重度心力衰竭患者。

（6）非甾体抗炎药可能使严重心血管血栓事件、心肌梗死和卒中的风险增加，其后果可能是致命的。所有非甾体抗炎药可能都具有相似的风险。这种风险可能随药物使用时间的延长而增加。有心血管疾病或心血管疾病危险因素的患者，其风险更大。

（7）非甾体抗炎药可使严重胃肠道不良事件的风险增加，包括胃或肠道的出血、溃疡和穿孔，其后果可能是致命的，这些事件可以发生在用药期间的任何时间，并且可以没有警示症状。老年患者发生严重胃肠道事件的风险更大。

（8）避免与其他任何非甾体抗炎药或者阿司匹林合并用药。

（9）对晚期肾脏疾病患者，不推荐用依托考昔片治疗。

（10）非甾体抗炎药的长期使用可致肝肾功能损害，应定期进行临床检验（尿检查、血液检查及肝功能检查等）。

（11）相比非选择性 NSAIDs，长期应用选择性 COX-2 抑制剂对胃肠道损伤较小，具有较好的全胃肠道安全性。

**处方②**：双氯芬酸二乙胺乳胶剂（扶他林），适量，抹患处，每日 3～4 次。

或 布洛芬凝胶适量，抹患处，每日 3 次。

【注意事项】

（1）对非甾体抗炎药过敏者禁用。

（2）孕妇禁用。

（3）不得用于破损皮肤或感染伤口。

（4）避免接触眼睛或其他黏膜。

（5）避免长期大面积使用。

**处方③**：氨酚羟考酮片，成人常规剂量为每 6h 服用 1 片，或每 8h 服用 1 片，可根据疼痛程度调整剂量。

【注意事项】

（1）对羟考酮、对乙酰氨基酚过敏者禁用。

（2）在任何禁用阿片样药物的情况下禁用羟考酮，包括患有严重呼吸抑制（在没有监测装置或缺少复苏设备情况下）、急性或严重支气管性哮喘、高碳酸血症的患者。

（3）对疑似或已知患有麻痹性肠梗阻者禁用羟考酮。

（4）应警惕药物的误用、滥用和倒卖。

（5）与所有阿片样激动剂一样，服用羟考酮后会带来呼吸抑制的危险。年老体弱患者和不能耐受的患者在给予较大初始剂量的羟考酮或当羟考酮与其他抑制呼吸的药物联合使用时，发生呼吸抑制的危险性更高。对于患有急性哮喘、慢性阻塞性肺疾病（COPD）、肺源性心脏病或呼吸损伤的患者在使用羟考酮时应当给予高度关注，此类患者即使给予普通治疗剂量也可导致呼吸抑制，甚至呼吸暂停。

**处方④**：复方倍他米松注射液 0.5～1mL＋2％利多卡因 1～3mL 局部痛点封闭，一般一次即可，必要时 4～6 周后可再给予一次，不超过 3 次。

或 曲安奈德注射液 10～40mg＋2％利多卡因 1～3mL 局部痛点封闭，一般一次即可，必要时 4～6 周后可再给予一次，不超过 3 次。

【注意事项】

（1）有以下情况者禁用

① 全身情况差、无法配合或不耐受有创操作。

② 患有不宜使用糖皮质激素或局麻药物的疾病。

③ 局部条件不允许进行注射，如局部皮肤感染、肿胀、缺血性疾病、皮肤挫裂伤、皮肤萎缩菲薄。

④ 发育异常、解剖变异、无法准确定位。

⑤ 近期多次注射效果不佳。

⑥ 全身真菌感染。

⑦ 对糖皮质激素类药物或本品中任一成分过敏的患者。

⑧ 不得用于活动性胃溃疡、结核病、急性肾小球炎或任何未被抗生素所制止的感染。

（2）局部注射肾上腺皮质激素后可能出现难以治疗的继发感染；药物注入动脉引起血管痉挛、栓塞而肢端坏死；注入神经鞘内继发神经炎；反复腱鞘内注射引起肌腱自发性断裂。

（3）使用时必须注意严格无菌技术，注射部位准确无误，注射前回抽确定有无回血。

（4）给特发性血小板减少性紫癜患者肌内注射时应慎重。

（5）软组织、皮损内和关节内注入糖皮质激素可引起局部和全身作用。

（6）将糖皮质激素类药物直接注入肌腱内可造成延缓性肌腱破裂，故应避免。

（7）少数患者局部封闭治疗多次可引起局部肌肉、肌腱、神经变性。

（8）复方倍他米松含苯甲醇，禁止用于儿童肌内注射。

（宋迪煜　李振凯　乔　林）

# 肱骨外上髁炎

肱骨外上髁炎（网球肘）是肘关节外侧前臂伸肌起点处肌腱发炎疼痛。本病是常与职业密切相关的积累性劳损性疾病，病变常导致肱骨外上髁腕伸肌腱附着处发生撕裂，出血机化形成纤维组织，肘关节外上髁部局限性疼痛，并影响伸腕和前臂旋转功能。本病名称较多，如肱骨外上髁综合征、肱桡关节外侧滑膜囊炎、肱骨外上髁骨膜炎、网球肘等。疼痛的产生是由于前臂伸肌重复用力引起的慢性撕拉伤造成。患者会在用力抓握或提举物体时感到患部疼痛。网球、羽毛球运动员较常见，家庭主妇、砖瓦工、木工等长期反复用力做肘部活动者，也易患此病。表现为局部无红肿，肘关节伸屈不受影响，但前臂旋转活动时可疼痛。严重者伸指、伸腕或执筷动作时即可引起疼痛。有少数患者在阴雨天时自觉疼痛加重。

## 一、诊断要点

（1）有肘部损伤史及前臂伸肌群反复牵拉刺激的劳损史。

（2）诉有肘外侧疼痛 肘外侧疼痛呈持续渐进性发展，在某些方向性动作时疼痛加重，如拧衣服、扫地、端水壶、打羽毛球等活动。疼痛有时可向前臂、上臂放散，但在静止时，疼痛减轻或无症状。

（3）常因疼痛而使肘腕部活动受限，前臂无力，握力减弱，甚至持物落地。

（4）肘外侧、肱桡关节处、环头韧带部有明显压痛，多无肿胀。

（5）Mill 征阳性，即前臂稍弯曲，手半握拳，腕尽量掌屈，前臂旋前，再将肘伸直时肱骨外上髁处明显疼痛。

（6）抗阻力腕关节背伸痛阳性。

（7）X 线检查 X 线片一般无异常表现。病程长者可见骨膜反应，在肱骨外上髁附近有钙化沉积。

## 二、鉴别诊断

### 1. 肱桡滑膜囊炎

本病除局部压痛外，肘部旋前、旋后受限。前臂旋前引起剧烈疼痛，其疼痛点的位置比肱骨外上髁炎略高，压痛比肱骨外上髁炎轻。局部可有肿胀和触痛，穿刺针吸可见有积液。

### 2. 颈肩臂综合征

以自颈部向肩、臂及手指的放射疼痛为主要症状，与颈椎不良姿势体位引起的肌肉疲劳有关。

## 三、治疗原则

（1）调整日常生活与工作量，有规律地进行活动和锻炼，避免前臂伸肌群反复牵拉刺激劳累。

（2）对症消炎镇痛。

（3）根据患者具体情况制订治疗方案，减轻或消除症状，避免复发。

## 四、一般治疗

（1）非手术治疗

① 休息。避免引起疼痛的活动，疼痛消失前不要运动，特别是禁打网球。

② 冰敷。冰敷肘外侧 1 周，每天 4 次，每次 15～20min。毛巾包裹冰块时不要将冰块接触皮肤以免冻伤皮肤。

③ 护具。前臂处使用加压抗力护具，限制前臂肌肉产生的力量。

④ 热疗。在牵拉疗法和运动准备活动之前进行。

⑤ 牵拉疗法。当急性疼痛消失后即按医嘱开始轻柔牵拉肘部、腕部，不要产生疼痛，保持牵拉状态 10s，重复 6 次。

⑥ 力量练习。按医嘱加强腕伸肌肉力量训练。

⑦ 逐渐恢复运动。按照医师建议，锻炼运动项目（工作）需要的手臂运动。

⑧ 可的松局部封闭。在肘关节特定部位注射可的松类药物，以消炎、镇痛。

⑨ 体外冲击波治疗。可以改善局部血运，减轻炎症，对肌腱末端病疗效较好。

（2）手术治疗　肱骨外上髁炎晚期或顽固性肱骨外上髁炎，经正规保守治疗6～12个月后，症状仍然严重及影响生活和工作可以采取手术治疗。手术方法有微创的关节镜手术和创伤亦不大的开放性手术，以清除不健康组织，改善或重建局部血液循环，使肌腱和骨愈合。

### 五、药物处方

**处方①**：洛索洛芬钠片，成人每次口服洛索洛芬钠（以无水物计）60mg，每日 3 次。出现症状时可 1 次口服 60～120mg。应随年龄及症状适宜增减。一日最多 180mg。另外，空腹时不宜服药，或遵医嘱。

**【注意事项】**

（1）慎重用药（下述患者慎重用药）

① 有消化性溃疡既往史患者，会使溃疡复发。

② 长期给非甾体抗炎药引起消化性溃疡的患者，有必要长期使用本品联合米索前列醇进行治疗。

③ 血液异常或有其既往史患者，易引起溶血性贫血等不良反应。

④ 肝损害或有其既往史患者，会使肝损害恶化或复发。

⑤ 肾损害或有其既往史患者，会引起水肿、蛋白尿、血清肌酐上升、高钾血症等不良反应。

⑥ 有高血压和（或）心力衰竭（如液体潴留和水肿）病史的患者。

⑦ 有过敏症既往史患者。

⑧ 支气管哮喘患者，会使病情恶化。

⑨ 溃疡性结肠炎患者，病情有潜在恶化可能。

⑩ 克罗恩病患者，病情恶化潜在可能。

（2）重要且应注意

① 应注意消炎镇痛剂的治疗，是对症疗法而不是病因疗法。

② 本品用于慢性疾患（类风湿关节炎、骨性关节炎）时，应考虑：

a. 长期用药时，应定期进行临床检验（尿检查、血液检查及肝功能检查等）。若出现异常应减量或停止用药。

b. 还应考虑药物疗法以外的治疗方法。

③ 本品用于急性疾患时，应考虑：

a. 考虑急性炎症、疼痛及发热程度而给药。

b. 原则上避免长期使用同一药物。

c. 若有病因疗法，则应采用。

④ 密切观察患者病情、注意不良反应的发生。有时会出现体温过度下降、虚脱及四肢变冷等，因此尤其伴有高热的高龄者或合并消耗性疾患的患者，应密切注意观察给药后患者的病情。

⑤ 有可能掩盖感染症状，故用于感染引起的炎症时，应合用适当抗菌药并注意观察病情，慎重给药。

⑥ 避免与其他消炎镇痛剂合用。

⑦ 高龄者尤应注意不良反应的发生，仅用必要的最小剂量等，慎重给药。

⑧ 根据控制症状的需要，在最短治疗时间内使用最低有效剂量，可以使不良反应降到最低。

⑨ 在使用所有非甾体抗炎药治疗过程中的任何时候，都可能出现胃肠道出血、溃疡和穿孔的不良反应，其后果可能是致命的。这些不良反应可能伴有或不伴有警示症状，也无论患者是否有胃肠道不良反应史或严重的胃肠事件病史。既往有胃肠道病史（溃疡性结肠炎、克罗恩病）的患者应谨慎使用非甾体抗炎药，以免使病情恶化。当患者服用该药发生胃肠道出血或溃疡时，应停药。老年患者使用非甾体抗炎药出现不良反应的频率增加。

⑩ 针对多种 COX-2 选择性或非选择性 NSAIDs 药物持续时间达 3 年的临床试验显示，本品可能引起严重心血管血栓性不良事件、心肌梗死和中风的风险增加，其后果可能是致命的。所有的 NSAIDs，包括 COX-2 选择性或非选择性药物，可能有相似的风险。有心血管疾病或心血管疾病危险因素的患者，其风险更大。即使既往没有心血管症状，医师和患者也应对此类事件的发生保持警惕。应告知患者严重心血管安全性的症状和（或）体征以及如果发生心血管疾病应采取的急救步骤。患者应该警惕诸如胸痛、气短、无力、言语含糊等症状和体征，而且当有任何上述症状或体征发生后应该马上寻求医生帮助。

⑪ 和所有非甾体抗炎药（NSAIDs）一样，本品可导致新发高血压或使已有的高血压症状加重，其中的任何一种都可导致心血管事件的发生率增加。服用噻嗪类或髓袢利尿药的患者服用非甾体抗炎药（NSAIDs）时，可能会影响这些药物的疗效。高血压病患者应慎用非甾体抗炎药（NSAIDs），包括本品。在开始本品治疗和整个治疗过程中应密切监测血压。

⑫ NSAIDs，包括本品可能引起致命的、严重的皮肤不良反应，例如剥脱性皮炎、Stevens-Johnson 综合征（SJS）和中毒性表皮坏死松解症（TEN）。这些严重事件可在没有征兆的情况下出现。应告知患者严重皮肤反应的症状和体征，在第一次出现皮肤皮疹或过敏反应的征象时，应停用本品。

（3）其他　有报道，长期使用非甾体抗炎药可导致女性暂时性不育。

**处方②：**塞来昔布胶囊，每次 200mg，每日 2 次，口服。

**【注意事项】**

在开始本品治疗和治疗过程中应定期告知患者以下信息。

（1）本品与其他非甾体抗炎药一样，可能引起严重的心血管疾病，例如心肌梗死或中风，这些疾病可能导致患者住院甚至死亡。虽然严重心血管疾病事件的发生可能没有任何征兆，但是患者应警惕胸痛、呼吸短促、乏力、言语含糊的症状和体征，如果出现这些症状或体征，应寻求医疗帮助。医师也应告知患者随诊的重要性。

（2）本品与其他非甾体抗炎药一样，可能引起胃肠道不适，出现罕见而更严重的副作用如溃疡和出血等，导致患者住院甚至死亡。虽然严重的胃肠道溃疡和出血的发生可能没有任何征兆，但是患者应警惕溃疡和出血的症状和体征，在发现任何预示这些疾病的症状和体征包括上腹部疼痛、消化不良、黑粪和呕血时，应寻求医疗帮助。医师也应告知患者随诊的重要性。

（3）告知患者如果出现任何类型的皮疹，应立即停药，并尽快与医师联系。本品是一种磺胺类药物，可以引起导致住院甚至死亡的严重的皮肤副作用，例如剥脱性皮炎、Stevens-Johnson 综合征和中毒性表皮坏死松解症（TENS）。所有的、甚至是非磺胺类非甾体抗炎药都可能发生这些反应。虽然严重的皮肤反应的发生可能没有征兆，但是患者应警惕皮疹和水疱的症状和体征、发热或过敏反应的其他体征（如瘙痒），在发现任何征兆的症状或体征时，应寻求医疗帮助。既往有磺胺类药物过敏史的患者不应服用塞来昔布。

（4）患者应迅速向医师报告无法解释的体重增加或水肿的症状和体征。

（5）告知患者预示肝脏毒性反应的症状和体征（如恶心、疲劳、嗜睡、瘙痒、黄疸、右上腹痛和"感冒样"症状）。如发生这些症状和体征，应停止用药，并立即寻求治疗。

（6）告知患者过敏反应的症状和体征（如呼吸困难、颜面或喉部水肿）。如果发生这些症状或体征，应停止用药，并立即寻求治疗。

（7）因为该药可导致动脉导管提前闭合，在妊娠晚期应避免使用塞来昔布。

**处方③**：双氯芬酸钠缓释片，口服，每次 0.1g（1 片），每日 1 次，或遵医嘱。晚餐后用温开水送服，需整片吞服，不要弄碎或咀嚼。

**【注意事项】**

参见滑囊炎处方②。

**处方④**：布洛芬缓释胶囊，口服，成人，每次 1 粒，每日 2 次（早晚各 1 次）。

**【注意事项】**

参见滑囊炎处方③。

**处方⑤**：云南白药气雾剂，外用，喷于伤患处，每日 3～5 次。凡遇较严重闭合性跌打损伤者，先喷云南白药气雾剂保险液，若剧烈疼痛仍不缓解，可间隔

1～2min 重复给药，每天使用不得超过 3 次。喷云南白药气雾剂保险液间隔 3min 后，再喷云南白药气雾剂。

**【注意事项】**

参见滑囊炎处方④。

**处方⑥：** 双氯芬酸二乙胺乳胶剂（扶他林），外用。按痛处面积大小确定使用剂量。通常每次使用双氯芬酸二乙胺乳胶剂 3～5cm 或更多，轻轻揉搓使双氯芬酸二乙胺乳胶剂渗透皮肤，每日 3～4 次。12 岁以下儿童用量请咨询医师或药师。

**【注意事项】**

参见滑囊炎处方⑤。

**处方⑦：** 消炎镇痛膏，贴患处。每日 1～2 次。

**【注意事项】**

（1）本品为外用药。

（2）皮肤破伤处不宜使用。

（3）皮肤过敏者停用。

（4）本品含盐酸苯海拉明。哺乳期妇女慎用。

（5）青光眼、前列腺增生患者应在医师指导下使用。

（6）儿童、老年患者应在医师指导下使用。

（7）对本品过敏者禁用，过敏体质者慎用。

（8）本品性状发生改变时禁止使用。

（9）儿童必须在成人的监护下使用。

（10）请将本品放在儿童不能接触的地方。

（黄炯锋　罗治成）

# 急性血源性骨髓炎

急性血源性骨髓炎是病菌自远处病灶经血液循环播散于骨组织，短期内造成骨组织严重感染的病症。急性血源性骨髓炎多见于儿童及青少年或机体抵抗力下降的人群。好发部位为长管状骨的干骺端，以胫骨上段和股骨下段多发。溶血性金黄色葡萄球菌是最常见的致病菌，乙型溶血性链球菌占第二位。偶见大肠埃希菌、肺炎球菌、铜绿假单胞菌、流感嗜血杆菌等。感染病灶常为扁桃体炎、中耳炎、疖、痈等。临床中往往发病前有外伤病史，但很少发现原发性病灶。

其病理机制主要为病原菌形成菌栓，受阻于长骨干骺端的毛细血管，在此沉积，繁殖扩增，经骨皮质扩散形成骨膜下脓肿，又经哈弗氏管进入髓腔，阻断血运，形成死骨。病灶形成脓肿后周围为骨质，引流不畅，多有严重的毒血症表现，以后脓肿扩大依局部阻力大小而向不同方向蔓延。急性血源性骨髓炎局部病理表现以骨质吸收、破坏为主，转为慢性骨髓炎后会形成死骨。

急性化脓性骨髓炎如脓液早期穿入骨膜下，再穿破皮肤，则骨质破坏较少；但脓肿常在髓腔蔓延，张力大，使骨营养血管闭塞或栓塞。如穿出骨皮质形成骨膜下脓肿后使大片骨膜剥离，使该部骨皮质失去来自骨膜的血液供应，严重影响骨的循环，造成骨坏死。其数量和大小视缺血范围而定，甚至造成整个骨干坏死。由于骨膜剥离，骨膜深层成骨细胞受炎症刺激而生成大量新骨包于死骨之外，形成包壳，代替病骨的支持作用，包壳上可有许多孔洞，通向伤口形成窦道，伤口长期不愈，易成为慢性骨髓炎。

过去急性血源性骨髓炎死亡率很高。但近年来对此病有进一步的认识，早期诊断和积极治疗，适当抗菌药物与综合疗法的应用，死亡率已大为降低。常见的并发症有：①化脓性关节炎；②病理骨折；③肢体生长障碍，如骨骺破坏，肢体生长长度受影响，患肢变短，或因骨骺附近炎症，血液供给丰富，使骨骺生长较快，患肢反而稍长，有时亦因骨骺部分受累形成畸形生长，如膝内翻或外翻等；④关节挛缩及强直。

### 一、诊断要点

（1）全身情况　起病急，有寒战，高热，体温常在39℃以上，有明显毒血症症状。儿童可有烦躁不安、呕吐、惊厥等。

（2）局部症状　早期患区剧痛，周围肌肉痉挛，抗拒主动、被动活动，局部皮温高，肿胀不明显。后期数天后可出现局部水肿，形成骨膜下脓肿，脓肿破裂后可形成软组织深部脓肿，疼痛往往减轻，但局部红、肿、热、压痛则更加明显。各关节可有反应性积液，如向髓腔播散，则症状更严重。整个骨干都有骨破坏后，易发生病理性骨折。

（3）急性骨髓炎的自然病程可维持3～4周。脓肿后形成窦道，疼痛缓解，体温逐渐下降，病变转入慢性阶段。

（4）部分低毒感染，表现不典型，体征较轻，诊断较困难。

### 二、辅助检查

（1）血常规示白细胞计数增高，在$10 \times 10^9/L$以上，中性粒细胞可占90%以上。

（2）血培养阳性。最基本最重要的是一旦怀疑本病，在应用抗生素前应行血液培养，以确定致病菌及药物敏感性。

（3）局部脓肿分层穿刺。怀疑急性骨髓炎时，应行分层穿刺或骨髓穿刺、涂片，大体上能确定致病菌。骨穿时应注入生理盐水，抽出骨髓，骨膜下形成脓液时应分层穿刺，极易成功，此时病程往往已进入中期。

（4）X 线片早期无明显改变，发病 2 周左右方有骨破坏、增生和病理性骨折表现。

（5）骨与软组织 MR 检查可发现早期骨组织感染征象，脓肿如形成，CT 检查亦可早期发现。

（6）核素骨显像可以发病后 48h 即有阳性结果。

### 三、鉴别诊断

**1. 蜂窝织炎**

全身中毒症状较轻，局部炎症较广泛，压痛范围也较大。

**2. 急性化脓性关节炎**

肿胀、压痛在关节间隙而不在骨端，关节活动几乎完全消失，关节腔穿刺抽液检查可明确诊断。

**3. 风湿性关节炎**

一般病情较轻，发热较低，局部症状亦较轻，病变部位在关节，且常有多个关节受累。

### 四、治疗原则

本病自然病程为 3～4 周，早期诊断与治疗是关键。应早期联合使用大剂量抗生素，及时引流脓液，降低毒血症发病率，阻止急性骨髓炎向慢性骨髓炎发展。

### 五、一般治疗

（1）药物治疗 早期足量应用对致病菌敏感的抗生素。发病 5 天内使用往往可以控制炎症。5 天后使用或细菌对所用抗生素不敏感时，都会影响疗效。应用时选用一种广谱抗生素和一种针对革兰氏阳性球菌的抗生素联合应用，待检出致病菌后再调整。治疗后有以下四种结果。

① 在 X 线片改变出现前全身及局部症状均消失，骨脓肿未形成。

② 在出现 X 线片改变后全身及局部症状治疗消失，说明骨脓肿已被控制，有被吸收的可能。这两种情况不需要手术治疗，但仍需连续用抗生素至少 3 周。

③ 全身症状消退，但局部症状加剧，说明抗生素不能消灭骨脓肿，需要手术引流。

④ 全身及局部症状均不消退。说明致病菌对所用抗生素有耐药性；有骨脓肿形成；产生迁徙性脓肿。为保全生命需切开引流。

（2）全身支持治疗 包括充分休息与良好护理，注意水、电解质平衡，少量多次输血，预防发生压疮及伤口感染等，给予易消化的富含蛋白质和维生素的饮食，使用镇痛剂，使患者得到较好的休息。

（3）局部治疗 用夹板或石膏托限制活动，抬高患肢，以防止畸形、减少疼痛和避免病理性骨折。如早期经药物治疗症状消退，可延缓手术，或无须手术治疗。

（4）饮食注意　在施治的早期强调并提倡骨髓炎患者进食清淡可口的素食，少食蔬菜水果，忌大量吃肉。因素食能提供天然、易消化、能直接吸收的营养素。骨与软组织的修复离不开维生素、微量元素与宏量元素和具有保护作用的植物荷尔蒙、纤维素等。合理搭配不同的素食可满足骨修复需要，同时可快速补充人体代谢所需要的糖、脂肪、蛋白质这三大营养要素。

（5）手术治疗　宜早不宜迟，最好在抗生素治疗后 48～72h 仍不能控制局部症状时进行手术。治疗延迟的手术只能达到引流目的，不能阻止急性骨髓炎向慢性骨髓炎的演变。手术目的：①引流脓液，减少毒血症症状；②阻止急性骨髓炎转变为慢性骨髓炎。手术的方法：①骨质钻孔引流；②髓腔开窗减压。手术伤口及骨窗的处理：①闭式灌洗引流；②单纯闭式引流或负压封闭引流技术结合髓腔冲洗。

### 六、药物处方

常规应用抗生素，以静脉滴注为主，需连续应用 3 周以上。

**处方①**：青霉素 G，240 万～480 万 U，静脉滴注，每日 2～4 次。

**处方②**：哌拉西林，2～4g，静脉滴注，每日 2～4 次。

**处方③**：头孢唑林钠，0.5～1.0g，静脉滴注，每日 2～4 次。

**处方④**：亚胺培南西司他丁钠，0.5g，静脉注射或静脉滴注，每日 2～4 次。

**处方⑤**：阿米卡星（丁胺卡那），成人 7.5mg/kg，每日 1～2 次。

**处方⑥**：万古霉素，成人，7.5mg/kg，静脉滴注，每 6h 1 次。

**处方⑦**：克林霉素，0.6g，静脉滴注，每日 2～4 次。

**处方⑧**：甲硝唑，0.5g，静脉滴注，每日 3 次。

**【注意事项】**

（1）注意用药皮试，青霉素过敏者，使用头孢菌素，皮试阴性后才能使用。

（2）阿米卡星，万古霉素注意耳毒性、肾功能损害。

（3）使用甲硝唑类药物，有严重胃肠道反应者，可用胃肠类药物对症处理，必要时停药。

（4）所有药物使用不能替代手术治疗。

（5）用药时间长，需监测血常规、肝肾功能等。

（李　军）

# 慢性骨髓炎

慢性骨髓炎是急性骨髓炎的延续，往往全身症状大多消失，只有在局部引流不通畅时才出现全身症状表现，一般症状限于局部，往往顽固难治，甚至数年或十数年仍不能痊愈。目前，慢性血源性骨髓炎常为多种细菌的混合感染，但金黄色葡萄球菌仍是主要的病原体，此外革兰氏阴性杆菌也占很大比例。由骶部压疮引起者多为葡萄球菌、大肠埃希菌、铜绿假单胞菌及奇异变形杆菌等多种细菌引起的混合感染，在人工关节置换或其他异物存留引起的慢性骨髓炎者，其致病菌多为阴性凝固酶葡萄球菌，真菌引起者也屡有报道。

在急性期中，经过及时、积极的治疗，多数患者可获得治愈，但仍有不少患者发展为慢性骨髓炎。形成慢性骨髓炎原因：①在急性期未能及时和适当治疗，有大量死骨形成；②有死骨或弹片等异物和死腔的存在；③局部广泛瘢痕组织及窦道形成，循环不佳，利于细菌生长，而抗菌药物又不能达到病灶。

急性期的症状消失后，一般情况好转，但病变持续，转为慢性期。由于死骨形成，较大死骨不能被吸收，成为异物及细菌的病灶，引起周围炎性反应及新骨增生，形成包壳，故骨质增厚粗糙，如形成窦道，常经年不愈，如引流不畅，可引起全身症状。如细菌毒力较小，或机体抵抗力较强，脓肿被包围在骨质内，呈局限性骨内脓肿，称慢性局限性骨脓肿（布罗迪脓肿，Brodie abscess），常发生在胫骨上下端，起病时一般无明显症状，仅于数月或数年后第一次发作时才有局部红肿和疼痛。如病变部骨质有较广泛增生，使髓腔消失，循环较差，发生坚实性弥散性骨髓炎，称硬化性骨髓炎（加雷骨髓炎，Garré osteomgelitis），最常发生在股骨和胫骨，以间歇疼痛为主。

## 一、诊断要点

（1）临床特征　慢性骨髓炎的发生往往有潜在的致病条件，如伴有糖尿病、癌症，或有开放性骨折等损伤，或继发性软组织感染。慢性骨髓炎的临床症状是非特异性的，有时难以辨认。往往以骨组织的坏死、窦道的形成、局部红肿和疼痛以及持续的溃烂流脓等为主要症状，清创后伤口愈合缓慢，易复发，长期不愈者可能会导致患肢变形甚至畸形。根据这些病史和临床表现便可对该病进行诊断。

（2）影像学表现　X线片是最基本的影像学检查，其表现可见骨外形不规则，有明显骨质增生硬化，硬化区内有骨质缺损和空洞。CT下可见骨髓腔内密度增高，片状、条片状高密度影及斑片状低密度影，邻近骨皮质破坏并增厚或有周围软组织肿胀等特征性表现。MRI在骨髓炎发生3～5天内便可以检测到，能在早期发现骨髓炎中提供更完善的信息。慢性骨髓炎时MRI显示病变范围广泛，边缘模糊，骨干增粗甚至变形，骨皮质多不规则增厚，边缘毛糙，其对脓肿、窦道、骨膜反应、周围软组织改变的诊断要优于X线片。

## 二、鉴别诊断

### 1. 骨样骨瘤

有时与骨髓炎难以鉴别，骨样骨瘤，常发生在长管状骨的偏在性（即发生在中央偏上，或下），X 线片显示高度骨膜反应及骨皮质肥厚，如果细心观察，其中可见病灶的骨透亮像。

### 2. Ewing 肉瘤

常常与骨髓炎难以鉴别，Ewing 肉瘤发病部位在四肢骨的骨干部；有时有剧痛，伴发热及局部热感；红细胞沉降率升高；白细胞增多；C 反应蛋白阳性，呈炎症反应。

### 三、治疗原则

目前慢性骨髓炎的治疗方法主要是根治性地切除病变感染的骨块和瘢痕组织，关闭伤口，重建缺损组织，恢复血供，在不稳定的情况下进行固定，最后适当合理地运用抗生素。而手术原则是清除坏死组织，引流通畅。但仅仅手术本身是不够的，抗生素的使用、营养支持和功能的重建也是必不可少的。术前注意改善全身情况（如给予高蛋白质食物、输血等），增强抵抗力。简而言之，慢性骨髓炎的治疗原则为控制炎症、营养支持、修复缺损、恢复功能。

### 四、一般治疗

（1）抗感染　抗生素抗感染是治疗慢性骨髓炎最传统、最基本的方法。在病灶清除的前提下，根据给药途径的差异可以分为全身应用抗生素、生物材料抗生素缓释系统局部给药以及药物冲洗。全身应用抗生素治疗慢性骨髓炎是最传统的方法，根据细菌培养及药物敏感试验结果，选用最有效的抗生素。推荐连续 6 周注射用抗生素，喹诺酮类联合克林霉素对革兰氏阳性菌为主所引发的慢性骨髓炎有较好的治愈效果。但由于慢性骨髓炎病程长，复发率高，病灶处破坏严重，且缺乏血液供应，所以无论是口服或者静脉滴注，抗生素的药力都往往难以达到理想的效果，而生物材料抗生素缓释系统却克服了上述缺点，具有局部抗生素浓度高、全身不良反应小、释放持续时间长等优点，对全身应用抗生素效果不明显者，有较好的作用，目前已逐渐成为慢性骨髓炎的一种重要治疗方法，无论是用抗生素骨水泥填塞在彻底清创后的病灶空腔处还是用羟磷灰石作为载体植入缺损处释放抗生素治疗慢性骨髓炎都在临床应用中取得了较好的效果。另外病灶清除（VSD）负压封闭引流治疗慢性骨髓炎也具有良好的效果。

（2）手术治疗　慢性骨髓炎的缺损修复包括软组织的修复和骨缺损的修复，主要用于清创后伤口无法自愈、填补创口、恢复功能。慢性骨髓炎行病灶清除术后往往留有死腔和软组织缺损，伤口久久不愈，影响治疗效果。而肌皮瓣、游离肌皮瓣、带蒂皮瓣等可以弥补这一不足，既可以覆盖创面又可以提供血供和营养支持，取得的良好疗效。近年来 Ilizarov 外固定技术在慢性骨髓炎的治疗中也取得了很好的效果。

**五、药物处方**

**处方①**：青霉素 G，240 万～480 万 U，静脉滴注，每日 2～4 次。

**处方②**：哌拉西林，2～4g，静脉滴注，每日 2～4 次。

**处方③**：头孢唑林钠，0.5～1.0g，静脉滴注，每日 2～4 次。

**处方④**：亚胺培南西司他丁钠，0.5g，静脉注射或静脉滴注，每日 2～4 次。

**处方⑤**：阿米卡星（丁胺卡那），成人 7.5mg/kg，每日 1～2 次。

**处方⑥**：万古霉素，成人，7.5mg/kg，静脉滴注，每 6h 1 次。

**处方⑦**：克林霉素，0.6g，静脉滴注，每日 2～4 次。

**处方⑧**：甲硝唑，0.5g，静脉滴注，每日 3 次。

**【注意事项】**

（1）用药前注意皮试，青霉素过敏者，使用头孢菌素，皮试阴性后才能使用。

（2）使用阿米卡星，万古霉素应注意耳毒性、肾毒性。

（3）常规应用抗生素，以静脉滴注为主，需连续应用 3 周以上。

（4）药物治疗不能替代手术治疗。

（5）用药时间长，需监测血常规、肝肾功能等。

（谢冠豪）

# 强直性脊柱炎

强直性脊柱炎（ankylosing spondylitis，AS）是一种原因未明、以脊柱为主要病变的慢性进展性炎症性疾病，主要侵犯中轴骨骼，以骶髂关节炎为标志，几乎累及全部骶髂关节、肋椎关节、脊柱关节及周围组织，多以腰骶部不适为首发症状，晚期可因椎间盘纤维环钙化、骨性融合及其附近韧带钙化形成脊柱强直，并可伴有不同程度眼、肺、心血管、肾、神经系统等多个脏器损害。

**一、诊断要点**

（1）好发年龄为 20～40 岁，男性较女性多见，有强直性脊柱炎家族史者发病率更高。

（2）临床主要表现为腰、背、颈、臀、髋部疼痛以及关节肿痛，严重者可发生脊柱畸形和关节强直。晨僵是常见症状，也是病情活动的指标之一。

（3）可出现关节外表现，如急性虹膜睫状体炎或结膜炎，心血管系统及呼吸系统亦可受累。

（4）AS 病情活动期可出现红细胞沉降率增快和 C 反应蛋白升高，AS 类风湿因子一般为阴性。

（5）HLA-B27 基因对诊断 AS 起一定辅助作用，我国 AS 患者的 HLA-B27

的阳性率为 90％左右。

（6）骶髂关节病变和椎间隙边缘处的竹节样改变是本病的 X 线片特征。

（7）骶髂关节 CT　可增加诊断敏感性，表现为骶髂关节密度增高、关节间隙模糊、骨质轻度糜烂、明显破坏及关节融合。

（8）骶髂关节 MRI　MRI 的敏感性更高，可以发现早期轻微的骶髂病变。

### 二、治疗原则

强直性脊柱炎目前仍没有办法将其治愈，但其有停留在任何一个时期和病程可能数年或数十年的特点，其治疗目标是：缓解症状和体征；预防和矫正畸形；改善功能。

### 三、一般治疗

（1）日常活动中保持最大功能位姿势，以防出现脊柱和关节畸形。应睡硬板床，多取仰卧位，避免促进屈曲畸形的体位，尽可能推迟或减轻脊柱后凸畸形的发生。

（2）增强体质，避免长期在潮湿寒冷环境中工作。

（3）有疼痛时尽早就诊、治疗，疼痛缓解后应积极进行脊柱功能锻炼，结合卧床休息，防止背部后凸畸形发生。

（4）如出现明显脊柱、膝关节、髋关节强直或畸形，严重影响生活，可行矫形手术或关节置换术。

### 四、药物处方

处方①：塞来昔布，一般使用剂量 200mg，口服，每日 1 次，如服用 6 周后未见效，可尝试每日 400mg（每日 2 次，每次 200mg），如每日 400mg 服用 6 周后仍未见效，应考虑选择其他方法。

或　双氯芬酸钠缓释片，75mg，口服，每日 1 次。

或　洛索洛芬钠片，每次 60mg，口服，每日 3 次。

或　布洛芬缓释胶囊，每次 1 粒，口服，每日 2 次。

【注意事项】

（1）非甾体抗炎药（NSAIDs）可迅速改善患者腰髋背部疼痛和僵硬，减轻关节肿胀和疼痛及增加活动范围，无论早期或晚期 AS 患者的症状治疗都是首选的。非甾体抗炎药种类繁多，但对 AS 的疗效大致相当。

（2）禁用于对上述药物过敏者，塞来昔布不可用于已知对磺胺类药物过敏者。孕妇及哺乳期妇女禁用。

（3）非甾体抗炎药不可用于服用阿司匹林或其他非甾体抗炎药后诱发哮喘、荨麻疹或过敏反应的患者。

（4）非甾体抗炎药禁用于冠状动脉旁路移植术（CABG）围手术期疼痛的治疗。

（5）非甾体抗炎药禁用于有活动性消化性溃疡/出血的患者。

（6）非甾体抗炎药禁用于严重肝肾功能损害者及重度心力衰竭患者。

（7）非甾体抗炎药可能使严重心血管血栓事件、心肌梗死和中风的风险增加，其后果可能是致命的。所有非甾体抗炎药（NSAIDs）可能都具有相似的风险。这种风险可能随药物使用时间的延长而增加。有心血管疾病或心血管疾病危险因素的患者，其风险更大。

（8）非甾体抗炎药可使严重胃肠道不良事件的风险增加，包括胃或肠道的出血、溃疡和穿孔，其后果可能是致命的，这些事件可以发生在用药期间的任何时间。并且可以没有警示症状。老年患者发生严重胃肠道事件的风险更大。

（9）避免与其他任何非甾体抗炎药或者阿司匹林合并用药。

（10）非甾体抗炎药的长期使用可致肝肾功能损害，应定期进行临床检验（尿检查、血液检查及肝功能检查等）。

（11）相比非选择性 NSAIDs，长期应用选择性 COX-2 抑制剂对胃肠道损伤较小，具有较好的全胃肠道安全性。

**处方②**：柳氮磺吡啶，推荐剂量为每日 2.0g，分 2～3 次口服。

**【注意事项】**

（1）柳氮磺吡啶起效较慢，最大药效通常出现在用药 4～6 周。为弥补其起效较慢及抗炎作用较弱的缺点，可选用一种起效快的 NSAIDs 联合应用。

（2）交叉过敏，对磺胺类药物过敏患者对该品也会过敏。

（3）对呋塞米、磺酰脲类、噻嗪类利尿药、碳酸酐酶抑制剂或水杨酸类过敏者，对该品也会过敏。

（4）可分泌入乳汁，但其量仅 1% 左右。对葡萄糖-6-磷酸脱氢酶缺乏的新生儿可能引起溶血性贫血。

（5）下列情况应慎用或禁用

① 血小板、粒细胞减少。

② 肠道或尿路阻塞。

③ 葡萄糖-6-磷酸脱氢酶缺乏。

④ 卟啉症。

⑤ 肝功能损害。

⑥ 肾功能不全等。

⑦ 该品容易导致核黄疸，2 岁以下小儿禁用，肝、肾病患者慎用。

该品可以通过胎盘。在乳汁中也可以测出该品。一般情况下对后代无明显不良影响，但也有较严重的畸形儿的报告。对于慢乙酰化代谢的患者，消化系统不良反应的发生率较高，可改服低剂量，予以防止。对于缺乏葡萄糖-6-磷酸脱氢酶的患者，血细胞溶解的倾向比较严重。

（6）最需注意的是对造血系统的抑制作用，可发生血小板减少症（严重者引起出血倾向）和白细胞减少症。

**处方③**：甲氨蝶呤片，口服，5～10mg/次，1～2次/周，1个疗程安全剂量为50～100mg。

**【注意事项】**

（1）活动性AS患者经柳氮磺吡啶和非甾体抗炎药治疗无效时，可采用甲氨蝶呤。

（2）本品仅对外周关节炎、腰背痛、发僵及虹膜炎等表现，以及红细胞沉降率（ESR）和C反应蛋白（CRP）水平有改善作用，而对中轴关节的放射线病变无改善证据。

（3）尽管小剂量甲氨蝶呤有不良反应较少的优点，但其不良反应仍是治疗中必须注意的问题。这些不良反应包括胃肠不适、肝损伤、肺间质炎症和纤维化、血细胞减少、脱发、头痛及头晕等，故在用药前后应定期复查血常规、肝功能及其他有关项目。

（4）本品的致突变性、致畸性和致癌性较烷化剂为轻，但长期服用后，有潜在的导致继发性肿瘤的危险。

（5）对生殖功能的影响虽也较烷化剂类抗癌药为小，但亦可导致闭经和精子减少或缺乏，尤其是在长期应用较大剂量后，但一般多不严重，有时呈不可逆性。

（6）全身极度衰竭、恶病质或并发感染及心、肺、肝、肾功能不全时，禁用本品。外周血常规如白细胞低于 $3.5×10^9/L$ 或血小板低于 $50×10^9/L$ 时不宜用。

**处方④**：雷公藤多苷片，每日每千克体重1～1.5mg，分3次饭后服。

**【注意事项】**

（1）一般首次应给足量，控制症状后减量。

（2）不良反应主要为胃肠反应，一般可耐受。偶可见血小板减少，停药后可恢复。

（3）可致月经紊乱及精子活力降低。

（4）以下情况禁用

① 儿童、育龄期有孕育要求者、孕妇和哺乳期妇女禁用。

② 心、肝、肾功能不全者禁用，严重贫血、白细胞和血小板降低者禁用。

③ 胃、十二指肠溃疡活动期患者禁用。

④ 严重心律失常者禁用。

（5）用药期间应注意定期随诊并检查血、尿常规及心电图和肝肾功能，必要时停药并给予相应处理。

（6）连续用药一般不宜超过3个月。

**处方⑤**：依那西普，25mg，皮下注射，每周2次；或50mg，皮下注射，每周1次。

或 益赛普，成人推荐剂量为每次25mg，皮下注射，每周2次，每次间隔3～4天。

或 英夫利西单抗，5mg/kg，静脉滴注，间隔4周重复一次，通常使用3～6次。

**【注意事项】**

（1）抗TNF-α生物制剂一个共同的主要缺点是可降低人体对结核分枝杆菌的抵抗力，对于有结核病史、肺部发现结核陈旧灶的患者应禁用抗TNF-α生物制剂。

（2）感染患者、对抗TNF-α生物制剂或制剂中成分过敏者、孕妇及哺乳期妇女禁用。

（3）抗TNF-α生物制剂有诱发感染可能，甚至是严重感染，患者有反复发作的感染史，尤其是老年者，使用本品时应慎重。

（4）在使用过程中患者出现感染，应及时停药并密切观察。

（5）在使用过程中，应注意过敏反应的发生；包括血管性水肿、荨麻疹以及其他严重反应，根据其情况给予抗过敏药物或停药。

（6）使用抗TNF-α生物制剂期间不可接种活疫苗。

（7）抗TNF-α生物制剂曾导致充血性心力衰竭的患者病情恶化，因此，重度心力衰竭患者不宜使用本品。

（8）治疗前要接受结核感染筛查（皮肤试验、胸部荧光透视），对有结核感染或感染可疑者应首先抗结核治疗3个月，再考虑用TNF-α治疗。

（9）治疗前要筛查乙型及丙型肝炎病毒感染，有活动性者不宜应用抗TNF-α生物制剂。

（10）TNF-α有一定的神经系统损害、肝功能损害、致恶性肿瘤的风险。

（宋迪煜 乔 林）

# 髋关节炎

髋关节炎通常是指由于髋关节面长期负重不均衡所致的关节软骨变性或骨质结构改变的一类骨关节炎性疾病。其主要表现为臀外侧、腹股沟等部位的疼痛（可放射至膝）、肿胀、关节积液、软骨磨损、骨质增生、关节变形、髋的内旋和伸直活动受限、不能行走甚至卧床不起等。

**一、诊断要点**

（1）患者年龄大，有长期劳损病史。该病发展缓慢，早期症状轻，多在活动时发生疼痛，休息后好转。严重时出现静息痛，与骨内压增高有关。

（2）疼痛部位可在髋关节的前面或侧方，或大腿内侧，亦可向身体其他部位放射，如坐骨神经走行区。

（3）髋部疼痛因受寒冷、潮湿影响而加重，常伴有跛行及晨僵。

（4）查体腹股沟处压痛明显，严重者可有髋关节屈曲、外旋和内收畸形。

（5）X线片表现为关节间隙狭窄，股骨头变扁、肥大，股骨颈变粗变短，头颈交界处有骨赘形成，而使股骨头呈蕈状。髋臼顶部可见骨密度增高，外上缘亦有骨赘形成。

### 二、鉴别诊断

**1. 类风湿关节炎**

本症患者临床上可出现乏力及体重减轻等全身症状，对称性手指小关节疼痛和肿胀，后期关节强直畸形和邻近肌肉萎缩，可出现典型的皮下结节，血流加快，类风湿因子试验阳性，X线片显示关节间隙变窄、骨端骨质疏松等改变。

**2. 股骨颈骨折**

患者有暴力外伤史，患侧髋部疼痛、畸形、活动受限，髋关节屈曲挛缩试验（Thomas征，托马斯征）阳性，X线片提示股骨颈骨折。

**3. 强直性脊椎炎**

常见于男性，最多见于骶髂关节和腰椎。髋关节受累者大都伴有骶髂关节、腰椎的病变。多表现为不明原因的腰痛及腰部僵硬感，晨起重，活动后减轻，由于骶髂关节炎的反射，部分患者出现坐骨神经痛症状，腰腿痛逐渐向上发展。

**4. 髋关节结核**

患者多为儿童或青年人，既往有结核病史，常有食欲减退、消瘦、乏力以及低热、盗汗等症状，X线片可显示出肿胀的关节囊，进行性关节间隙变窄与边缘性骨破坏，出现空洞和死骨，严重者股骨头部几乎消失，活动期结核菌素试验阳性。

### 三、治疗原则

（1）缓解或解除症状，延缓关节退变，最大限度地保持和恢复患者日常生活。

（2）必要时手术治疗。

### 四、一般治疗

（1）患者教育　减少不合理的活动，避免不良姿势，避免长时间跑、跳、蹲，减少和避免爬楼梯，游泳为最适宜的有氧运动，使髋关节在非负重位下屈伸活动。

（2）休息　大多用于髋关节骨性关节炎症状剧烈和退变加重的情况。在个别关节的急性发作过程，最好把患病关节放在床上休息，同时嘱咐患者减轻体重，缓解关节压力。受累关节减少压力和剪力，使滑膜炎症消失。

（3）行动支持  可采用拐杖、助行器。

（4）手术治疗  必要时行人工全髋关节置换术。

（5）预防原则  多晒太阳，注意防寒湿，保暖，使髋关节得到很好的休息；疼痛缓解后，每日平地慢走，每次 20～30min；尽量减少上下台阶、弯腰、跑步等使关节负重的运动，避免或减少关节软骨的磨损。

（6）饮食原则  食活血化瘀、芳香开窍的食物（如三七、山楂、藿香、薤白、荠菜等）；多食新鲜蔬菜、水果、豆类；病程后期宜食补气益血、滋补肝肾等富含营养的食物；避免如油炸、烧烤、过咸、过甜的食物；忌食麻辣、腥腻等厚味及烟酒刺激之品。

### 五、药物处方

**处方①**：双氯芬酸钠乳膏，外涂，每天 1 次。

【注意事项】

双氯芬酸钠乳膏可有效缓解关节轻中度疼痛，且副作用少。

**处方②**：玻尿酸钠，关节腔内注射，每次 25mg，每周 1 次，连续 5 周。

【注意事项】

玻尿酸钠可润滑关节，保护关节软骨及缓解疼痛，须严格无菌操作。

（黄炳森）

# 狭窄性腱鞘炎

腱鞘就是套在肌腱外面的双层套管样密闭的滑膜管，是保护肌腱的滑液鞘。它分两层包绕着肌腱，两层之间一空腔即滑液腔，内有腱鞘滑液。内层与肌腱紧密相贴，外层衬于腱纤维鞘里面，共同与骨面结合，具有固定、保护和润滑肌腱，使其免受摩擦或压迫的作用。肌腱长期在腱鞘过度摩擦，即可发生肌腱和腱鞘的损伤性炎症，引起肿胀，称为腱鞘炎。若不治疗，便有可能发展成永久性活动不便。狭窄性腱鞘炎常见于肱二头肌长头腱鞘炎、拇长伸肌和指总伸肌腱鞘炎、腓骨长肌和短肌腱鞘炎、指屈肌腱腱鞘炎、拇长屈肌腱鞘炎、拇长展肌与拇短伸肌腱鞘炎等。其中以后三种最多见。

### 一、诊断要点

（1）弹响指或扳机指。在手指常发生屈肌腱鞘炎，又称弹响指或扳机指；起病初期在手指屈伸时产生弹响、疼痛，故又称"扳机指"。在拇指为拇长屈肌腱鞘炎，又称弹响拇；在腕部为拇长展肌和拇短伸肌腱鞘炎，又称桡骨茎突狭窄性腱鞘炎，或 deQuervain 病。

（2）腕桡侧疼痛，可向手及前臂放射。拇指活动无力。

（3）患处局部可见有小的隆起，并能触及小的硬结，有压痛。

（4）晨起手指僵硬、疼痛，缓慢活动后即消失。随病程延长逐渐出现弹响伴明显疼痛，严重者患指屈曲，活动不灵活，关节肿胀。严重时关节绞锁在屈曲或伸直位，致关节不能伸直或屈曲。

（5）Finkelstein试验即握拳尺偏试验　拇指握于掌心，然后握拳，轻轻向尺侧偏腕关节，桡骨茎突出现剧痛者为阳性。

## 二、鉴别诊断

### 1. 化脓性腱鞘炎

化脓性腱鞘炎是手部一种严重的感染，发病迅猛，当鞘管内尚未形成脓液时，即可出现明显的全身症状，如高热、寒战、恶心、呕吐、白细胞增多等。典型的症状为患指均匀红肿，类似腊肠样；手指呈半屈曲状态；主、被动伸直手指可引起剧烈的疼痛；沿整个鞘管均有明显压痛。

### 2. 急性纤维性腱鞘炎

也称为摩擦音滑膜炎。病变的部位是在滑膜周围的结缔组织中，可见水肿、充血、白细胞与浆细胞浸润。本病的特点为有一种柔软的摩擦音，这是由于结缔组织的原纤维在水肿的肌腱周围摩擦引起的。最常见的部位是腕上部，特点是桡侧腕伸长短肌腱与拇长展肌、拇短伸肌的肌腹处最易产生摩擦音，故也称捻发音腱鞘炎。

## 三、治疗原则

（1）调整日常生活与工作量，有规律地进行活动和锻炼，避免劳累。

（2）对症消炎镇痛。

## 四、一般治疗

（1）局部制动和腱鞘内注射醋酸泼尼松龙或复方倍他米松注射液有很好的疗效。但注射一定要准确，注入皮下则无效，一旦注入桡动脉浅支，则有桡侧三个手血管痉挛或栓塞导致指端坏死可能。

（2）如非手术治疗无效，可考虑行狭窄的腱鞘切除术。局麻，在痛性结节处做一小切口。切开皮肤后钝性分离，注意牵开两侧的皮神经和血管，充分暴露腱鞘。此时被动活动患者手指，即可见到膨大的结节在腱鞘狭窄处上、下移动。认准腱鞘狭窄增厚范围，用小尖刀从一侧切开该处腱鞘，再用小剪刀剪去狭窄腱鞘的两侧及前壁，以达到彻底解除狭窄。如仅在狭窄处切开，有时会发生再粘连而症状复发。

## 五、药物处方

**处方①**：洛索洛芬钠片，成人1次口服洛索洛芬钠（以无水物计）60mg，每日 3 次。出现症状，口服，每次 60～120mg。应随年龄及症状适宜增减。每日最多 180mg。空腹时不宜服药，或遵医嘱。

**【注意事项】**

（1）以下情况者慎重用药

① 有消化性溃疡既往史患者，会使溃疡复发。

② 长期给予非甾体抗炎药引起消化性溃疡的患者，有必要长期使用本品联合米索前列醇进行治疗的患者。

③ 血液异常或有其既往史患者，易引起溶血性贫血等不良反应。

④ 肝损害或有其既往史患者，会使肝损害恶化或复发。

⑤ 肾损害或有其既往史患者，会引起水肿、蛋白尿、血清肌酐上升、高钾血症等不良反应。

⑥ 支气管哮喘患者，会使病情恶化。

⑦ 溃疡性结肠炎患者，病情有潜在恶化可能。

⑧ 克罗恩病患者，病情恶化潜在可能。

⑨ 其他。包括有高血压和（或）心力衰竭（如液体潴留和水肿）病史的患者、有过敏症既往史患者等。

（2）重要且应注意

① 应注意消炎镇痛剂的治疗，是对症疗法而不是病因疗法。

② 本品用于慢性疾患（类风湿关节炎、骨性关节炎）时，应考虑：

a. 长期用药时，应定期进行临床检验（尿检查、血液检查及肝功能检查等）。若出现异常应减量或停止用药。

b. 还应考虑药物疗法以外的治疗方法。

③ 本品用于急性疾患时，应考虑：

a. 根据急性炎症、疼痛及发热程度而给药。

b. 原则上避免长期使用同一药物。

c. 若有病因疗法，则应采用。

④ 密切观察患者病情、注意不良反应的发生。有时会出现体温过度下降、虚脱及四肢变冷等，因此尤其伴有高热的高龄者或合并消耗性疾患的患者，应密切注意观察给药后患者的病情。

⑤ 有可能掩盖感染症状，故用于感染引起的炎症时，应合用适当抗菌药并注意观察病情，慎重给药。

⑥ 避免与其他消炎镇痛剂合用。

⑦ 高龄者尤应注意不良反应的发生，仅用必要的最小剂量等，慎重给药。

⑧ 根据控制症状的需要，在最短治疗时间内使用最低有效剂量，可以使不良反应降到最低。

⑨ 在使用所有非甾体抗炎药治疗过程中的任何时候，都可能出现胃肠道出血、溃疡和穿孔的不良反应，其后果可能是致命的。这些不良反应可能伴有或不伴有警示症状，也无论患者是否有胃肠道不良反应史或严重的胃肠事件病史。既往有胃肠道病史（溃疡性结肠炎、克罗恩病）的患者应谨慎使用非甾体抗炎药，以免使病情恶化。当患者服用该药发生胃肠道出血或溃疡时，应停药。老年患者使用非甾体抗炎药出现不良反应的频率增加。

⑩ 针对多种 COX-2 选择性或非选择性 NSAIDs 药物持续时间达 3 年的临床试验显示，本品可能引起严重心血管血栓性不良事件、心肌梗死和中风的风险增加，其后果可能是致命的。所有的 NSAIDs，包括 COX-2 选择性或非选择性药物，可能有相似的风险。有心血管疾病或心血管疾病危险因素的患者，其风险更大。即使既往没有心血管症状，医师和患者也应对此类事件的发生保持警惕。应告知患者严重心血管安全性的症状和（或）体征以及如果发生心血管疾病应采取的急救步骤。患者应该警惕诸如胸痛、气短、无力、言语含糊等症状和体征，而且当有任何上述症状或体征发生后应该马上寻求医师帮助。

⑪ 和所有非甾体抗炎药（NSAIDs）一样，本品可导致新发高血压或使已有的高血压症状加重，其中的任何一种都可导致心血管事件的发生率增加。服用噻嗪类或髓袢利尿药的患者服用非甾体抗炎药（NSAIDs）时，可能会影响这些药物的疗效。高血压病患者应慎用非甾体抗炎药（NSAIDs），包括本品。在开始本品治疗和整个治疗过程中应密切监测血压。

⑫ NSAIDs，包括本品可能引起致命的、严重的皮肤不良反应，例如剥脱性皮炎、Stevens-Johnson 综合征（SJS）和中毒性表皮坏死松解症（TEN）。这些严重事件可在没有征兆的情况下出现。应告知患者严重皮肤反应的症状和体征，在第一次出现皮肤皮疹或过敏反应的其他征象时，应停用本品。

（3）有报道，长期使用非甾体抗炎药可导致女性暂时性不育。

**处方②**：塞来昔布胶囊，口服，每次 200mg，每日 2 次。

**【注意事项】**

在开始本品治疗和治疗过程中应定期告知患者以下信息。

（1）本品与其他非甾体抗炎药（NSAIDs）一样，可能引起严重的心血管疾病，例如心肌梗死或中风，这些疾病可能导致患者住院甚至死亡。虽然严重心血管疾病事件的发生可能没有任何征兆，但是患者应警惕胸痛、呼吸短促、乏力、言语含糊的症状和体征，如果出现这些症状或体征，应寻求医疗帮助。医师也应告知患者随诊的重要性。

（2）本品与其他非甾体抗炎药（NSAIDs）一样，可能引起胃肠道不适，出现罕见而更严重的副作用如溃疡和出血等，导致患者住院甚至死亡。虽然严重的胃肠道溃疡和出血的发生可能没有任何征兆，但是患者应警惕溃疡和出血的症状和体征，在发现任何预示这些疾病的症状和体征包括上腹部疼痛、消化不良、黑粪和呕血时，应寻求医疗帮助。医师也应告知患者随诊的重要性。

（3）告知患者如果出现任何类型的皮疹，应立即停药，并尽快与医师联系。本品是一种磺胺类药物，可以引起导致住院甚至死亡的严重的皮肤副作用，例如剥脱性皮炎、Stevens-Johnson综合征和中毒性表皮坏死松解症（TENS）。所有的、甚至是非磺胺类非甾体抗炎药（NSAIDs）都可能发生这些反应。虽然严重的皮肤反应的发生可能没有征兆，但是患者应警惕皮疹和水疱的症状和体征、发热或过敏反应的其他体征（如瘙痒），在发现任何征兆的症状或体征时，应寻求医疗帮助。既往有磺胺类药物过敏史的患者不应服用塞来昔布。

（4）患者应迅速向医师报告无法解释的体重增加或水肿的症状和体征。

（5）告知患者预示肝脏毒性反应的症状和体征（如：恶心、疲劳、嗜睡、瘙痒、黄疸、右上腹痛和"感冒样"症状）。如发生这些症状和体征，应停止用药，并立即寻求治疗。

（6）告知患者过敏反应的症状和体征（如呼吸困难、颜面或喉部水肿）。如果发生这些症状或体征，应停止用药，并立即寻求治疗。

（7）因为该药可导致动脉导管提前闭合，在妊娠晚期应避免使用塞来昔布。

**处方③**：双氯芬酸钠缓释片，口服，每次0.1g（1片），每日1次，或遵医嘱。晚餐后用温开水送服，需整片吞服，不要弄碎或咀嚼。

【**注意事项**】

（1）避免与其他非甾体抗炎药，包括选择性环氧合酶-2（COX-2）抑制剂合并用药。

（2）根据控制症状的需要，在最短治疗时间内使用最低有效剂量，可以使不良反应的发生率降到最低。

（3）在使用所有非甾体抗炎药治疗过程中的任何时候，都可能出现胃肠道出血、溃疡和穿孔的不良反应，其后果可能是致命的。这些不良反应可能伴有或不伴有警示症状，也无论患者是否有胃肠道不良反应史或严重的胃肠事件病史。既往有胃肠道病史（溃疡性结肠炎、克罗恩病）的患者应谨慎使用非甾体抗炎药，以免使病情恶化。当患者服用该药发生胃肠道出血或溃疡时，应停药。老年患者使用非甾体抗炎药出现不良反应的频率增加。

（4）针对多种COX-2选择性或非选择性NSAIDs药物持续时间达3年的临床试验显示，本品可能引起严重心血管血栓性不良事件、心肌梗死和中风的风险增加，其风险可能是致命的。所有的NSAIDs，包括COX-2选择性或非选择性药物，可能有相似的风险。有心血管疾病或心血管疾病危险因素的患者，其风险更大。即使既往没有心血管症状。医师和患者也应对此类事件的发生保持警惕。应告知患者严重心血管安全性的症状和（或）体征以及如果发生心血管疾病应采取的急救步骤。患者应该警惕诸如胸痛、气短、无力、言语含糊等症状和体征，而且当有任何上述症状或体征发生后应该马上寻求医师帮助。

（5）和所有非甾体抗炎药（NSAIDs）一样，本品可导致新发高血压或使已有的高血压症状加重，其中的任何一种都可导致心血管事件的发生率增加。服用噻嗪类或髓祥利尿药的患者服用非甾体抗炎药（NSAIDs）时，可能会影响这些药物的疗效。高血压病患者应慎用非甾体抗炎药（NSAIDs），包括本品。在开始本品治疗和整个治疗过程中应密切监测血压。

（6）有高血压和（或）心力衰竭（如液体潴留和水肿）病史的患者应慎用。

（7）NSAIDs，包括本品可能引起致命的、严重的皮肤不良反应，例如剥脱性皮炎、Stevens-Johnson综合征（SJS）和中毒性表皮坏死松解症（TEN）。这些严重事件可在没有征兆的情况下出现。应告知患者严重皮肤反应的症状和体征，在第一次出现皮肤皮疹或过敏反应的征象时，应停用本品。

（8）血液系统异常、高血压、心脏病患者慎用。

（9）因本药中含钠，对限制钠盐摄入量的患者应慎用。

（10）对那些有胃肠道症状或曾有胃肠溃疡病史，严重肝功能损害患者，如需应用双氯芬酸，应置于严密的医疗监护之下。

（11）心、肾功能损害者正在应用利尿药治疗、进行大手术后恢复期患者以及由于任何原因细胞外液丢失的患者应慎用双氯芬酸。

（12）用药过程中，如出现明显不良反应，应停药。

（13）服用需整片吞服，不能弄碎。

（14）个别需要长期治疗的患者，应定期检查肝功能和血常规，发生肝功能损害时应停用。

（15）有眩晕史或其他中枢神经疾病史的患者在服用期间应禁止驾车或操纵机器。

（16）应注意与锂制剂、地高辛制剂、保钾利尿药、抗凝血剂、降糖药和甲氨蝶呤等配合使用的剂量及不良反应。

（17）体重较轻的患者应降低用量。

**处方④**：布洛芬缓释胶囊，口服，成人，每次1粒，每日2次（早晚各1次）。

**【注意事项】**

（1）本品为对症治疗药，不宜长期或大量使用，用于镇痛不得超过5天，用于解热不得超过3天，如症状不缓解，请咨询医师或药师。

（2）本品最好在餐中或餐后服用。

（3）对本品及其他解热、镇痛抗炎药物过敏者禁用。过敏体质者慎用。

（4）第一次使用本品如出现皮疹、黏膜损伤或过敏症状，应停药并咨询医师。

（5）必须整粒吞服，不得打开或溶解后服用。

（6）不能同时服用其他含有解热镇痛药的药品（如某些复方抗感冒药）。

（7）服用本品期间不得饮酒或含有酒精的饮料。

（8）肠胃病患者使用前请咨询医师或药师，既往有与使用非甾体抗炎药治疗相关的上消化道出血或穿孔史者禁用。

（9）有下列情况患者慎用　60岁以上、支气管哮喘、肝肾功能不全、凝血机制或血小板功能障碍（如血友病或其他出血性疾病）。

（10）下列情况患者应在医师指导下使用　有消化性溃疡史、胃肠道出血、近期进行过胃部手术、慢性肠炎或克罗恩病（Crohn's disease）、心功能不全、高血压。

（11）有系统性红斑狼疮或混合性结缔组织病，免疫系统疾病导致关节疼痛、皮肤改变和其他器官的病症患者应慎用，因其有增加无菌性脑膜炎的风险。

（12）如出现胃肠道出血或溃疡、肝肾功能损害、尿液混浊或尿中带血、背部疼痛、视力或听力障碍、血常规异常、胸痛、气短、无力、言语含糊等情况，应停药并咨询医师。

（13）总体而言，小剂量布洛芬（每日≤1.2g）不会增加心肌梗死风险。而在采用高剂量和延长治疗时，应警惕可能增加这种风险。

（14）本布洛芬缓释胶囊制剂仅适用于成人。

（15）准备怀孕的妇女应慎用或在医师指导下使用，因布洛芬属于非甾体抗炎药，有可能影响女性生育力，但停药后具有可逆性。

（16）勿过量服药，如服用过量或出现严重不良反应，应立即就医。

（17）本品性状发生改变时禁止使用。

（18）请将本品放在儿童不能接触的地方。

（19）如正在使用其他药品，使用本品前请咨询医师或药师。

**处方⑤**：云南白药气雾剂，外用，喷于伤患处。使用云南白药气雾剂，每日3～5次。凡遇较重闭合性跌打损伤者，先喷云南白药气雾剂保险液，若剧烈疼痛仍不缓解，可间隔1～2min重复给药，每天使用不得超过3次。喷云南白药气雾剂保险液间隔3min后，再喷云南白药气雾剂。

【注意事项】

（1）本品只限于外用，切勿喷入口、眼、鼻。

（2）皮肤过敏者停用。

（3）小儿、年老患者应在医师指导下使用。

（4）使用云南白药气雾剂保险液时先振摇，喷嘴离皮肤5～10cm，喷射时间应限制在3～5s，以防止局部冻伤。

（5）皮肤受损者勿用。

（6）使用时勿近明火，切勿受热，应置于阴凉处保存。

（7）对酒精及本品过敏者禁用，过敏体质者慎用。

（8）本品性状发生改变时禁止使用。

（9）儿童必须在成人的监护下使用。

（10）请将本品放在儿童不能接触的地方。

（11）如正在使用其他药品，使用本品前请咨询医师或药师。

**处方⑥**：双氯芬酸二乙胺乳胶剂（扶他林），外用。按痛处面积大小确定使用剂量。通常每次使用双氯芬酸二乙胺乳胶剂 3～5cm 或更多，轻轻揉搓使双氯芬酸二乙胺乳胶剂渗透皮肤，每日 3～4 次。12 岁以下儿童用量请咨询医师或药师。

**【注意事项】**

（1）本品只适用于完整的皮肤表面，忌用于破损皮肤或开放性创口。

（2）由于局部应用也可全身吸收，故应严格按规定剂量使用，避免长期大面积使用。

（3）本品仅供外用，禁止接触眼睛和黏膜，切勿入口。

（4）肝肾功能损害者慎用。

（5）当药品性状发生改变时不要使用。

（6）将本品放置于儿童不易接触的地方，以免儿童误用。

（黄炯锋　罗治成）

# 腰椎管狭窄症

腰椎管狭窄症是指腰椎管因某些因素发生骨性或纤维结构的异常，比如黄韧带肥厚增生、小关节增生内聚、椎间盘膨隆突出、骨性退变、椎体后缘骨赘等，导致腰椎中央管、神经根管、椎间孔或侧隐窝一处或多处狭窄，从而引起其中内容物——马尾神经、神经根受压而出现相应的症状和体征的临床综合征。其主要临床表现为腰痛或腰腿痛，特点是神经性间歇性跛行，另一特点是症状大于体征。临床统计表明，腰椎管狭窄发生最多的是腰 4、5 节段，其次是腰 5、骶 1 节段。

## 一、诊断要点

（1）腰椎管狭窄症常见于中年人，男多于女，主要症状是长期反复的腰腿痛和间歇性跛行。

（2）症状与体征分离，症状常很严重，但检查时体征不十分明显或没有任何体征，两者不相符合。

（3）病情严重者，可出现马尾神经综合征，表现为会阴部麻木、刺痛，大小便功能和性功能障碍等。

（4）拍摄腰椎正、侧、斜位 X 线片有助于诊断，常在腰 4～5、腰 5 骶 1 之间可见椎间隙狭窄、骨质增生、椎体滑脱、腰骶角增大、小关节突肥大等改变。腰椎 CT、MRI 检查，能较好地显示椎管狭窄部位、程度等情况，帮助明确诊断。

## 二、鉴别诊断

解剖学和影像学上的腰椎管狭窄，并非一定局限于临床上的腰椎管狭窄症，应明确：①骨性或纤维性增生引起一个或多个平面的管腔狭窄可确定为腰椎管狭窄；②只有当狭窄的腰椎管腔与其内容物不相适应，并表现出相应的临床症状时，方可诊断为腰椎管狭窄症；③椎间孔狭窄亦属于椎管狭窄的范畴，临床表现以根性症状为主；④腰椎管狭窄和腰椎疾病并存时，诊断上应同时列出。

### 1. 脊髓肿瘤

表现为脊髓进行性受压，患者症状有增无减。小便满留，卧床不起。感觉障碍及运动障碍同时出现。X 线片可见椎间孔扩大，椎弓根变薄、距离增宽，椎体或椎弓破坏。如瘤体位于髓外硬膜下，脊髓造影可见杯口样改变。脑脊液蛋白质含量明显增高。CT 或 MRI 检查对鉴别诊断有帮助。

### 2. 脊髓空洞症

好发于青年人，病程缓慢。痛觉和温度觉与触觉分离，尤以温度觉减退或消失更为突出，脊髓造影通畅。MRI 检查可确诊，见脊髓呈囊性改变、中央管扩大。

### 3. 肌萎缩侧索硬化症

系运动神经元性疾病，症状先上肢后下肢，呈进行性、强直性瘫痪。无感觉障碍及膀胱症状。椎管矢状径多正常，脊髓造影通畅。

## 三、治疗原则

症状轻者可采用保守治疗，如症状严重、保守治疗 3 个月不能缓解、或出现运动功能障碍、或神经损害进行性加重者需手术治疗。

## 四、一般治疗

（1）注意休息，避免劳累，休息以卧床为主。

（2）腰部理疗、针灸、按摩治疗。

（3）积极行腰背肌、腹肌功能锻炼。

## 五、药物处方

处方①：塞来昔布，一般使用剂量 200mg，口服，每日 1 次；急性疼痛推荐剂量为第 1 天首剂 400mg，随后根据需要，每日 2 次，每次 200mg。

或 依托考昔片，30～60mg，口服，1次/d，最大推荐剂量为每天不超过120mg。

或 洛索洛芬钠片，每次60mg，口服，每日3次。

或 布洛芬缓释胶囊，每次1粒，口服，每日2次。

【注意事项】

（1）禁用于对上述药物过敏者，塞来昔布不可用于已知对磺胺类药物过敏者。

（2）非甾体抗炎药不可用于服用阿司匹林或其他非甾体抗炎药后诱发哮喘、荨麻疹或过敏反应的患者。

（3）非甾体抗炎药禁用于冠状动脉旁路移植术（CABG）围手术期疼痛的治疗。

（4）非甾体抗炎药禁用于有活动性消化性溃疡/出血的患者。

（5）非甾体抗炎药禁用于严重肝肾功能损害者及重度心力衰竭患者。

（6）非甾体抗炎药可能使严重心血管血栓事件、心肌梗死和中风的风险增加，其后果可能是致命的。所有非甾体抗炎药（NSAIDs）可能都具有相似的风险。这种风险可能随药物使用时间的延长而增加。有心血管疾病或心血管疾病危险因素的患者，其风险更大。

（7）非甾体抗炎药可使严重胃肠道不良事件的风险增加，包括胃或肠道的出血、溃疡和穿孔，其后果可能是致命的，这些事件可以发生在用药期间的任何时间，并且可以没有警示症状。老年患者发生严重胃肠道事件的风险更大。

（8）避免与其他任何非甾体抗炎药或者阿司匹林合并用药。

（9）对晚期肾脏疾病患者，不推荐用依托考昔片治疗。

（10）长期使用非甾体抗炎药可致肝肾功能损害，应定期进行临床检验（尿检查、血液检查及肝功能检查等）。

（11）相比非选择性NSAIDs，长期应用选择性COX-2抑制剂对胃肠道损伤较小，具有较好的全胃肠道安全性。

**处方②**：双氯芬酸二乙胺乳胶剂（扶他林），适量抹患处，每日3～4次。

或 布洛芬凝胶适量，抹患处，每日3次。

【注意事项】

（1）对非甾体抗炎药过敏者禁用。

（2）孕妇禁用。

（3）不得用于破损皮肤或感染伤口。

（4）避免接触眼睛或其他黏膜。

（5）避免长期大面积使用。

**处方③**：氨酚羟考酮片，成人常规剂量为每6h服用1片，或每8h服用1片，可根据疼痛程度调整剂量。

**【注意事项】**

（1）对羟考酮、对乙酰氨基酚过敏者禁用。

（2）在任何禁用阿片样药物的情况下禁用羟考酮，包括患有严重呼吸抑制（在没有监测装置或缺少复苏设备情况下）、急性或严重支气管哮喘、高碳酸血症的患者。

（3）对疑似或已知患有麻痹性肠梗阻者禁用羟考酮。

（4）应警惕药物的误用、滥用和倒卖。

（5）与所有阿片样激动剂一样，服用羟考酮后会带来呼吸抑制的危险。年老体弱患者和不能耐受的患者在给予较大初始剂量的羟考酮或当羟考酮与其他抑制呼吸的药物联合使用时，发生呼吸抑制的危险性更高。对于患有急性哮喘、慢性阻塞性肺疾病（COPD）、肺源性心脏病或呼吸损伤的患者在使用羟考酮时应当给予高度关注，此类患者即使给予普通治疗剂量也可导致呼吸抑制，甚至呼吸暂停。

**处方④**：盐酸乙哌立松片，通常成人每次 50mg，口服，每日 3 次。

或 盐酸替扎尼定片，每次 2mg，口服，每日 3 次，可根据年龄、症状酌情增减。

**【注意事项】**

（1）此类为缓解肌肉痉挛类镇痛药物，常与 NSAIDs 类药物合用。

（2）对本品中任何成分有过敏史的患者禁用。

（3）下列患者需慎重给药　有药物过敏病史的患者，有肝功能障碍的患者。

（4）服用本剂时，有时会出现四肢无力、站立不稳、困倦等症状。当出现这些症状时，应减少用量或停止用药。用药期间，应注意不宜从事驾驶车辆等有危险性的机械操作。

（5）替扎尼定为 α2 受体激动剂，可能引起低血压。

**处方⑤**：20%甘露醇，125mL 或 250mL，静脉滴注，每 12h 1 次，可根据病情调整剂量，疗程为 5～7 天。

或 注射用七叶皂苷钠，10～20mg＋0.9%氯化钠注射液 500mL，静脉滴注，每日 1 次，使用 7～10 天。

或 迈之灵片，每次 1～2 片，口服，每日 2 次/d。

**【注意事项】**

（1）此类为消肿、脱水药物，可以减轻脊髓、神经根和周围组织的炎性水肿。

（2）甘露醇不良反应　水和电解质紊乱最为常见，还有肾功能损害，血栓性静脉炎，过敏引起皮疹、荨麻疹、呼吸困难，渗透性肾病等。

（3）下列情况慎用甘露醇

① 明显心肺功能损害者，因本药所致的突然血容量增多可引起充血性心力

衰竭。

②高钾血症或低钠血症。

③低血容量，应用后可因利尿而加重病情，或使原来低血容量情况被暂时性扩容所掩盖。

④严重肾衰竭而排泄减少使本药在体内积聚，引起血容量明显增加，加重心脏负荷，诱发或加重心力衰竭。

⑤对甘露醇不能耐受者。

(4) 使用甘露醇应定期复查　血压；肾功能；血清电解质浓度，尤其是 $Na^+$ 和 $K^+$。

(5) 下列情况禁用七叶皂苷钠　肾损伤、肾衰竭、肾功能不全患者禁用；孕妇禁用；对本品成分过敏者禁用。

(6) 推荐成人静脉使用七叶皂苷钠最大日剂量应为 20mg；如使用更大剂量则可能出现急性肾衰竭。

(7) 七叶皂苷钠可见注射部位局部疼痛、肿胀，经热敷可使症状消失。

(8) 胃溃疡患者慎用迈之灵片。

**处方⑥**：注射用甲泼尼龙琥珀酸钠 40～80mg＋0.9％氯化钠注射液 100mL，静脉滴注，每日 1 次，一般使用 3～5 天。

或　地塞米松磷酸钠注射液 5～10mg＋0.9％氯化钠注射液 100mL，静脉滴注，每日 1 次，一般使用 3～5 天。

**【注意事项】**

(1) 皮质类固醇药物禁忌大剂量、长期应用，大剂量使用后禁突然停药。

(2) 在下列情况下禁止使用激素　全身性真菌感染的患者；已知对甲泼尼龙或者对配方中的任何成分过敏的患者。

(3) 皮质类固醇可能会增加感染的易感性，可能掩盖感染的一些症状，而且在皮质类固醇的使用过程中可能会出现新的感染。

(4) 长期给予药理剂量的皮质类固醇药物可能会导致下丘脑-垂体-肾上腺（HPA）抑制（继发性肾上腺皮质功能不全）。引起的肾上腺皮质功能不全的程度和持续时间在不同的患者各不相同，取决于给药的剂量、频率、时间，以及糖皮质激素治疗的疗程。

**处方⑦**：甲钴胺，片剂，通常成人每次 0.5mg，口服，每日 3 次；针剂，500μg＋0.9％氯化钠注射液 100mL，静脉滴注，每日 1 次，每周 3 次，使用时间视病情决定。

**【注意事项】**

(1) 甲钴胺是神经营养药物，可改善神经功能。

(2) 禁用于对甲钴胺有过敏史的患者。

（3）从事汞及其化合物的工作人员，不宜长期大量服用甲钴胺。

（宋迪煜　乔　林）

# 腰椎间盘突出症

腰椎间盘突出症是指因腰椎间盘变性，纤维环破裂，髓核突出刺激或压迫神经根、马尾神经所表现的一种综合征，是腰腿痛最常见的原因之一。腰椎间盘突出症是骨科常见病、多发病，发病率为每年 $1\%\sim2\%$，可占门诊腰腿痛患者的 $18.6\%$。其中以腰 4/5、腰 5/骶 1 椎间盘突出发病率最高，占 $90\%\sim96\%$，多个椎间隙同时发病者仅占 $5\%\sim22\%$。腰椎间盘突出症以青壮年为最多，男性较女性多。腰椎间盘突出的病史常为反复发作的下腰痛和臀部疼痛，短暂休息后缓解。疼痛可因弯腰而突然加重，表现为突然的比腰痛更剧烈的腿痛。与腰痛的疼痛程度相当或比腰痛更严重（可见于许多病例）的腿痛是突出的髓核压迫神经根而引起放射性疼痛。当椎间盘突出造成马尾神经损伤时，可出现大小便障碍。

## 一、诊断要点

（1）临床表现　腰背痛、坐骨神经痛、下腹部痛或大腿前侧痛、麻木、间歇性跛行、马尾综合征等；受累神经根所支配区域的皮肤感觉减退，肌肉萎缩，肌力减弱，腱反射减弱或消失。

（2）可出现腰椎姿势异常，表现为腰椎前凸减少或消失，甚至变为后凸，且有侧凸。局部压痛与放射痛，通常在疼痛急性发作时表现为椎旁肌肉明显痉挛，肌肉痉挛在行走活动时仍持续存在。患肢直腿抬高试验阳性。

（3）X 线片显示部分腰椎间盘突出患者可无异常变化，部分患者可有一些非特异性变化，比如脊柱侧弯，腰椎前凸减小，椎间隙变窄等。腰椎 CT 或 MRI 可清楚地显示椎间盘突出的部位、大小、形态和神经根、硬膜囊受压移位的形象，同时可显示椎板及黄韧带肥厚、小关节增生肥大、椎管及侧隐窝狭窄等情况。

## 二、鉴别诊断

凡可出现腰痛、腿痛或腰腿痛并存的疾病都应与之相鉴别。

### 1. 腰椎结核

腰痛可伴有坐骨神经痛，常有全身症状，午后低热，乏力盗汗，腰部强直，红细胞沉降率增快，下腹部可触及冷脓肿。X 线片显示椎间隙模糊、变窄，椎体相对边缘有骨质破坏。

### 2. 马尾神经瘤

以神经纤维瘤为多见，初期一般腰痛及局部压痛不明显，也无脊柱侧凸、下腰椎活动受限等症状。发病较为缓慢但持续加重，无间歇性缓解，卧床时感到疼痛加重，夜不能眠。严重者可因肿瘤压迫马尾神经，发生下肢感觉和运动障碍，以及括约肌功能紊乱。脑脊液总蛋白质含量增高，脊髓造影显示有占位性改变。

### 3. 椎弓峡部裂和脊柱滑脱

腰痛常伴有坐骨神经痛，多数发生在 L4～5，椎弓峡部裂在斜位 X 线片上显示椎弓峡部有裂隙和骨缺损。脊柱滑脱时腰椎前凸增加，椎体或棘突有台阶样表现。X 线片显示椎弓峡部有裂隙，腰椎体前移。

### 4. 强直性脊柱炎

中年男性多见，身体瘦弱，腰背及骶髂关节疼痛，脊柱强直，各方向活动均受限。症状多与气候变化有关，红细胞沉降率较快，病变呈进行性发展。X 线片早期可见骶髂关节及腰椎小关节模糊，后期脊柱呈竹节样改变。

### 5. 梨状肌综合征

患者的主要症状是臀部痛或臀腿痛，患侧髋关节内收内旋活动时疼痛加重，严重者可有跛行。梨状肌肌腹体表投影处可有明显的压痛，并可向下肢放射，部分患者可触及深部的条索状结节或痉挛的肌块。梨状肌紧张试验阳性，即患侧髋关节内收内旋活动时疼痛加重，直腿抬高试验在小于 60°时疼痛加重，而大于 60°时疼痛反而减轻，梨状肌局部封闭后疼痛会消失。

### 三、治疗原则

腰椎间盘突出症的治疗包括非手术治疗和手术治疗，应根据患者的具体情况决定，采取个体化原则；如果腰椎间盘突出症长期保守治疗无效，或者神经症状进行性加重，尤其是出现马尾损害症状，建议手术治疗。

### 四、一般治疗

（1）应当减少工作量，适当休息，避免劳累，症状明显时以卧床休息为主，切勿以为"坐着不干活"就是休息。急性期需严格卧床休息 1～2 周。

（2）可采用牵引、推拿、按摩、理疗等治疗。

（3）积极行腰背肌功能锻炼，如"燕飞"。

### 五、药物处方

**处方①**：塞来昔布，一般使用剂量 200mg，口服，每日 1 次；急性疼痛推荐剂量为第 1 天首剂 400mg，随后根据需要，每日 2 次，每次 200mg。

或  依托考昔片，30～60mg，口服，每日 1 次，最大推荐剂量为每天不超过 120mg。

或　洛索洛芬钠片，每次 60mg，口服，每日 3 次。

或　布洛芬缓释胶囊，每次 1 粒，口服，每日 2 次。

【注意事项】

（1）禁用于对上述药物过敏者，塞来昔布不可用于已知对磺胺类药物过敏者。

（2）非甾体抗炎药不可用于服用阿司匹林或其他非甾体抗炎药后诱发哮喘、荨麻疹或过敏反应的患者。

（3）非甾体抗炎药禁用于冠状动脉旁路移植术（CABG）围手术期疼痛的治疗。

（4）非甾体抗炎药禁用于有活动性消化性溃疡/出血的患者。

（5）非甾体抗炎药禁用于严重肝肾功能损害者及重度心力衰竭患者。

（6）非甾体抗炎药可能使严重心血管血栓事件、心肌梗死和中风的风险增加，其后果可能是致命的。所有非甾体抗炎药（NSAIDs）可能都具有相似的风险。这种风险可能随药物使用时间的延长而增加。有心血管疾病或心血管疾病危险因素的患者，其风险更大。

（7）非甾体抗炎药可使严重胃肠道不良事件的风险增加，包括胃或肠道的出血、溃疡和穿孔，其后果可能是致命的，这些事件可以发生在用药期间的任何时间，并且可以没有警示症状。老年患者发生严重胃肠道事件的风险更大。

（8）避免与其他任何非甾体抗炎药或者阿司匹林合并用药。

（9）对晚期肾脏疾病患者，不推荐用依托考昔片治疗。

（10）长期使用非甾体抗炎药可致肝肾功能损害，应定期进行临床检验（尿检查、血液检查及肝功能检查等）。

（11）相比非选择性 NSAIDs，长期应用选择性 COX-2 抑制剂对胃肠道损伤较小，具有较好的全胃肠道安全性。

处方②：双氯芬酸二乙胺乳胶剂（扶他林），适量，抹患处，每日 3～4 次。

或　布洛芬凝胶适量，抹患处，每日 3 次。

【注意事项】

（1）对非甾体抗炎药过敏者禁用。

（2）孕妇禁用。

（3）不得用于破损皮肤或感染伤口。

（4）避免接触眼睛或其他黏膜。

（5）避免长期大面积使用。

处方③：氨酚羟考酮片，成人常规剂量为每 6h 服用 1 片，或每 8h 服用 1 片，可根据疼痛程度调整剂量。

【注意事项】

（1）对羟考酮、对乙酰氨基酚过敏者禁用。

（2）在任何禁用阿片样药物的情况下禁用羟考酮，包括患有严重呼吸抑制

（在没有监测装置或缺少复苏设备情况下）、急性或严重支气管哮喘、高碳酸血症的患者。

（3）对疑似或已知患有麻痹性肠梗阻者禁用羟考酮。

（4）应警惕药物的误用、滥用和倒卖。

（5）与所有阿片样激动剂一样，服用羟考酮后会带来呼吸抑制的危险。年老体弱患者和不能耐受的患者在给予较大初始剂量的羟考酮或当羟考酮与其他抑制呼吸的药物联合使用时，发生呼吸抑制的危险性更高。对于患有急性哮喘、慢性阻塞性肺疾病（COPD）、肺源性心脏病或呼吸损伤的患者在使用羟考酮时应当给予高度关注，此类患者即使给予普通治疗剂量也可导致呼吸抑制，甚至呼吸暂停。

**处方④**：盐酸乙哌立松片，通常成人每次 50mg，口服，每日 3 次。

或　盐酸替扎尼定片，每次 2mg，口服，每日 3 次，可根据年龄、症状酌情增减。

**【注意事项】**

（1）此类为缓解肌肉痉挛类镇痛药物，常与 NSAIDs 类药物合用。

（2）对本品中任何成分有过敏史的患者禁用。

（3）下列患者需慎重给药　有药物过敏病史的患者，有肝功能障碍的患者。

（4）服用本剂时，有时会出现四肢无力、站立不稳、困倦等症状。当出现这些症状时，应减少用量或停止用药。用药期间，应注意不宜从事驾驶车辆等有危险性的机械操作。

（5）替扎尼定为 α2 受体激动剂，可能引起低血压。

**处方⑤**：20％甘露醇，125mL 或 250mL，静脉滴注，每 12h 1 次，可根据病情调整，疗程为 5～7 天。

或　七叶皂苷钠，10～20mg＋0.9％氯化钠注射液 500mL，静脉滴注，每日 1 次，使用 7～10 天。

或　迈之灵片，每次 1～2 片，口服，每日 2 次。

**【注意事项】**

（1）此类为消肿、脱水药物，可以减轻脊髓、神经根和周围组织的炎性水肿。

（2）甘露醇的不良反应　水和电解质紊乱最为常见，还有肾功能损害，血栓性静脉炎，过敏引起皮疹、荨麻疹、呼吸困难，渗透性肾病等。

（3）下列情况慎用甘露醇

① 明显心肺功能损害者，因本药所致的突然血容量增多可引起充血性心力衰竭。

② 高钾血症或低钠血症。

③ 低血容量，应用后可因利尿而加重病情，或使原来低血容量情况被暂时性扩容所掩盖。

④ 严重肾衰竭而排泄减少使本药在体内积聚，引起血容量明显增加，加重心脏负荷，诱发或加重心力衰竭。

⑤ 对甘露醇不能耐受者。

（4）使用甘露醇应定期复查血压、肾功能、血电解质浓度（尤其是 $Na^+$ 和 $K^+$）。

（5）下列情况禁用七叶皂苷钠：肾损伤、肾衰竭、肾功能不全患者禁用；孕妇禁用；对本品成分过敏者禁用。

（6）推荐成人静脉使用七叶皂苷钠最大日剂量应为 20mg；如使用更大剂量则可能出现急性肾功能衰竭。

（7）七叶皂苷钠可见注射部位局部疼痛、肿胀，经热敷可使症状消失。

（8）胃溃疡患者慎用迈之灵片。

**处方⑥**：注射用甲泼尼龙琥珀酸钠 40～80mg＋0.9％氯化钠注射液 100mL，静脉滴注，每日 1 次，一般使用 3～5 天。

或　地塞米松磷酸钠注射液 5～10mg＋0.9％氯化钠注射液 100mL，静脉滴注，每日 1 次，一般使用 3～5 天。

【注意事项】

（1）皮质类固醇药物禁忌大剂量、长期应用，大剂量使用后禁止突然停药。

（2）在下列情况下禁止使用激素：全身性真菌感染的患者；已知对甲泼尼龙或者对配方中的任何成分过敏的患者。

（3）皮质类固醇可能会增加感染的易感性，可能掩盖感染的一些症状，而且在皮质类固醇的使用过程中可能会出现新的感染。

（4）长期给予药理剂量的皮质类固醇药物可能会导致下丘脑-垂体-肾上腺（HPA）抑制（继发性肾上腺皮质功能不全）。引起的肾上腺皮质功能不全的程度和持续时间在不同的患者各不相同，取决于给药的剂量、频率、时间，以及糖皮质激素治疗的疗程。

**处方⑦**：甲钴胺，片剂，通常成人每次 0.5mg，口服，每日 3 次；针剂，500μg＋0.9％氯化钠注射液 100mL，静脉滴注，每日 1 次，每周 3 次，使用时间视病情决定。

【注意事项】

（1）甲钴胺是神经营养药物，可改善神经功能。

（2）禁用于对甲钴胺有过敏史的患者。

（3）从事汞及其化合物的工作人员，不宜长期大量服用甲钴胺。

（宋迪煜　乔　林）

# 颈　椎　病

颈椎病（cervical spondylosis）是临床上的常见病和多发病，是指颈椎间盘退行性病变及其继发性改变，诸如颈椎骨质增生、颈椎间盘脱出、黄韧带增厚等，刺激或压迫颈脊髓、神经根、椎动脉、血管等而产生一系列症状的临床综合征。颈椎病主要表现为颈肩痛、上肢放射性疼痛和麻木、双下肢无力、踩棉感、行走困难，甚至出现肌肉萎缩、大小便障碍。好发于中老年人，尤其是 40～60 岁，男性发病率高于女性。

**一、诊断要点**

（1）颈椎病的临床症状多样而复杂，多数患者开始症状较轻，以后逐渐加重。颈椎病类型主要有神经根型、脊髓型及混合型三种。

① 神经根型。常表现为一侧上肢的运动障碍或感觉麻木，其范围与受累节段一致。病史中常表现有颈肩痛，反复发作加重，继而发展到上肢的放射痛，疼痛轻者为持续性酸痛、胀痛，严重的可为刀割样疼痛，疼痛剧烈、难以忍受。咳嗽、大便等动作可加重症状。查体可发现颈部肌肉紧张、压痛，所累及的神经根支配区出现肌力、感觉的变化。

② 脊髓型。下肢的主要表现为下肢无力、双腿发紧、步态不稳、双足有踩棉感，甚至出现大小便困难。上肢的症状为手的精细动作不灵便，如不能穿针、扣纽扣、写字等，有的患者胸腰部有束带感。查体可发现上下肢腱反射亢进、病理征阳性，严重的可发现骨间肌萎缩，肢体感觉异常区视病情而定。

③ 混合型。常以一个类型为主合并有其他类型一起，称为混合型颈椎病。

（2）颈椎病 X 线片常表现为颈椎正常生理曲度消失或反张、椎间隙狭窄、椎管狭窄、椎体后缘骨赘形成，在颈椎的过伸过屈位片上还可以观察到颈椎节段性不稳定。颈椎 CT 可更清晰地观察到病变节段椎间盘突出、后方骨赘增生钙化、后纵韧带钙化、黄韧带钙化等情况。颈椎 MRI 可以清晰地显示椎间盘突出压迫脊髓、神经根情况。

**二、鉴别诊断**

**1. 偏头痛**

偏头痛的病理生理基础是颅内动脉先收缩，之后舒张性改变，其发病与 5-羟色胺代谢紊乱有密切关系。与局部性颈椎病的鉴别要点：典型偏头痛的发作先兆是视力障碍，如出现闪彩、暗点、偏盲、黑矇等，一些患者甚至失语、感觉异常等。先兆期短者几分钟，长者半小时，伴有血压升高。之后出现剧烈偏头痛，疼痛常在颞、额、眼眶等处，为胀痛、跳痛或血管波动性头痛，可伴有恶心、呕吐、眩晕、汗出、腹痛等症状，每次发作持续数小时，随后症状消失。偏头痛可有家族史，有人认为只限于女性遗传，部分患者在月经期前后发病，无颈部压痛，颈椎 X 线片一般无颈椎病体征。局部型颈椎病颈部剧痛，放射到枕顶部或肩部，头颈活动受限制，一侧严重者头偏向一侧，因常在早晨起床时发病，故常被称为落枕，或颈扭伤，就诊时患者常用手托住下颌以缓解疼痛。检查可发现患者颈肌紧张，一侧或双侧有压痛点，头颅活动受限。

**2. 雷诺现象**

颈椎病可以引起雷诺现象。雷诺现象的病因甚多，除颈椎病外，须注意与和职业有关的损伤、硬皮病等鉴别。雷诺现象表现为阵发性手部苍白、发绀、潮红、遇冷发作、遇热缓解。注意询问患者职业和进行系统检查，必要时拍摄颈椎 X 线片，一般可以鉴别。

**3. 梅尼埃病**

梅尼埃病又称发作性眩晕，是因内耳淋巴代谢失调、淋巴分泌过多或吸收障碍，引起内耳迷路积液，内耳淋巴系统膨胀，压力升高，使内耳末梢感受器缺氧和变性所致。鉴别要点：梅尼埃病为内耳性眩晕，多发于中青年，特点是眩晕发作有规律性，耳鸣程度轻，进行性耳聋，伴有水平性眼球震颤、恶心、呕吐。椎动脉型颈椎病引起的眩晕属中枢性眩晕，伴有头痛头晕、耳鸣眼花、记忆力减退，一般发作时间短暂，多与旋颈有关。

**4. 脑动脉硬化**

脑动脉硬化是中老年人的常见病。颈椎病可合并脑动脉硬化，尤其是椎基底动脉硬化，两者均可出现头晕、上肢麻木及病理反射，容易误诊。该病与椎动脉型颈椎病的鉴别要点：脑动脉硬化患者往往于 40 岁以上逐渐出现头晕、记忆力减退、睡眠障碍，症状消长与颈椎活动无明显关系。往往伴有全身性动脉硬化，如眼底动脉、主动脉、冠状动脉或肾动脉硬化的征象；血压异常，特点是舒张压高，收缩压低；血清总胆固醇含量增高，脑血流图有恒定的缺血性改变。

**5. 肩周炎**

肩周炎多为 50 岁前后发病，尤其多见于男性。鉴别要点：肩周炎时肩关节局部因疼痛而使活动受限，肩周组织有压痛、肿胀，咳嗽、打喷嚏不诱发加剧，疼痛多在肩关节，与颈部活动无关，颈神经根无压痛，肩关节局部激素封闭多有效。颈椎病一般不影响肩关节活动，激素封闭无效，X 线片可见颈椎生理弧度消失，颈椎不稳。

**6. 胸廓出口综合征**

胸廓出口综合征系由于锁骨与第 1 肋骨间隙狭窄，引起臂丛和锁骨上动脉受压所致，出现第 8 颈神经、第 1 胸神经和血管功能障碍的表现。鉴别要点：胸廓出口综合征疼痛多呈针刺样或烧灼样，可出现典型的臂丛神经痛，疼痛多从受压点向患侧颈部、腋下、前臂内侧及手部放射。患侧手高举而不耸肩时，锁骨动脉受压，出现手部皮肤变冷、苍白，甚至出现典型的雷诺现象。

**7. 腕管综合征**

腕管综合征是指由于正中神经在腕管内受压迫，而导致手指麻木、疼痛和雷诺现象。本病与神经根型颈椎病的鉴别要点：本病与掌腕过度背屈有关，如洗衣、揉面，突出症状是麻木，一般局限于桡侧 3 个手指，几乎所有患者在夜间发作或加剧，影响睡眠，腕管韧带加压试验（手指压迫或叩诊锤叩打腕横韧带近侧缘）阳性，腕关节背屈试验阳性，但颈神经根牵拉试验、压顶试验阴性，颈椎 X 线片无异常。神经根型颈椎病往往出现手指或上臂持续麻木，颈神经根牵拉试验、压顶试验阳性，颈椎 X 线片可见椎节不稳、颈椎生理曲线变异、椎间孔狭窄、钩椎关节增生等改变。

**8. 肋间神经痛**

肋间神经痛多为病毒感染（如带状疱疹病毒感染）、毒素和机械损伤等原因引起，可根据下列特点与颈椎病相鉴别：本病多有上呼吸道感染史，胸痛与呼吸有关，有时伴有束带感和相应区域的感觉过敏，但与颈部活动无关，有时可与带状疱疹的皮损同时出现，肋间神经阻滞治疗有效。

**9. 脊髓空洞症**

脊髓空洞症的重要特点是在颈胸神经分布区出现痛觉感觉障碍，而触觉正常的感觉分离现象。脊髓型、神经根型颈椎病亦可出现不典型的分离性感觉障碍。鉴别要点：神经根型颈椎病出现的痛觉、温度觉障碍多为不完全性缺失，即不能辨别差别较小的温度，但可辨别较大的温度改变；典型的脊髓空洞症的温度障碍则多为完全性缺失，任何温度差别均难辨别。神经根型颈椎病的感觉障碍表现在皮肤浅层，而深层痛觉受损轻微，针刺皮肤感觉明显障碍，用于捏压深层则痛觉存在或轻微减退；脊髓空洞症则为深浅痛觉平行消失。

**10. 进行性脊肌萎缩症**

进行性脊肌萎缩症的病理损害以脊髓前角细胞变性为主，首先出现一侧手大小鱼际肌、骨间肌萎缩，并逐步波及对侧手部至肩背部、颈部和躯干等肌肉，以后下肢肌肉也受损。本病可与颈椎病手部肌肉或上臂肌肉萎缩相混淆。鉴别要点：进行性脊肌萎缩症受累肌群常有肌束颤动，但无颈部僵硬，颈椎 X 线检查正常，如有下肢瘫痪应为迟缓性瘫痪，萎缩的肌肉出现高振幅电位及同步电位。而颈椎病出现的下肢瘫痪多为痉挛性瘫痪，可有病理反射；颈椎病萎缩的肌肉可出现去神经电位和多相电位。

**11. 椎管内肿瘤**

椎管内肿瘤包括髓内肿瘤和髓外肿瘤，后者包括硬膜内及硬膜外肿瘤。脊髓型颈椎病是髓外压迫，与髓外肿瘤的鉴别很重要。鉴别要点：髓外肿瘤一般起病缓慢，但进行性发展；颈椎病往往初期症状可缓解。颈椎 X 线检查，髓外肿瘤椎板间距离加宽，可见哑铃性神经纤维瘤及椎间孔扩大，椎体后缘呈弧形压迫和硬化；如为恶性肿瘤则有骨质破坏，骨髓碘油造影可呈粗大梳齿或口状表现。颈椎病患者则椎间孔缩小，椎体缘骨赘呈唇状，如为多发性横贯性后缘骨赘，则脊髓造影可呈"洗衣板"样凸凹起伏。仍难分辨者需做 CT 或 MRI 检查。

**12. 多发性硬化**

多发性硬化为中枢神经系统白质中有散在性脱髓鞘改变，病程中有反复缓解及复发史，并且每次受累部位可不一样，以视神经脊髓及脑干受累较多见，真正的原因尚不明确，近年来研究认为属自身免疫性疾病。该病可有下肢上运动神经元性瘫痪，颈髓受害时可出现不整齐的感觉缺失平面、视力障碍及上肢共济失调障碍。该病与神经根型、脊髓型颈椎病的鉴别要点：该病主要见于中青年人，有统计 2/3 的病例发生于 20～40 岁；本病可从病史中追问出有缓解和复发的波动性病程，开始有脊髓损害，有所缓解后，有的出现视力障碍或脑干强直性发作等症候。对于初次发病，诊断可能有困难。本病在某一时期，可有感觉异常，如一侧肢体麻木或有蚁行感，类似神经根型颈椎病，但缺乏典型的神经根痛表现，颈椎 X 线片正常。对鉴别有困难者应做 CT 及 MRI 检查。

**13. 颈椎隐裂**

颈椎隐裂为先天性变异，脊柱隐裂最常见于骶腰椎，其次为胸椎，颈椎隐裂较少见，但极易与颈椎病相混淆。鉴别要点：本病以自主神经功能紊乱较为突出，可有类似脊髓空洞症的症状，如手部营养障碍及分离性感觉障碍，在脊柱正位 X 线片上如见椎弓未闭合即可确诊为颈椎隐裂。

**14. 强直性脊柱炎**

强直性脊柱炎多先侵犯骶髂关节，上行发展至腰、胸、颈椎。颈椎受累后可引起颈痛、颈僵板，只要注意颈椎以外的全身表现，不难与颈椎病相鉴别。但若病变局限在颈椎，则甚易相混淆。鉴别要点：颈椎病多次检查无全身症状，红细胞沉降率正常；X 线检查可见颈椎病骨桥形成且仅限于两个椎体之间，以椎间盘为中心，该椎间隙有狭窄。强直性脊柱炎呈竹节样且病变较广泛，绝不会表现在两个椎体之间，可有小关节改变，椎间隙不狭窄。

**15. 颈椎结核**

颈椎结核根据颈椎表现有时与颈椎病难以区别，但根据颈椎结核特点则易鉴别。该病多有低热、虚弱等全身性表现，红细胞沉降率快；脊柱 X 线片可见椎体破坏及椎间隙消失，有的同时有冷脓肿。

**三、治疗原则**

颈椎病的治疗主要根据临床表现，而不是影像学征象，治疗方法分手术与非手术两方面，但两者并不完全独立，非手术疗法是颈椎病治疗的基础；但如果保守治疗无效，或出现明显的神经损伤表现，或神经损害进行性加重，尤其是出现脊髓损害表现，宜手术治疗。

### 四、一般治疗

（1）颈椎病患者应当减少工作量，适当休息。症状较严重、发作频繁者，应当停止工作，绝对休息，而且，最好能够卧床休息。

（2）根据病情可适当给予颈椎牵引、颈托固定制动、理疗。

### 五、药物处方

**处方①**：塞来昔布，一般使用剂量200mg，口服，每日1次；急性疼痛推荐剂量为第1天首剂400mg，随后根据需要，每日2次，每次200mg。

或　依托考昔片，30～60mg，口服，每日1次，最大推荐剂量为每天不超过120mg。

或　洛索洛芬钠片，每次60mg，口服，每日3次。

或　布洛芬缓释胶囊，每次1粒，口服，每日2次。

**【注意事项】**

（1）禁用于对上述药物过敏者，塞来昔布不可用于已知对磺胺类药物过敏者。

（2）非甾体抗炎药不可用于服用阿司匹林或其他非甾体抗炎药后诱发哮喘、荨麻疹或过敏反应的患者。

（3）非甾体抗炎药禁用于冠状动脉旁路移植术（CABG）围手术期疼痛的治疗。

（4）非甾体抗炎药禁用于有活动性消化性溃疡/出血的患者。

（5）非甾体抗炎药禁用于严重肝肾功能损害者及重度心力衰竭患者。

（6）非甾体抗炎药可能使严重心血管血栓事件、心肌梗死和中风的风险增加，其后果可能是致命的。所有非甾体抗炎药（NSAIDs）可能都具有相似的风险。这种风险可能随药物使用时间的延长而增加。有心血管疾病或心血管疾病危险因素的患者，其风险更大。

（7）非甾体抗炎药可使严重胃肠道不良事件的风险增加，包括胃或肠道的出血、溃疡和穿孔，其后果可能是致命的，这些事件可以发生在用药期间的任何时间，并且可以没有警示症状。老年患者发生严重胃肠道事件的风险更大。

（8）避免与其他任何非甾体抗炎药或者阿司匹林合并用药。

（9）对晚期肾脏疾病患者，不推荐用依托考昔片治疗。

（10）长期使用非甾体抗炎药可致肝肾功能损害，应定期进行临床检验（尿检查、血液检查及肝功能检查等）。

（11）相比非选择性NSAIDs，长期应用选择性COX-2抑制剂对胃肠道损伤较小，具有较好的全胃肠道安全性。

**处方②**：双氯芬酸二乙胺乳胶剂（扶他林），适量，抹患处，每日 3～4 次。

或 布洛芬凝胶适量，抹患处，每日 3 次。

**【注意事项】**

（1）对非甾体抗炎药过敏者禁用。

（2）孕妇禁用。

（3）不得用于破损皮肤或感染伤口。

（4）避免接触眼睛或其他黏膜。

（5）避免长期大面积使用。

**处方③**：氨酚羟考酮片，成人常规剂量为每 6h 服用 1 片，或每 8h 服用 1 片，可根据疼痛程度调整剂量。

**【注意事项】**

（1）对羟考酮、对乙酰氨基酚过敏者禁用。

（2）在任何禁用阿片样药物的情况下禁用羟考酮，包括患有严重呼吸抑制（在没有监测装置或缺少复苏设备情况下）、急性或严重支气管哮喘、高碳酸血症的患者。

（3）对疑似或已知患有麻痹性肠梗阻者禁用羟考酮。

（4）应警惕药物的误用、滥用和倒卖。

（5）与所有阿片样激动剂一样，服用羟考酮后会带来呼吸抑制的危险。年老体弱患者和不能耐受的患者在给予较大初始剂量的羟考酮或当羟考酮与其他抑制呼吸的药物联合使用时，发生呼吸抑制的危险性更高。对于患有急性哮喘、慢性阻塞性肺疾病（COPD）、肺源性心脏病或呼吸损伤的患者在使用羟考酮时应当给予高度关注，此类患者即使给予普通治疗剂量也可导致呼吸抑制，甚至呼吸暂停。

**处方④**：盐酸乙哌立松片，通常成人每次 50mg，口服，每日 3 次。

或 盐酸替扎尼定片，每次 2mg，口服，每日 3 次，可根据年龄、症状酌情增减。

**【注意事项】**

（1）此类为缓解肌肉痉挛类镇痛药物，常与 NSAIDs 类药物合用。

（2）对本品中任何成分有过敏史的患者禁用。

（3）下列患者需慎重给药：有药物过敏病史或肝功能障碍的患者。

（4）服用本剂时，有时会出现四肢无力、站立不稳、困倦等症状。当出现这些症状时，应减少用量或停止用药。用药期间，应注意不宜从事驾驶车辆等有危险性的机械操作。

（5）替扎尼定为 α2 受体激动剂，可能引起低血压。

**处方⑤**：20％甘露醇，125mL 或 250mL，静脉滴注，每 12h 1 次，可根据病情调整，疗程为 5～7 天。

或　七叶皂苷钠，10～20mg＋生理盐水 500mL，静脉注射，每日 1 次，使用 7～10 天。

或　迈之灵片，每次 1～2 片，口服，2 次/d。

**【注意事项】**

（1）此类为消肿、脱水药物，可以减轻脊髓、神经根和周围组织的炎性水肿。

（2）甘露醇不良反应　水和电解质紊乱最为常见，还有肾功能损害，血栓性静脉炎，过敏引起皮疹、荨麻疹、呼吸困难，渗透性肾病等。

（3）下列情况慎用甘露醇

① 明显心肺功能损害者，因本药所致的突然血容量增多可引起充血性心力衰竭。

② 高钾血症或低钠血症。

③ 低血容量，应用后可因利尿而加重病情，或使原来低血容量情况被暂时性扩容所掩盖。

④ 严重肾衰竭而排泄减少使本药在体内积聚，引起血容量明显增加，加重心脏负荷，诱发或加重心力衰竭。

⑤ 对甘露醇不能耐受者。

（4）使用甘露醇应定期复查、血压、肾功能、血电解质浓度（尤其是 $Na^+$ 和 $K^+$）。

（5）下列情况禁用七叶皂苷钠：肾损伤、肾衰竭、肾功能不全患者禁用；孕妇禁用；对本品成分过敏者禁用。

（6）推荐成人静脉使用七叶皂苷钠最大日剂量应为 20mg；如使用更大剂量则可能出现急性肾衰竭。

（7）七叶皂苷钠可见注射部位局部疼痛、肿胀，经热敷可使症状消失。

（8）胃溃疡患者慎用迈之灵片。

**处方⑥**：注射用甲泼尼龙琥珀酸钠 40～80mg＋0.9％氯化钠注射液 100mL，静脉滴注，每日 1 次，一般使用 3～5 日。

或　地塞米松磷酸钠注射液 5～10mg＋0.9％氯化钠注射液 100mL，静脉滴注，每日 1 次，一般使用 3～5 日。

**【注意事项】**

（1）皮质类固醇药物禁忌大剂量、长期应用，大剂量使用后禁突然停药。

（2）在下列情况下禁止使用激素：全身性真菌感染的患者；已知对甲泼尼龙或者配方中的任何成分过敏的患者。

（3）皮质类固醇可能会增加感染的易感性，可能掩盖感染的一些症状，而且在皮质类固醇的使用过程中可能会出现新的感染。

（4）长期给予药理剂量的皮质类固醇药物可能会导致下丘脑-垂体-肾上腺（HPA）抑制（继发性肾上腺皮质功能不全）。引起的肾上腺皮质功能不全的程度和持续时间在不同的患者各不相同，取决于给药的剂量、频率、时间，以及糖皮质激素治疗的疗程。

**处方⑦**：甲钴胺，片剂，通常成人每次 0.5mg，口服，每日 3 次；针剂，$500\mu g + 0.9\%$氯化钠注射液 100mL，静脉滴注，每日 1 次，每周 3 次，使用时间视病情决定。

或　注射用单唾液酸四己糖神经节苷脂钠，每日 $20\sim40mg + 0.9\%$氯化钠注射液 100mL，静脉滴注，每日 1 次。

**【注意事项】**

（1）甲钴胺是外周神经营养药物，主要用于神经根型颈椎病或有神经根症状的混合型颈椎病。

（2）注射用单唾液酸四己糖神经节苷脂钠是中枢神经营养药物，主要用于脊髓型颈椎病或有脊髓受压症状的混合型颈椎病。

（3）禁用于对甲钴胺或注射用单唾液酸四己糖神经节苷脂钠有过敏史的患者。

（4）从事汞及其化合物的工作人员，不宜长期大量服用甲钴胺。

（宋迪煜　乔　林）

# 胸廓出口综合征

胸廓出口综合征（thoracic outlet syndrome，TOS）又称颈肩综合征或肩颈综合征，是指在胸廓出口处，由于某种原因导致臂丛神经或锁骨下动脉或锁骨下静脉受压迫而产生的一系列上肢神经、血管症状的统称。致病原因多是由于锁骨与第 1 肋骨间隙狭窄，引起臂丛和锁骨上动脉受压所致，出现第 8 颈神经、第 1 胸神经和血管功能障碍的表现。临床表现疼痛多呈针刺样或烧灼样，可出现典型的臂丛神经痛，疼痛多从受压点向患侧颈部、腋下、前臂内侧及手部放射。患侧手高举而不耸肩时，锁骨动脉受压，出现手部皮肤变冷、苍白，甚至出现典型的雷诺现象。

## 一、诊断要点

（1）胸廓出口是指锁骨和第 1 肋骨之间，锁骨上窝至腋窝之间的区域，包含了 3 个可能受到压迫的重要结构：臂丛神经、锁骨下动脉、锁骨下静脉。

（2）青少年脊柱的生长速度要快于上肢，造成了肩胛骨下沉，这使得胸廓出口区域的神经血管容易受到压迫。这种认识对 TOS 病因的理解是非常有价值的，因为它强调了该解剖区域本身就存在易压迫性。目前认为，大多数 TOS 的病因是基于解剖因素上合并颈部损伤，损伤可以是单次的急性创伤，也可以是反复的慢性损伤，造成 TOS 的解剖因素可分为两类，一类是软组织性异常，约占70％；另一类是骨性异常，约占30％。

（3）TOS 的临床表现非常多样，缺乏特异性表现，根据神经和血管受压部位可分为神经型 TOS 和血管型 TOS。神经型 TOS 占90％～95％。血管型 TOS 又分为静脉型 TOS 和动脉型 TOS，其中静脉型约占5％，动脉型非常少见，占1％以下。

① 神经型 TOS：表现为上肢的乏力、麻木、感觉异常、非神经根性疼痛。症状通常持续存在，反复上举活动或持续性使用上肢可加重症状。典型的神经型 TOS 表现手内在肌萎缩和前臂内侧、尺侧皮肤感觉异常。

② 静脉型 TOS：以上肢极度肿胀为特征性表现。锁骨下静脉受压时可出现患肢肿胀，手和前臂发绀变色，上肢和胸壁浅静脉曲张，通常有上肢、胸部、肩部深部痛，伴随上肢活动后沉重感加重。腋静脉创伤性血栓形成综合征（paget-schroetter syndrome）是静脉型 TOS 的一种，多见于年轻患者及需要重复进行上臂和肩部活动的竞技运动员，是由于锁骨下静脉反复损伤而导致血栓形成。

③ 动脉型 TOS：十分少见，一旦发生后果较为严重。锁骨下动脉受压时可出现患肢疼痛、无力、湿冷、苍白、感觉异常、桡动脉搏动减弱等。长时间受压引起动脉内膜损伤，继发血栓形成、远端血管栓塞、动脉瘤形成，严重者甚至出现肢体缺血坏死。也可表现为单侧肢体的雷诺样现象，即患肢出现不定期苍白、红斑以及手部或手指远端发绀。

（4）激发试验产生的病理生理机制可能是通过影响胸廓出口神经血管束来实现的，是最主要的早期诊断方法。

① 斜角肌压迫试验：又称爱德生（Adson）试验，可明确斜角肌三角间隙的狭窄情况。

② 过度外展试验：又称赖特（Wright）试验，能拉伸喙突下神经血管束。

③ 上臂缺血试验：又称鲁斯（Roos）试验，能缩小肋锁间隙，最重要的是它可以反应上肢目前的功能。

④ 肋锁挤压试验：又称伊登（Eden）试验，通过增加肋锁间隙的闭合程度并使胸小肌处于紧张状态，诱发神经血管性疼痛。在腕管综合征患者中，该试验假阳性率可达48％。

（5）影像学检查

① X 线：颈椎和胸部 X 线能明确如颈肋、颈 7 横突过长、下沉的肩胛带等

骨性异常。

② CT：三维 CT 可以更有效地识别胸廓出口先天性异常、占位性病变、肋骨及锁骨骨折畸形愈合等。

③ MRI：MRI 能良好地解析胸廓出口的解剖结构。由于其对软组织成像的优越性，能可靠地识别如斜角肌、胸小肌、锁骨下肌肥大，胸小肌以及异常的纤维束带等。因此，在神经型 TOS 中显示臂丛神经卡压时，MRI 是一种较好的检查方法。

④ 血管造影：传统的动脉或静脉造影能准确发现血管受压的部位，曾是诊断血管型 TOS 的金标准。但由于是有创操作，并且不能呈现血管周围组织结构，使得它在 TOS 诊断中的作用越来越有限，目前多应用于一些需要血管内介入手术的患者。与此同时，基于 CT 及 MRI 血管造影技术被越来越多地应用于血管型 TOS 的诊断。CT 能较好地评估血管与骨性结构之间的关系，而 MRI、血管造影能提供动脉和静脉周围软组织对其受压的全面信息，更有效地发现肌肉肥大、异常肌肉和纤维束带。两者均能提供高质量的血管成像和三维重建图像，明确血管受压的精确位置及性质，但也存在一定的缺陷，如操作过程复杂，需要上肢在内收位和外展位下至少采集两次影像，分别注射 2 次造影剂，并且只能评估大多数单侧症状的患者。

⑤ 神经电生理检查：电生理检查对神经型 TOS 诊断至关重要，客观地将神经型 TOS 和一些具有相似疼痛症状的疾病区分开来，排除其他节段性或系统性的神经病变。电生理检查必须双侧对比完成，因为大多数病例都是单侧发病，健侧对照检查更有利于确诊。

⑥ 诊断性前斜角肌阻滞试验：该试验是将利多卡因或者肉毒杆菌注射至前斜角肌的不同部位，达到缓解肌肉挛缩或痉挛的目的。如果患者症状得到临时改善，即可证实诊断。该试验阳性往往提示术后可获得良好疗效。

## 二、鉴别诊断

### 1. 颈肩部结核

① 疼痛特点。起病隐袭，疼痛较轻，受累骨与关节肿胀，早期为间歇性，后为持续性钝痛。当病灶刺激到神经根或神经干时疼痛加重，并向病灶上下放射。

② 多有肺结核。

③ 有全身中毒症状。

④ 活动期 ESR 快。

⑤ 后期有寒性脓肿或窦道形成。

⑥ 脓液涂片、培养可找到抗酸杆菌。

⑦ 影像学检查。早期骨质疏松，后期关节破坏，死骨形成。

**2. 急性带状疱疹**

① 疼痛特点。起病急，颈肩部烧灼痛、刺痛伴皮肤撕裂感，并逐渐加重。多数疼痛持续 2～3 周逐渐减轻到消失。少数疱疹后神经痛。

② 有疱疹。

③ 常有全身不适、发热。

④ 脑脊液中蛋白质含量和细胞数增加。

**3. 疱疹后神经痛**

① 疼痛特点。颈肩部持续性烧灼痛，阵发性加剧。

② 有急性疱疹史。

③ 60 岁以上多见。

④ 受累皮节触觉减退或缺失，感觉异常，痛觉过敏。

⑤ 皮肤结痂，色素沉着。

**4. 臂丛神经炎**

① 疼痛特点。刀割样或烧灼样疼痛，向上肢放射，呈持续性或阵发性加剧。

② 常在受凉、流感后起病。

③ 肩胛带肌、上肢肌肉无力或麻痹。腱反射减弱或消失。

④ 感觉障碍及自主神经症状少。

⑤ 多于 2～4 周后症状逐渐消失且完全恢复，少数迁延数月或数年，并可后遗肌萎缩。

**三、治疗原则**

本病重在预防，积极纠正不良生活习惯，积极进行功能锻炼，综合治疗。

**四、一般治疗**

（1）加强颈肩部肌肉的锻炼，在工作空闲时，做头部及双上肢的前屈、后伸及旋转运动，既可缓解疲劳，又能使肌肉发达，韧度增强，从而有利于颈段脊柱的稳定性，增强颈肩顺应颈部突然变化的能力。

（2）纠正不良姿势和习惯，避免高枕睡眠，不要偏头耸肩，谈话、看书时要正面注视。要保持脊柱正直。

（3）注意颈肩部保暖，避免头颈负重物，避免过度疲劳，坐车时不要打瞌睡。

（4）可适当采用推拿按摩、肩颈部理疗等治疗，忌用暴力手法进行推拿。

（5）如保守治疗无效，出现上肢明显的神经损害症状，宜进一步检查、明确病情，根据结果决定是否采用手术治疗。

## 五、药物处方

参见颈椎病药物处方。

## 六、手术治疗

手术的目的在于解除胸廓出口软组织性或者骨性压迫。对于症状明显或伴有血管相关性并发症的血管型 TOS，在减压的基础上往往还需要进行血管重建。近 10 年来，随着血管介入技术如导管内溶栓、球囊成形、支架置入的不断出现，使得血管型 TOS 的治疗方法变得相当多样化。主要的手术入路有 3 种：

（1）腋路　是目前最常用的手术入路，95％以上的患者均获得了极佳的手术效果。该入路能充分显露第 1 肋骨，不容易造成血管神经回缩，并且术后瘢痕利于隐藏，缺点在于对异常纤维束带的暴露和血管重建比较困难，还需警惕医源性臂丛损伤和延期手术治疗。

（2）锁骨上入路　经锁骨上前斜角肌切除术不仅安全有效，术中还能实现病因诊断。与腋路相比，该入路显露更充分，能实现斜角肌、颈肋切除和臂丛神经松解，并且利于血管重建，但可能会造成第 1 肋骨切除后神经和血管回缩。

（3）后路　能良好地暴露臂丛根部结构，利于神经松解，适用于前路术后复发性 TOS，但该入路损伤较大，广泛的肌肉剥离可能导致术后肩关节功能障碍和翼状肩。有学者报道了一改良小切口后路第 1 肋骨切除术，相较于传统后路，该术式最大优点在于它只需切断部分斜方肌和小菱形肌就能从后方进入胸廓出口，并且能在切除骨性结构过程中保持神经和血管的完整性。

随着微创技术的不断发展，内镜、胸腔镜和机器人手术也被应用于第 1 肋骨切除。①内镜辅助手术具有切口更小、更美观，并发症少，利于术后康复训练等优点。②胸腔镜最大优势是术中能清晰地识别第 1 肋骨和重要神经血管结构，不会造成臂丛神经牵拉性损伤，并且容易切除肋骨根部结构，缺点在于从胸腔内切除颈 7 横突和斜角肌会十分困难。③机器人手术具有三维成像系统，术中对组织结构显示更立体、清晰，操作更轻柔、精细，但是术者和整个手术团队的学习曲线较长，手术费用也较高。

（宋迪煜　李振凯　乔　林　刘虎仙）

# 髌骨软化症

髌骨（膝盖骨）和股骨髁组成髌股关节，正常的髌股关节两部分对合比较正常，各部位关节面受力比较均匀。髌骨软化症发生，是髌股关节的这种生物力学关系发生紊乱造成的，髌骨向外侧倾或者半脱位，导致髌骨内侧的面软骨撞击股骨外髁滑车，引起关节外侧间隙软骨过度磨损，软骨细胞脱落，骨质增生，关节间隙狭窄一系列病理变化。出现各种临床症状有膝关节前侧疼痛，久坐起立或下楼、下坡时疼痛加重，常有腿打软，关节怕凉，或膝关节反复肿胀、积液等。

### 一、诊断要点

（1）膝关节前侧疼痛，休息后好转，随病程延长，疼痛时间多于缓解。

（2）膝关节畏寒，膝关节可反复肿胀、积液，下蹲困难，夜间疼痛，影响睡眠和正常生活。晚期由于磨损严重，膝关节不能完全伸直，关节腔内可出现关节积液和游离体，造成关节内绞锁。

（3）查体所见为髌骨研磨试验（＋）；有摩擦音，但大关节间隙无压痛。继发滑膜炎可出现关节积液，此时浮髌试验阳性。病程长者，有股四头肌萎缩。

（4）X 线检查常有不同程度的骨质增生，X 线轴位检查可见髌骨侧倾或半脱位，外侧间隙变窄，髌股关节外侧过量长期的磨损，会造成相应关节软骨下骨硬化，髌骨侧位 X 线片可见"月牙样"骨硬化影。

### 二、鉴别诊断

**1. 髌骨骨折**

可因直接暴力或间接暴力引起致髌骨骨折，伴有髌骨两旁腱膜撕裂。如踢球、跌倒等发生的骨折多为横断型或上、下极的撕脱。因系关节内骨折，关节内有积血。

**2. 骨性膝关节炎**

骨性膝关节炎是最常见的关节炎，是慢性进行性退化性疾病。以软骨的慢性磨损为特点。常在中老年发病，早期常表现为关节的僵硬不适感，活动后好转。遇剧烈活动可出现急性炎症表现，休息及对症治疗后缓解。

**3. 类风湿关节炎**

类风湿关节炎是关节炎的炎症性类型，早期以关节的滑膜炎症为主，继而侵蚀关节软骨，造成关节功能的严重丧失，晚期残留严重畸形。

**4. 创伤后关节炎**

创伤后关节炎是膝关节创伤后逐渐出现的关节炎。临床表现与骨关节炎相近，但是有明确的外伤史，如经关节的骨折、韧带损伤或半月板损伤。

### 三、治疗原则

（1）以非手术疗法为主，调整日常生活与工作量，有规律地进行活动和锻炼，避免劳累。

（2）对症消炎镇痛。

### 四、一般治疗

（1）手术治疗　目的是克服髌骨向外侧倾或半脱位，试图从根本上解除髌骨软化症的病因。

① 膝关节支持带的外侧松解，内侧重叠缝合。

② 韧带转移法。

③ 胫骨结节内移术或截骨术。这些过去使用了几十年的方法，由于切口和手术创伤较大逐渐被放弃。人工髌骨关节表面置换术治疗单纯的严重的髌股关节炎有一定疗效。

（2）关节镜治疗　是检查治疗髌骨软化症中后期病例的不错方法，但单纯"刨削术"效果不佳，"膝关节外侧支持带的松解术"有短期效果，但不能持久，容易复发。

（3）选择性股四头肌电刺激治疗　用 BZY-髌骨软化症治疗仪选择性刺激股四头肌内侧头，使其单独收缩锻炼强壮，使股四头肌四个头建立新平衡，阻断髌骨软化症发病恶性循环，效果不错。能明显缓解症状，防止病情加重。外侧支持带的松解术加选择性股四头肌内侧头肌肉电刺激，有望解决髌骨软化症这一难题。

### 五、药物处方

处方①：洛索洛芬钠片，成人 1 次口服洛索洛芬钠（以无水物计）60mg，每日 3 次。出现症状时可 1 次口服 60～120mg。随年龄及症状适宜增减。每日最多 180mg。空腹时不宜服药，或遵医嘱。

【注意事项】

（1）慎重用药

① 有消化性溃疡既往史患者，会使溃疡复发。

② 长期给予非甾体抗炎药引起消化性溃疡的患者，有必要长期使用本品联合米索前列醇进行治疗的患者。

③ 血液异常或有其既往史患者，易引起溶血性贫血等不良反应。

④ 肝损害或有其既往史患者，会使肝损害恶化或复发。

⑤ 肾损害或有其既往史患者，会引起水肿、蛋白尿、血清肌酐上升、高钾血症等不良反应。

⑥ 支气管哮喘患者，会使病情恶化。

⑦ 溃疡性结肠炎患者，病情有潜在恶化可能。

⑧ 克罗恩病患者，病情恶化潜在可能。

⑨ 其他。包括有高血压和（或）心力衰竭（如液体潴留和水肿）病史的患者、有过敏症既往史患者等。

（2）重要事项

① 应注意消炎镇痛剂的治疗，是对症疗法而不是病因疗法。

② 本品用于慢性疾患（类风湿关节炎、骨性关节炎）时，应考虑：

a. 长期用药时，应定期进行临床检验（尿检查、血液检查及肝功能检查等）。若出现异常应减量或停止用药。

b. 还应考虑药物疗法以外的治疗方法。

③ 本品用于急性疾患时，应考虑：

a. 根据急性炎症、疼痛及发热程度而给药。

b. 原则上避免长期使用同一药物。

c. 若有病因疗法，则应采用。

④ 密切观察患者病情、注意不良反应的发生。有时会出现体温过度下降、虚脱及四肢变冷等，因此尤其伴有高热的高龄者或合并消耗性疾患的患者，应密切注意观察给药后患者的病情。

⑤ 有可能掩盖感染症状，故用于感染引起的炎症时，应合用适当抗菌药并注意观察，慎重给药。

⑥ 避免与其他消炎镇痛剂合用为宜。

⑦ 高龄者尤应注意不良反应的发生，仅用必要的最小剂量等，慎重给药。

⑧ 根据控制症状的需要，在最短治疗时间内使用最低有效剂量，可以使不良反应降到最低。

⑨ 在使用所有非甾体抗炎药治疗过程中的任何时候，都可能出现胃肠道出血、溃疡和穿孔的不良反应，其后果可能是致命的。这些不良反应可能伴有或不伴有警示症状，也无论患者是否有胃肠道不良反应史或严重的胃肠事件病史。既往有胃肠道病史（溃疡性结肠炎、克罗恩病）的患者应谨慎使用非甾体抗炎药，以免使病情恶化。当患者服用该药发生胃肠道出血或溃疡时，应停药。老年患者使用非甾体抗炎药出现不良反应的频率增加。

⑩ 针对多种 COX-2 选择性或非选择性 NSAIDs 药物持续时间达 3 年的临床试验显示，本品可能引起严重心血管血栓性不良事件、心肌梗死和中风的风险增加，其后果可能是致命的。所有的 NSAIDs，包括 COX-2 选择性或非选择性药物，可能有相似的风险。有心血管疾病或心血管疾病危险因素的患者，其风险更大。即使既往没有心血管症状，医师和患者也应对此类事件的发生保持警惕。应告知患者严重心血管安全性的症状和（或）体征以及如果发生心血管疾病应采取的急救步骤。患者应该警惕诸如胸痛、气短、无力、言语含糊等症状和体征，而且当有任何上述症状或体征发生后应该马上寻求医师帮助。

⑪ 和所有非甾体抗炎药（NSAIDs）一样，本品可导致新发高血压或使已有的高血压症状加重，其中的任何一种都可导致心血管事件的发生率增加。服用噻嗪类或髓袢利尿药的患者服用非甾体抗炎药（NSAIDs）时，可能会影响这些药物的疗效。高血压病患者应慎用非甾体抗炎药（NSAIDs），包括本品。在开始

本品治疗和整个治疗过程中应密切监测血压。

⑫ NSAIDs，包括本品可能引起致命的、严重的皮肤不良反应，例如剥脱性皮炎、Stevens-Johnson 综合征（SJS）和中毒性表皮坏死松解症（TEN）。这些严重事件可在没有征兆的情况下出现。应告知患者严重皮肤反应的症状和体征，在第一次出现皮肤皮疹或过敏反应的征象时，应停用本品。

（3）有报道，长期使用非甾体抗炎药可导致女性暂时性不育。

**处方②**：氨基葡萄糖，每次 2 粒，每天 3 次，建议服用氨基葡萄糖片 60～90 天。

**【注意事项】**

消化系统少见轻微而短暂的胃肠道症状，如恶心、便秘、腹胀和腹泻。中枢神经系统可见头痛和失眠，偶见轻度嗜睡。另有幻觉、记忆丧失、颤抖、偏头痛报道。心血管系统可出现心悸、外周性水肿和心动过速。部分患者可能出现过敏反应，包括皮疹（麻疹样皮疹）、皮肤瘙痒和皮肤红斑。有胸部疼痛、喉咙紧张感报道。夜间出汗增多。对有壳水生动物（如螺类、贝壳类和虾蟹等）提取的甲壳素过敏者，禁服氨基葡萄糖类药物。氨基葡萄糖对哺乳期及儿童的影响尚不清楚，故哺乳期妇女及儿童不宜服用。

**处方③**：塞来昔布胶囊，口服，每次 200mg，每日 2 次。

**【注意事项】**

在开始本品治疗和治疗过程中应定期告知患者以下信息。

（1）本品与其他非甾体抗炎药（NSAIDs）一样，可能引起严重的心血管疾病，例如心肌梗死或中风，这些疾病可能导致患者住院甚至死亡。虽然严重心血管疾病事件的发生可能没有任何征兆，但是患者应警惕胸痛、呼吸短促、乏力、言语含糊的症状和体征，如果出现这些症状或体征，应寻求医疗帮助。医师应告知患者随诊的重要性。

（2）本品与其他非甾体抗炎药（NSAIDs）一样，可能引起胃肠道不适，出现罕见而更严重的副作用如溃疡和出血等，导致患者住院甚至死亡。虽然严重的胃肠道溃疡和出血的发生可能没有任何征兆，但是患者应警惕溃疡和出血的症状和体征，在发现任何预示这些疾病的症状和体征包括腹上部疼痛、消化不良、黑粪和呕血时，应寻求医疗帮助。医师也应告知患者随诊的重要性。

（3）告知患者，如果出现任何类型的皮疹，应立即停药，并尽快与医师联系。本品是一种磺胺类药物，可以引起导致住院甚至死亡的严重的皮肤副作用，例如剥脱性皮炎、Stevens-Johnson 综合征和中毒性表皮坏死松解症（TENS）。所有的、甚至是非磺胺类非甾体抗炎药（NSAIDs）都可能发生这些反应。虽然严重的皮肤反应的发生可能没有征兆，但是患者应警惕皮疹和水疱的症状和体征、发热或过敏反应的其他体征如瘙痒，在发现任何征兆的症状或体征时，应寻求医疗帮助。既往有磺胺类药物过敏史的患者不应服用塞来昔布。

（4）患者应迅速向医师报告无法解释的体重增加或水肿的症状和体征。

（5）告知患者预示肝脏毒性反应的症状和体征（如：恶心、疲劳、嗜睡、瘙痒、黄疸、右上腹痛和"感冒样"症状）。如发生这些症状和体征，应停止用药，并立即寻求治疗。

（6）告知患者过敏反应的症状和体征（如呼吸困难、颜面或喉部水肿）。如果发生这些症状或体征，应停止用药，并立即寻求治疗。

（7）因为导致动脉导管提前闭合，在妊娠晚期应避免使用塞来昔布。

**处方④**：双氯芬酸钠缓释片，口服，每次 0.1g（1 片），每日 1 次，或遵医嘱。晚餐后用温开水送服，需整片吞服，不要弄碎或咀嚼。

【注意事项】

（1）避免与其他非甾体抗炎药，包括选择性环氧合酶-2（COX-2）抑制剂合并用药。

（2）根据控制症状的需要，在最短治疗时间内使用最低有效剂量，可以使不良反应的发生率降到最低。

（3）在使用所有非甾体抗炎药治疗过程中的任何时候，都可能出现胃肠道出血、溃疡和穿孔的不良反应，其后果可能是致命的。这些不良反应可能伴有或不伴有警示症状，也无论患者是否有胃肠道不良反应史或严重的胃肠事件病史。既往有胃肠道病史（溃疡性结肠炎、克罗恩病）的患者应谨慎使用非甾体抗炎药，以免使病情恶化。当患者服用该药发生胃肠道出血或溃疡时，应停药。老年患者使用非甾体抗炎药出现不良反应的频率增加。

（4）针对多种 COX-2 选择性或非选择性 NSAIDs 药物持续时间达 3 年的临床试验显示，本品可能引起严重心血管血栓性不良事件、心肌梗死和中风的风险增加，其风险可能是致命的。所有的 NSAIDs，包括 COX-2 选择性或非选择性药物，可能有相似的风险。有心血管疾病或心血管疾病危险因素的患者，其风险更大。即使既往没有心血管症状。医师和患者也应对此类事件的发生保持警惕。应告知患者严重心血管安全性的症状和（或）体征以及如果发生心血管疾病应采取的急救步骤。患者应该警惕诸如胸痛、气短、无力、言语含糊等症状和体征，而且当有任何上述症状或体征发生后应该马上寻求医师帮助。

（5）和所有非甾体抗炎药（NSAIDs）一样，本品可导致新发高血压或使已有的高血压症状加重，其中的任何一种都可导致心血管事件的发生率增加。服用噻嗪类或髓袢利尿药的患者服用非甾体抗炎药（NSAIDs）时，可能会影响这些药物的疗效。高血压病患者应慎用非甾体抗炎药（NSAIDs），包括本品。在开始本品治疗和整个治疗过程中应密切监测血压。

（6）有高血压和（或）心力衰竭（如液体潴留和水肿）并使得患者应慎用。

（7）NSAIDs，包括本品可能引起致命的、严重的皮肤不良反应，例如剥脱性皮炎、Stevens-Johnson 综合征（SJS）和中毒性表皮坏死松解症（TEN）。这些严重事件可在没有征兆的情况下出现。应告知患者严重皮肤反应的症状和体征，在第一次出现皮肤皮疹或过敏反应的征象时，应停用本品。

（8）血液系统异常、高血压、心脏病患者慎用。

（9）因本药中含钠，对限制钠盐摄入量的患者应慎用。

（10）对那些有胃肠道症状或曾有胃肠溃疡病史，严重肝功能损害患者，如需应用双氯芬酸，应置于严密的医疗监护之下。

（11）心、肾功能损害者正在应用利尿药治疗、进行大手术后恢复期患者以及由于任何原因细胞外液丢失的患者应慎用双氯芬酸。

（12）用药过程中，如出现明显不良反应，应停药。

（13）服用需整片吞服，不能弄碎。

（14）个别需要长期治疗的患者，应定期检查肝功能和血常规，发生肝功能损害时应停用。

（15）有眩晕史或其他中枢神经疾病史的患者在服用期间应禁止驾车或操纵机器。

（16）应注意与锂制剂、地高辛制剂、保钾利尿药、抗凝血剂、降血糖药和甲氨蝶呤等配合使用的剂量及不良反应。

（17）体重较轻的患者应降低用量。

**处方⑤**：布洛芬缓释胶囊，口服。成人每次 1 粒，每日 2 次（早晚各 1 次）。

【注意事项】

（1）本品为对症治疗药，不宜长期或大量使用，用于镇痛不得超过 5 天，用于解热不得超过 3 天，如症状不缓解，请咨询医师或药师。

（2）本品最好在餐中或餐后服用。

（3）对本品及其他解热、镇痛抗炎药物过敏者禁用。过敏体质者慎用。

（4）第一次使用本品如出现皮疹、黏膜损伤或过敏症状，应停药并咨询医师。

（5）必须整粒吞服，不得打开或溶解后服用。

（6）不能同时服用其他含有解热镇痛药的药品（如某些复方抗感冒药）。

（7）服用本品期间不得饮酒或含有酒精的饮料。

（8）肠胃病患者使用前请咨询医师或药师，既往有与使用非甾体抗炎药治疗相关的上消化道出血或穿孔史者禁用。

（9）有下列情况患者慎用：60 岁以上、支气管哮喘、肝肾功能不全、凝血机制或血小板功能障碍（如血友病或其他出血性疾病）。

（10）下列情况患者应在医师指导下使用：有消化性溃疡史、胃肠道出血、近期进行过胃部手术、慢性肠炎或克罗恩病（Crohn's disease）、心功能不全、高血压。

（11）有系统性红斑狼疮或混合性结缔组织病，免疫系统疾病导致关节疼痛、皮肤改变和其他器官的病症患者应慎用，因有增加无菌性脑膜炎的风险。

（12）如出现胃肠道出血或溃疡、肝肾功能损害、尿液混浊或尿中带血、背部疼痛、视力或听力障碍、血常规异常、胸痛、气短、无力、言语含糊等情况，应停药并咨询医师。

（13）总体而言，小剂量布洛芬（每日≤1.2g）不会增加心肌梗死风险。而在采用高剂量和延长治疗时，应警惕可能增加这种风险。

（14）本布洛芬缓释胶囊制剂仅适用于成人。

（15）准备怀孕的妇女应慎用或在医师指导下使用，因布洛芬属于非甾体抗炎药，有可能影响女性生育力，但停药后具有可逆性。

（16）勿过量服药，如服用过量或出现严重不良反应，应立即就医。

（17）本品性状发生改变时禁止使用。

（18）请将本品放在儿童不能接触的地方。

（19）如正在使用其他药品，使用本品前请咨询医师或药师。

**处方⑥**：双氯芬酸二乙胺乳胶剂（扶他林）：外用。按痛处面积大小确定使用剂量。通常每次使用双氯芬酸二乙胺乳胶剂 3～5cm 或更多，轻轻揉搓使双氯芬酸二乙胺乳胶剂渗透皮肤，每日 3～4 次。12 岁以下儿童用量请咨询医师或药师。

**【注意事项】**

（1）本品只适用于完整的皮肤表面，忌用于破损皮肤或开放性创口。

（2）由于局部应用也可全身吸收，故应严格按规定剂量使用，避免长期大面积使用。

（3）本品仅供外用，禁止接触眼睛和黏膜，切勿入口。

（4）肝肾功能损害者慎用。

（5）当药品性状发生改变时不要使用。

（6）将本品放置于儿童不易接触的地方，以免儿童误用。

**处方⑦**：消炎镇痛膏，贴患处。每日 1～2 次。

**【注意事项】**

（1）本品为外用药。

（2）皮肤破伤处不宜使用。

（3）皮肤过敏者停用。

（4）本品含盐酸苯海拉明，哺乳期妇女慎用。

（5）青光眼、前列腺增生患者应在医师指导下使用。

（6）儿童、老年患者应在医师指导下使用。

（7）对本品过敏者禁用，过敏体质者慎用。

（8）本品性状发生改变时禁止使用。

（9）儿童必须在成人的监护下使用。

（10）请将本品放在儿童不能接触的地方。

**处方⑧：**云南白药气雾剂，外用，喷于伤患处。使用云南白药气雾剂，每日3～5次。凡遇较重闭合性跌打损伤者，先喷云南白药气雾剂保险液，若剧烈疼痛仍不缓解，可间隔1～2min重复给药，每天使用不得超过3次。喷云南白药气雾剂保险液间隔3min后，再喷云南白药气雾剂。

**【注意事项】**

（1）本品只限于外用，切勿喷入口、眼、鼻。

（2）皮肤过敏者停用。

（3）小儿、年老患者应在医师指导下使用。

（4）使用云南白药气雾剂保险液时先振摇，喷嘴离皮肤5～10cm，喷射时间应限制在3～5s，以防止局部冻伤。

（5）皮肤受损者勿用。

（6）使用时勿近明火，切勿受热，应置于阴凉处保存。

（7）对酒精及本品过敏者禁用，过敏体质者慎用。

（8）本品性状发生改变时禁止使用。

（9）儿童必须在成人的监护下使用。

（10）请将本品放在儿童不能接触的地方。

（11）如正在使用其他药品，使用本品前请咨询医师或药师。

（黄炯锋　罗治成）

# 肘管综合征

肘管综合征（cubital tunnel syndrome），又称肘部尺神经卡压综合征、创伤性尺神经炎、迟发性尺神经炎，是常见的周围神经卡压性疾病之一，其发病率仅次于腕管综合征。早在1878年就有此病的报道，人们对其认识至今已有145年。肘管综合征的发病原因多种多样，包括肘管自身解剖结构上存在的潜在性卡压因素、外伤及占位性病变等，对尺神经造成了不同程度的卡压或牵拉，引起一系列病理生理改变，产生相应的临床症状。

临床可见手背尺侧、小鱼际、小指及环指尺侧感觉异常、减退或消失等首先发生，通常为麻木或刺痛。可伴有肘、前臂及手内侧疼痛，可向小指和环指放射。继发感觉异常一定时间后可出现小指对掌无力及手指收、展不灵活，逐渐出现手部肌肉萎缩、无力，抓不紧东西，屈肘时尤为明显。体征检查可见手部小鱼际肌、骨间肌萎缩，肌力减退。病程长或受压较重者可有不同程度的环、小指呈爪状畸形。亦可发生尺侧腕屈肌和环、小指指深屈肌肌力减弱、肌萎缩，握、捏力减弱。小指外展位不能内收，拇指和示指间夹纸试验阳性（Froment 征）。患者手指内收、外展肌力弱。尺神经支配的屈指深肌肌力减弱，屈肘时加重或出现麻木或刺痛感。Tinel 征，此试验可作为尺神经卡压综合征的定位检查。肘外翻、尺神经沟处增厚或有包块等肘部畸形。

**一、诊断要点**

根据病史、临床症状及体征，基本可以明确诊断。必要时可结合相关辅助检查。

（1）电生理检查　尺神经电生理检测可发现被支配的各部分肌肉出现失神经的自发电位活动。肌肉收缩时，动作电位的数量、振幅减小，并可有多相电位。另外，经过肘部的运动神经传导速度减慢。肘下尺神经传导速度减慢，小鱼际肌及骨间肌肌电图异常。肌电图对诊断肘管综合征有较高的价值。有研究认为，肘上 5cm 至肘下 5cm 段尺神经传导速度＜40m/s 时，应考虑为肘管综合征。进一步研究指出，当怀疑有尺神经肘段卡压时，屈肘位肘上 5cm 至肘下 5cm 段潜伏期较伸肘位延长超过 0.4ms，可作为确定卡压的依据。有报道称电生理检查诊断肘管综合征的误诊率为 20%～40%，但电生理检查仍是诊断该病最常用的方法。

（2）影像学检查　肘部 X 线片显示肘内侧骨化，局部有移位骨块或异常骨化，肘关节提携角改变及肘关节的退行性变，对肘管综合征的诊断均有参考价值。有外伤者 X 线片可见陈旧性骨折、畸形愈合（肘内翻或肘外翻）或不愈合，骨关节炎者肘部有骨质增生。超声检查近年逐渐应用于诊断肘管综合征，它具有无创、安全、可重复操作等优点，可较准确地发现肘管综合征患者尺神经各种病理变化，如神经肿胀、外膜增厚等，可明确病变范围，帮助手术医师选择切口大小。有学者指出，B 超测量横截面面积（CSA）指标最有诊断价值。但尺神经 CSA 诊断阈值尚无统一标准。

**二、鉴别诊断**

临床上需与运动神经元病、脊髓空洞症、颈椎病、胸廓出口综合征、尺管综合征等疾病相鉴别。神经肌电图检查对本病的诊断、鉴别诊断及病情的进展和预后均可提供可靠的依据。

**三、治疗原则**

对于肘管综合征的治疗，目前仍有较大的争议。有学者认为，肘管综合征初期治疗应以保守治疗为主，通常包括应用营养神经药物、休息、改变或限制肘关节及腕关节活动，而症状持续或加重，特别是伴有肌无力时，则是外科干预的指征。

**四、一般治疗**

（1）手术治疗　常见手术方法有尺神经原位松解术、肱骨内上髁切除术、尺神经皮下前置术、尺神经肌内前置术、尺神经肌下前置术、关节镜下尺神经松解术等。总治疗原则是术中对尺神经及其通路彻底松解减压，同时保证尺神经前置后的可靠固定及良好的血供和组织床环境。对各术式的效果，学者们持有不同观点。

① 尺神经原位松解术。在术中仅切开肘管并做尺神经松解，尺神经不前置，通过解除尺神经的局部压迫而进行治疗。优点是最简单而创伤最小，对尺神经血供的破坏也最小，并发症最少。缺点是复发率较高，术后可发生尺神经半脱位等并发症。因此其适应证较窄，仅适用于症状较轻、病程短、经保守治疗无效者。其禁忌证是术前有尺神经半脱位和由肘外翻畸形、肘关节骨性关节炎、类风湿关节炎、关节滑膜炎等导致的神经卡压。

② 肱骨内上髁切除术。因其减压效果不彻底，术后尺神经仍留在骨表面，有再度损伤的可能，有一定的复发率。术后可发生创伤性关节炎和局部血肿等并发症。除非内上髁有增生肥大采用此手术方法外，目前已较少应用。

③ 尺神经前置术。有三种术式。共同的优点是减压彻底，将尺神经移至肘关节的前方，完全解除了屈肘时对尺神经的压迫和牵拉作用。缺点是对尺神经的操作多，游离较广泛，损伤较大，可能会损伤尺神经到尺侧腕屈肌的肌支，并可能影响尺神经的血供。适用于存在骨性异常、神经周围瘢痕、尺神经半脱位、肘管内的病理性改变的患者。三种术式如下。

a. 尺神经皮下前置术。方法是将尺神经移到旋前肌屈肌的浅层，用一个筋膜瓣固定尺神经的位置以防止移位。尺神经皮下前置手术操作简单、损伤小，避免了切开旋前圆肌屈肌，对旋前肌屈肌肌力的影响小，恢复较快。至今仍是很多人推崇的有效可靠的治疗方法。

b. 尺神经肌下前置术。方法是将旋前圆肌屈肌完全切开，把尺神经置于旋前圆肌屈肌肌腹的深层，可防止尺神经的滑移和受到外来的压迫，尺神经走行的角度更小。术后需要固定肘关节于屈曲45°至少2～3周，以利于肌肉愈合。此方法在术后预防神经粘连及肘关节功能恢复上不及尺神经皮下前置术。有些学者认为尺神经肌下前置后会影响尺神经血供。

c. 尺神经肌内前置术。Adson于1918年报道尺神经肌内前置术，于旋前圆肌上设计5mm深的浅沟，将尺神经游离其内并用浅筋膜覆盖。有些学者认为此术式对肌肉损伤小，故优于尺神经肌下前置术，另有些学者发现，前置后的尺神经因肌肉内瘢痕形成而导致神经严重卡压甚至纤维化。

以上式各有优缺点，不同的外科医师常习惯采用不同的手术方法。三者的选择，取决于神经移位后神经卡压因素的彻底解除、神经床的质量好及神经通道的顺畅，只要达到这三项要求，三种手术方式都可以取得满意的疗效。

内镜下尺神经松解术或尺神经松解皮下前置术。

（2）康复治疗 术后切口区予疏松包扎，术后2天内限制腕关节活动。2天后开始肩、肘、腕、手和手指功能练习。术后三周内，可在夜间使用支具固定腕关节于中立位。术后 12～14 天拆除缝线。1 个月后恢复工作，但限制负重。术后 6～8 周，完全恢复活动。及早开始功能锻炼可缩短康复期。对于因结核性腱滑膜炎或类风湿滑膜炎引起的腕管综合征，术后还需应用抗结核或抗风湿的药物治疗。

**五、药物处方**

**处方①**：甲钴胺片，每次 0.5mg，口服，每日 3 次。

**【注意事项】**

（1）如果服用一个月以上无效，则无须继续服用。

（2）从事汞及其化合物的工作人员，不宜长期大量服用本品。

**处方②**：维生素 $B_1$ 片，每次 10mg，口服，每日 3 次。

**【注意事项】**

（1）必须按推荐剂量服用，不可超量服用。

（2）儿童用量请咨询医师或药师。

（3）孕妇及哺乳期妇女应在医师指导下使用。

（4）如服用过量或出现严重不良反应，应立即就医。

（5）对本品过敏者禁用，过敏体质者慎用。

（6）本品性状发生改变时禁止使用。

（7）请将本品放在儿童不能接触的地方。

（8）儿童必须在成人监护下使用。

（9）如正在使用其他药品，使用本品前请咨询医师或药师。

（邱健钊）

# 腕管综合征

腕管综合征是神经卡压综合征中最为常见的一种，为正中神经在腕部受到卡压而引起的一系列症状和体征。腕管综合征好发于 30～50 岁年龄，女性为男性的 5 倍，双侧发病者占 1/3～1/2。由于正中神经受压，拇、食、中指产生疼痛和感觉麻木，初期常表现为指端的感觉功能障碍，常常入睡后数小时因出现麻木或烧灼痛而致醒，活动后缓解。少数患者由于病程较长而出现神经营养障碍，发生大鱼际肌萎缩，检查时可叩击腕部掌侧正中，出现正中神经支配区的麻木、疼痛。

**一、诊断要点**

（1）典型的症状　拇、食、中指产生疼痛和感觉麻木，夜间疼痛明显。

（2）Tinel 征　在腕韧带近侧缘处用手指叩击正中神经部位，拇、食、中指三指有放射痛者为阳性。

（3）Phalen 试验阳性　双肘搁于桌上，前臂与桌面垂直，两腕自然掌屈，此时正中神经被压在腕横韧带近侧缘，腕管综合征者很快出现疼痛。

（4）正中神经传导速度检查异常。

### 二、鉴别诊断

多数腕管综合征患者具有典型的症状和体征，但仍有一些不典型的患者，需要与其他一些神经系统疾患进行鉴别（如颅内肿瘤、多发性硬化、神经根型颈椎病、脊髓空洞症、胸廓出口综合征、外周神经肿瘤、特发性臂丛神经病、臂丛下干或其他正中神经病变）进行鉴别。

### 三、治疗原则

症状轻者可试用保守治疗，保守治疗无效或明显神经损害者需手术治疗，手术一般采用腕横韧带切开腕管减压术。

### 四、一般治疗

对患病早期、症状较轻者，可用小夹板等固定腕关节于中立位 3～4 周，注意休息，避免劳累，可考虑适当理疗。如果患者患有类风湿关节炎、糖尿病、甲状腺功能低下，则必须首先积极治疗原发病。

### 五、药物处方

**处方①**：塞来昔布，一般使用剂量 200mg，口服，每日 1 次；急性疼痛推荐剂量为第 1 天首剂 400mg，随后根据需要，每日 2 次，每次 200mg。

或　依托考昔片，30～60mg，口服，每日 1 次，最大推荐剂量为每天不超过 120mg。

或　双氯芬酸钠缓释片，75mg，口服，每日 1 次。

或　洛索洛芬钠片，每次 60mg，口服，每日 3 次。

或　布洛芬缓释胶囊，每次 1 粒，口服，每日 2 次。

**【注意事项】**

（1）禁用于对上述药物过敏者，塞来昔布不可用于已知对磺胺类药物过敏者。孕妇及哺乳期妇女禁用。

（2）非甾体抗炎药不可用于服用阿司匹林或其他非甾体抗炎药后诱发哮喘、荨麻疹或过敏反应的患者。

（3）非甾体抗炎药禁用于冠状动脉旁路移植术（CABG）围手术期疼痛的治疗。

（4）非甾体抗炎药禁用于有活动性消化性溃疡/出血的患者。

（5）非甾体抗炎药禁用于严重肝肾功能损害者及重度心力衰竭患者。

（6）非甾体抗炎药可能使严重心血管血栓事件、心肌梗死和中风的风险增加，其后果可能是致命的。所有非甾体抗炎药（NSAIDs）可能都具有相似的风险。这种风险可能随药物使用时间的延长而增加。有心血管疾病或心血管疾病危险因素的患者，其风险更大。

（7）非甾体抗炎药可使严重胃肠道不良事件的风险增加，包括胃或肠道的出血、溃疡和穿孔，其后果可能是致命的，这些事件可以发生在用药期间的任何时间，并且可以没有警示症状。老年患者发生严重胃肠道事件的风险更大。

（8）避免与其他任何非甾体抗炎药或者阿司匹林合并用药。

（9）对晚期肾脏疾病患者，不推荐用依托考昔片治疗。

（10）非甾体抗炎药的长期使用可致肝肾功能损害，应定期进行临床检验（尿检查、血液检查及肝功能检查等）。

（11）相比非选择性 NSAIDs，长期应用选择性 COX-2 抑制剂对胃肠道损伤较小，具有较好的全胃肠道安全性。

**处方②：**双氯芬酸二乙胺乳胶剂（扶他林），适量，抹患处，每日 3～4 次。

或　布洛芬凝胶适量，抹患处，每日 3 次。

【注意事项】

（1）对非甾体抗炎药过敏者禁用。

（2）孕妇禁用。

（3）不得用于破损皮肤或感染伤口。

（4）避免接触眼睛或其他黏膜。

（5）避免长期大面积使用。

**处方③：**氨酚羟考酮片，成人常规剂量为每 6h 服用 1 片，或每 8h 服用 1 片，可根据疼痛程度调整剂量。

【注意事项】

（1）对羟考酮、对乙酰氨基酚过敏者禁用。

（2）在任何禁用阿片样药物的情况下禁用羟考酮，包括患有严重呼吸抑制（在没有监测装置或缺少复苏设备情况下）、急性或严重支气管哮喘、高碳酸血症的患者。

（3）对疑似或已知患有麻痹性肠梗阻者禁用羟考酮。

（4）应警惕药物的误用、滥用和倒卖。

（5）与所有阿片样激动剂一样，服用羟考酮后会带来呼吸抑制的危险。年老体弱患者和不能耐受的患者在给予较大初始剂量的羟考酮或当羟考酮与其他抑制呼吸的药物联合使用时，发生呼吸抑制的危险性更高。对于患有急性哮喘、慢性阻塞性肺疾病（COPD）、肺源性心脏病或呼吸损伤的患者在使用羟考酮时应当给予高度关注，此类患者即使给予普通治疗剂量也可导致呼吸抑制，甚至呼吸暂停。

**处方④**：甲钴胺片，通常成人每次 0.5mg，口服，每日 3 次。

**【注意事项】**

（1）主要用于营养神经，促进神经功能恢复。

（2）禁用于对甲钴胺有过敏史的患者。

（3）从事汞及其化合物的工作人员，不宜长期大量服用甲钴胺。

**处方⑤**：复方倍他米松注射液 0.5～1mL＋2％利多卡因 1～3mL，局部痛点封闭，一般一次即可，必要时 4～6 周后可再给予一次，不超过 3 次。

或 曲安奈德注射液 10～40mg＋2％利多卡因 1～3mL，局部痛点封闭，一般一次即可，必要时 4～6 周后可再给予一次，不超过 3 次。

**【注意事项】**

（1）有以下情况者禁用

① 全身情况差、无法配合或耐受有创操作。

② 患有不宜使用糖皮质激素或局麻药物的疾病。

③ 局部条件不允许进行注射如局部皮肤感染、肿胀、缺血性疾病、皮肤挫裂伤、皮肤萎缩菲薄。

④ 发育异常、解剖变异、无法准确定位。

⑤ 近期多次注射效果不佳。

⑥ 全身真菌感染。

⑦ 对糖皮质激素类药物或本品中任一成分过敏的患者。

⑧ 不得用于活动性胃溃疡、结核病、急性肾小球炎或任何未被抗生素所制止的感染。

（2）局部注射肾上腺皮质激素后可能出现难以治疗的继发感染；药物注入动脉引起血管痉挛、栓塞而肢端坏死；注入神经鞘内继发神经炎；反复腱鞘内注射引起肌腱自发性断裂。

（3）使用时必须注意严格无菌技术，注射部位准确无误，注射前回抽确定有无回血。

（4）给特发性血小板减少性紫癜患者肌内注射时应慎重。

（5）软组织、皮损内和关节内注入糖皮质激素可引起局部和全身作用。

（6）将糖皮质激素类药物直接注入肌腱内可造成延缓性肌腱破裂，故应避免。

（7）少数患者局部封闭治疗多次可引起局部肌肉、肌腱、神经变性。

（8）复方倍他米松含苯甲醇，禁止用于儿童肌内注射。

（宋迪煜 李振凯 乔 林）

# 胫骨结节骨软骨炎

1903 年，Osgood 首先报道了胫骨结节部分撕脱的病例。不久之后，Schlatter 又提出本病是胫骨上端骨骺的舌状下垂部分的骨骺炎，故本病亦称为 Osgood-Schlatter 病。胫骨结节骨软骨炎是由于股四头肌的长期、反复、猛烈的收缩暴力，通过髌骨和髌韧带集中于胫骨结节骨骺，使其发生慢性损伤，以致骨骺缺血坏死而引起的临床症状。其临床表现主要为胫骨结节部位疼痛、肿大和压痛，无明显的功能障碍。患者多有外伤史。本病多见于 10～15 岁的青少年，男多于女，多为单侧，亦可双侧（约占 30%），好发于喜爱剧烈运动（如跑跳、球类等）的中学生，发病缓慢，可并发高位髌骨和膝反屈。胫骨结节骨软骨炎不治可自愈，骨骺骨化后，症状自消，但时间较长。对症治疗，常能奏效。治疗无效或明显畸形者，可行手术治疗，疗效良好。

## 一、诊断要点

（1）根据年龄（18 岁前）、高强度运动史、膝前部疼痛为主要症状。

（2）运动后或压迫局部疼痛加剧，休息后轻。

（3）有时可有跛行，胫骨结节局部隆起、坚硬、压痛，抗阻力伸膝时疼痛明显加重。

（4）X 线片有助于诊断。

## 二、鉴别诊断

胫骨结节骨软骨炎需与髌腱周围炎、髌骨软骨软化、膝关节积液相鉴别，鉴别要点主要是疼痛、压痛部位明显不同。

## 三、治疗原则

（1）停止剧烈活动，注意休息。

（2）对症消炎镇痛。

## 四、一般治疗

（1）胫骨结节骨软骨炎可自愈，大部分患者仅需保守治疗或不需治疗。

（2）对早期疼痛较轻者，只需停止剧烈运动，症状即可缓解或消失。

（3）配合局部热敷、理疗，有助于改善血运状况，以减轻肿胀、疼痛。

（4）对疼痛剧烈者，可局部注射醋酸曲安奈德，在肿胀的髌腱或骨骺周围软组织中行局部封闭，也能起到很好地减轻疼痛、缩短病程的作用。同时，可用石膏托固定制动 4 周，允许下肢负重，但那些疼痛剧烈者应卧床休息或挂拐，以减轻对结节部的应力，3个月内避免剧烈运动，症状通常可以消失。

### 五、药物处方

**处方①**：云南白药气雾剂，外用，喷于伤患处，每日3～5次。凡遇较重闭合性跌打损伤者，先喷云南白药气雾剂保险液，若剧烈疼痛仍不缓解，可间隔1～2min重复给药，每天使用不得超过3次。喷云南白药气雾剂保险液间隔3min后，再喷云南白药气雾剂。

**【注意事项】**

（1）只限于外用，切勿喷入口、眼、鼻。

（2）皮肤过敏者停用。

（3）小儿、年老患者应在医师指导下使用。

（4）使用云南白药气雾剂保险液时先振摇，喷嘴离皮肤5～10cm，喷射时间应限制在3～5s，以防止局部冻伤。

（5）皮肤受损者勿用。

（6）使用时勿近明火，切勿受热，应置于阴凉处保存。

（7）对酒精及本品过敏者禁用，过敏体质者慎用。

（8）本品性状发生改变时禁止使用。

（9）儿童必须在成人的监护下使用。

（10）请将本品放在儿童不能接触的地方。

（11）如正在使用其他药品，使用本品前请咨询医师或药师。

**处方②**：双氯芬酸二乙胺乳胶剂（扶他林），外用，按痛处面积大小确定使用剂量。通常每次使用双氯芬酸二乙胺乳胶剂3～5cm或更多，轻轻揉搓使双氯芬酸二乙胺乳胶剂渗透皮肤，每日3～4次。12岁以下儿童用量请咨询医师或药师。

**【注意事项】**

（1）本品只适用于完整的皮肤表面，忌用于破损皮肤或开放性创口。

（2）由于局部应用也可全身吸收，故应严格按规定剂量使用，避免长期大面积使用。

（3）本品仅供外用，禁止接触眼睛和黏膜，切勿入口。

（4）肝肾功能损害者慎用。

（5）当药品性状发生改变时不要使用。

（6）将本品放置于儿童不易接触的地方，以免儿童误用。

**处方③**：消炎镇痛膏，贴患处。每日1～2次。

**【注意事项】**

（1）本品为外用药。

（2）皮肤破伤处不宜使用。

（3）皮肤过敏者停用。

（4）本品含盐酸苯海拉明。哺乳期妇女慎用。

（5）青光眼、前列腺增生患者应在医师指导下使用。

（6）儿童、老年患者应在医师指导下使用。

（7）对本品过敏者禁用，过敏体质者慎用。

（8）本品性状发生改变时禁止使用。

（9）儿童必须在成人的监护下使用。

（10）请将本品放在儿童不能接触的地方。

（黄炯锋　罗治成）

# 骨　折

骨折，不论发生于骨、骺板或关节，都是指骨质结构的连续性中断。这包括明显的皮质骨断裂，也包括骨小梁的中断，即微骨折。骨折一般均伴有软组织——骨周围的骨膜、韧带、肌腱、肌肉、血管、神经、关节囊的损伤，一般表现为局部疼痛、肿胀、发绀、功能障碍、畸形及骨擦音等。在治疗时，可以利用完整的软组织作为整复、固定的支点，对已破坏的软组织，应在治疗骨折的同时治疗软组织损伤。

## 一、诊断要点

（1）全身表现

① 体温。骨折后一般体温正常，出血量较大的骨折，血肿吸收时，体温略有升高，但一般不超过 38℃，开放性骨折体温升高时，应考虑感染的可能。

② 休克。骨折所致的休克主要原因是出血，特别是骨盆骨折、股骨骨折和多发性骨折，其出血量大者可达 2000mL 以上。严重的开放性骨折或并发重要内脏器官损伤时亦可导致休克。

（2）局部表现

① 骨折的一般表现。为局限性疼痛与压痛、局部肿胀与瘀斑、功能障碍。

② 骨折的专有体征。a. 畸形：骨折段移位可使患肢外形发生改变，主要表现为短缩、成角或旋转。b. 异常活动：正常情况下肢体不能活动的部位，骨折后出现不正常的活动。c. 骨擦音或骨擦感：骨折后，两骨折端相互摩擦时，可产生骨擦音或骨擦感。

（3）影像学检查　凡疑为骨折者应常规进行 X 线检查，可显示临床上难以发现的不完全性骨折、深部骨折、关节内骨折和小的撕脱性骨折等，即使临床上已表现为明显骨折者，X线检查也是必要的，可以帮助了解骨折的类型和具体情况，对治疗具有指导意义。骨折的X线检查一般应拍摄包括邻近一个关节在内的正、侧位片，必要时须加摄斜位、切线位或健侧相应部位的X线片。仔细阅读X线片后应辨明以下几点。

① 骨折是损伤性或病理性。

② 骨折是否移位，如何移位。

③ 骨折对位对线是否满意，是否需要整复。

④ 骨折是新鲜的还是陈旧的。

⑤ 有无邻近关节或骨损伤。

### 二、鉴别诊断

根据患者临床表现和X线检查，可以明确诊断，无须鉴别。但是，需要注意区分单纯性骨折和病理性骨折。

### 三、治疗原则

三步阶梯疗法　骨折患者的典型表现是伤后出现局部变形、肢体等出现异常运动、移动肢体时可听到骨擦音，此外，还可有伤口剧痛，局部肿胀、淤血，伤后出现运动障碍。出现外伤后尽可能少搬动患者，如需搬动必须动作谨慎、轻柔、稳妥，以不增加患者痛苦为原则。治疗骨折的最终目的是使受伤肢体最大可能、最大限度地恢复其功能。因此，在骨折治疗中，复位、固定、功能锻炼这三项基本原则十分重要。

### 四、一般治疗

（1）手术治疗

① 复位。是将骨折后发生移位的骨折断端重新恢复正常或接近原有正常位置，以重新恢复骨骼的支架作用。复位的方法有闭合复位、手术复位及外固定架复位。

② 固定。骨折复位后，因为其不稳定，容易发生再移位，因此要采用不同的方法将其固定在满意的位置上，使其逐渐愈合。常用的固定方法有小夹板、石膏绷带、外固定支架、牵引制动固定等，这些叫外固定。如果通过手术放置钢板、钢针、髓内针、螺丝钉等，就叫内固定。

③ 功能锻炼。骨折后期主要是以重点关节为主的全身功能锻炼，通过受伤肢体肌肉收缩，增加骨折周围组织的血液循环，促进骨折愈合，防止肌肉萎缩，通过主动或被动活动未被固定的关节，防止关节粘连、关节囊挛缩等，使受伤肢体的功能尽快恢复到骨折前的正常状态。骨折患者的康复应该遵循循序渐进，由轻到重、由小到大，主动功能锻炼为主，被动活动为辅的原则。

（2）康复治疗

① 要求。尽早进行系统合理的功能锻炼，不仅能维持机体正常的生理功能水平、加快骨折愈合、防止毗邻未受伤关节的功能障碍，更重要的是可以防止因肌肉粘连、关节僵硬及肌肉萎缩所引起的受伤关节的永久功能障碍，最大限度地恢复患者的肢体功能，预防肢体失用性萎缩及关节拘缩。

② 日常方法。四肢骨折，尤其是关节及关节周围骨折术后的康复，最重要的是关节活动度和肌力的训练。早期关节活动度训练要以被动活动为主，应掌握循序渐进的原则，有条件可使用肢体智能运动训练治疗护理器（CPM）进行功能锻炼。术后 3 天可开始逐步加强主动的关节活动。康复训练要逐步加大并维持关节的最大活动度，切忌小范围快节奏活动，这样不仅对关节活动度的改善无帮助，而且对骨折局部也有影响。

③ 肌力训练。人体上下肢的功能各有侧重，上肢侧重于精细动作，这些功能的恢复是功能锻炼的重点。锻炼时要注意手指屈伸都要达到最大限度，以防止手部关节僵硬粘连。下肢的主要功能是负重，但在下肢骨折愈合前如果过度负重会造成固定物松动、折断，所以下肢骨折的康复一定要遵循"早活动、晚负重"的原则。股四头肌是大腿前侧的一块重要肌肉，伤后和术后如果长时间不活动很容易萎缩，而且一旦萎缩很难恢复，直接影响功能康复结果。

（3）药物治疗　人体骨折后，骨骼的愈合速度较为缓慢，一般最快的要三个月，慢的要半年才能基本康复，有些甚至长达一年、二年骨折都难以愈合。所以在骨折后应适当使用骨伤药物帮助骨骼的生长，可选用伤科接骨片、七叶皂苷钠等中成药进行辅助治疗，其中药成分有活血化瘀，续筋接骨的功效，能帮助骨骼生长愈合。同时其消肿镇痛的效果，能有效帮助骨折患者消除局部肿胀、疼痛，缩短骨折恢复时间。

**五、药物处方**

**处方①**：伤科接骨片，每次 2～3 片，口服，每日 3 次。

**【注意事项】**

（1）运动员慎用。

（2）本品服用须遵医嘱，不可随意增加剂量。

（3）孕妇及 10 岁以下儿童禁服。

**处方②**：七叶皂苷钠片，每次 30～60mg，口服，每日 2 次。

**【注意事项】**

（1）对本品任何成分过敏者禁用。

（2）放置在儿童不易接触的地方。

（3）服用期间出现任何不良反应应告知医师。

（王永胜）

# 急性腰扭伤

急性腰扭伤是腰部肌肉、筋膜、韧带等软组织因外力作用突然受到过度牵拉而引起的急性撕裂伤，常发生于搬抬重物、腰部肌肉强力收缩时。

引起腰部软组织损伤的主要原因主要有以下两种。①腰扭伤。多因行走滑倒、跳跃、闪扭身躯、跑步而引起，多为肌肉、韧带遭受牵制所致，故损伤较轻。②腰挫裂伤。是较为严重的损伤，如高攀、提拉、扛抬重物的过程中用力过猛或姿势不正、配合不当，造成腰部的肌肉筋膜、韧带、椎间小关节与关节囊的损伤和撕裂。

主要临床表现为患者伤后立即出现腰部疼痛，呈持续性剧痛，次日可因局部出血、肿胀而致腰痛更为严重；也有的只是轻微扭转一下腰部，当时并无明显痛感，但休息后次日感到腰部疼痛。腰部活动受限，不能挺直、俯、仰、扭转感困难，咳嗽、喷嚏、大小便时可使疼痛加剧。站立时往往用手扶住腰部，坐位时用双手撑住椅子，以减轻疼痛。腰肌扭伤后一侧或两侧当即发生疼痛；有时可于受伤后半天或隔夜才出现疼痛、腰部活动受限，静止时疼痛稍轻、活动或咳嗽时疼痛较甚。检查时局部肌肉紧张、压痛及牵引痛明显，但无淤血现象。

## 一、诊断要点

（1）本病的辅助检查方法主要是 X 线检查

① 损伤较轻者。X 线片无异常表现。

② 损伤严重者。一般韧带损伤 X 线片表现多无异常发现，或见腰生理前突消失。棘上、棘间韧带断裂者，侧位片表现棘突间距离增大或合并棘突，关节突骨折。

（2）患者有搬抬重物史，有的患者主诉听到清脆的响声。

（3）受伤严重者疼痛剧烈，当即不能活动；轻者尚能工作，但休息后或次日疼痛加重，甚至不能起床。检查时见患者腰部僵硬，腰前凸消失，可有脊柱侧弯及骶棘肌痉挛。

（4）在损伤部位可找到明显压痛点。

## 二、鉴别诊断

### 1. 腰肌扭伤

腰部肌肉在脊柱各节段中最为强大，其主要作用在于维持身体的姿势。坐位或立位时，腰背部肌肉无时不在收缩，以抵抗重力作用于头、脊柱、肋骨、骨盆，不仅控制前屈时身体向下传达的重力，且能恢复直立姿势。除侧方的肌群外，骶棘肌最易受累而引起损伤。其好发部位以骶骨附着点处最常见，其次为棘突旁或横突上的腱膜附着处，而位于肌腹中部的撕裂则较少见。

**2. 棘上韧带损伤**

棘上韧带是附着在各椎骨棘突上的索状纤维组织，表面与皮肤相连，起保持躯干直立姿势，以及限制脊柱过度前屈的作用。腰部棘上韧带较强大，但在腰5～骶1处常缺如或较为薄弱，而腰部活动范围较大，故也易造成损伤。

**3. 棘间韧带损伤**

棘间韧带位于相邻的两个棘突之间，位于棘上韧带的深部，其腹侧与黄韧带相连，背侧与脊肌的筋膜和棘上韧带融合在一起，形成脊柱活动的强大约束。腰部屈伸动作使棘突分开和挤压，棘间韧带的纤维之间相互摩擦，日久可引起变性。在此基础上，加之外伤因素，棘间韧带可发生断裂或松弛。

**4. 腰椎小关节紊乱**

每节腰椎均有三个关节，即两个后滑膜关节和一个前椎间盘关节。相邻椎体上下关节突的关节面相吻合，构成关节突关节，周围被一层薄而坚的关节囊所包裹，可从事屈伸和旋转运动，起着稳定脊柱和防止椎体滑移的作用。当腰部突然过度前屈并向一侧旋转时，可使关节突关节间隙变大，滑膜进入关节间隙，直腰时将滑膜嵌住，发生急性腰痛。

**5. 腰骶关节损伤**

人体上半身重量依靠腰骶间的椎间盘和小关节支撑在下半身上，腰骶部是整个脊柱中负重最大的部分。当脊柱发生屈曲、后伸和旋转运动时，都作用于关节突关节上，而关节有关节囊、韧带相连，允许一定的活动，但在过伸时遭到牵拉伤、撕裂和半脱位，易导致腰骶关节损伤。另外，腰骶部的异常结构如隐性脊柱裂、腰椎骶化也是诱发因素。

### 三、治疗原则

（1）急性期应卧床休息。

（2）按摩的目的在于行气活血、舒筋通络、解痉镇痛。伴有关节半脱位者，以手法复位。

### 四、一般治疗

（1）卧床休息1～3周，以利于腰部软组织修复。

（2）压痛点明显者可用1%普鲁卡因（或加入醋酸氢化可的松1mL）做痛点封闭，并辅以物理治疗。也可局部敷贴活血、散瘀、止痛膏药。症状减轻后，逐渐开始腰背肌锻炼。

### 五、预防

预防急性腰扭伤的发生主要有以下几点：

（1）应该宣传教育职工，严格遵守操作规程，熟悉生产技术，防止蛮干，杜绝、减少工伤的发生率。

（2）尽可能改善劳动条件，以机械操作代替繁重的体力劳动。劳动时注意力要集中，特别是集体抬扛重物时应在统一指挥下，齐心协力，步调一致。

（3）掌握正确的劳动姿势，如扛、抬重物时要尽量让胸、腰部挺直，髋膝部屈曲，起身应以下肢用力为主，站稳后再迈步，搬、提重物时应取半蹲位，使物体尽量贴近身体。

（4）加强劳动保护，在做扛、抬、搬、提等重体力劳动时应使用护腰带，以协助稳定腰部脊柱，增强腹压，增强肌肉工作效能。若在寒冷潮湿环境中工作后，应洗热水澡以祛除寒湿，消除疲劳。尽量避免弯腰性强迫姿势工作时间过长。

### 六、药物处方

药物在急性腰扭伤的治疗中，可以起到比较有效的治疗效果。

**处方①**：双氯芬酸钠缓释片，0.1g，口服，每日1次。

【注意事项】

（1）可引起腹痛、便秘、腹泻、胃烧灼感、恶心、消化不良等胃肠道反应。

（2）偶见头痛、头晕、眩晕。谷草转氨酶（GOT），谷丙转氨酶（GPT）升高。

（3）少见的有肾功能下降，可导致水钠潴留，表现尿量少、面部水肿、体重骤增等。极少数可引起心律失常、耳鸣等。

（4）罕见皮疹、胃肠道出血、呕血、黑粪、胃肠道溃疡或穿孔、出血性腹泻、困睡、过敏反应如哮喘、肝炎、水肿。

（5）有导致骨髓抑制或使之加重的可能。

**处方②**：盐酸乙哌立松片，每次0.5g，口服，每日3次。

【注意事项】

（1）严重不良反应（发生率不明）有可能发生休克现象，故应注意观察，当出现异常症状时，应停止用药，并采取适当措施。

（2）其他不良反应包括肝脏、肾脏、消化道、泌尿器等出现症状。

**处方③**：洛索洛芬钠片，每次60mg，口服，每日3次。

【注意事项】

（1）休克 可能发生休克，故应注意观察，若出现异常应迅速停药并适当处置。

（2）溶血性贫血、白细胞减少、血小板减少 可能发生，故应进行血液检查等监测，若出现异常应速停药并给予适当处置。

（3）皮肤黏膜眼综合征　可能发生，故应注意观察，若出现异常应速停药并给予适当处置。

（4）急性肾功能不全、肾病综合征、间质性肾炎　可能发生，故应注意观察，若出现异常应停药并给予适当处理。由于伴随急性肾功能不全可能出现高钾血症，故使用该药时应特别注意。

（5）充血性心力衰竭　可能发生，故应注意观察，若出现异常，胸部 X 线片异常，应迅速停药并给予妥当处置。

（6）间质性肺炎　可能发生伴有发热、咳嗽、呼吸困难、胸部 X 线片异常、嗜酸性粒细胞增多等的间质性肺炎表现，若出现此类症状，应迅速停药并给肾上腺皮质激素制剂等适当处置。

（7）消化道出血　严重的消化性溃疡或大肠、小肠的消化道出血，例如呕血、黑粪及便血，有时伴有休克的发生。嘱患者注意观察，若出现异常，应立刻停药并做适当处置。

（8）消化道穿孔　可能发生，若出现上腹部疼痛等，应速停药并作适当处置。

（9）肝功能障碍，黄疸　可出现 AST（GOT）、ALT（GPT）和 $\gamma$-GTP 升高，伴随着黄疸的肝功能障碍或突发肝炎。应注意观察，如有异常，应立刻停药并做适当处置。

（10）哮喘发作　可出现哮喘发作等急性呼吸性障碍，应注意观察，如有异常，应立刻停药并做适当处置。

（11）无菌性脑膜炎　可能出现无菌性脑膜炎（发热、头痛、恶心、呕吐、颈项强直、意识模糊等），应注意观察，如有异常，应立即停药并做适当处置。

**处方④**：塞来昔布胶囊，急性疼痛推荐剂量为第 1 天首剂 400mg，必要时，可再服 200mg；随后根据需要，每日 2 次，每次 200mg。

**【注意事项】**

可能的药物不良反应包括：

（1）胃肠道系统　腹痛、腹泻、便秘、憩室炎、吞咽困难、呃逆、食管炎、胃炎、胃肠炎、胃食管反流、痔疮、裂孔疝、黑粪症、里急后重、呕吐。

（2）心血管系统　高血压加重、心绞痛、冠状动脉病变、心肌梗死。

（3）免疫系统　细菌感染、真菌感染（念珠菌病、生殖系统念珠菌病）、软组织感染、病毒感染（单纯性疱疹、带状疱疹）、中耳炎。

（4）中枢、周围神经系统　肌肉痉挛、张力亢进、感觉迟钝、偏头痛、神经痛、神经病、感觉异常、眩晕。

（5）肝胆系统　肝功能异常、ALT 升高、AST 升高。

（6）呼吸系统 支气管炎、支气管痉挛、支气管痉挛恶化、咳嗽、呼吸困难、喉炎、肺炎。

（7）泌尿系统 蛋白尿、膀胱炎、排尿困难、血尿、尿频、肾结石、尿失禁、泌尿道感染。

（8）其他

① 听力和前庭。失聪、听力失常、耳痛、耳鸣。

② 视力。视物模糊、白内障、结膜炎、眼部痛、青光眼。

③ 特殊感觉。味觉错乱。

④ 心率和心律。心悸、心动过速。

⑤ 皮肤及其附属器。秃发、皮炎、指甲病变、光敏反应、瘙痒症、红斑皮疹、斑丘疹、皮肤病变、皮肤干糙、多汗、荨麻疹。

⑥ 肌肉骨骼。关节痛、关节病、骨病、意外骨折、肌痛、颈项强直、滑膜炎、腱炎。

⑦ 血小板异常（出凝血异常）。淤癍、鼻出血、血小板增多。

⑧ 给药部位病变。蜂窝织炎、接触性皮炎、注射部位反应、皮肤结节。

⑨ 全身性。敏感症加重、过敏反应、衰弱、非特定囊肿、全身水肿（包括面部水肿）、疲劳、发热、面部潮红、感冒样症状、疼痛。

⑩ 代谢和营养。BUN 升高、CPK 升高、糖尿病、高胆固醇血症、高血糖症、低钾血症、非蛋白氮增高、肌酐增高、碱性磷酸酶增高、体重增加。

⑪ 精神病学。厌食、焦虑、食欲增强、忧郁症、神经质、嗜睡。

**处方⑤**：复方氯唑沙宗分散片，口服，每次 2 片，每日 3～4 次，疗程 10 天。

**【注意事项】**

轻度的嗜睡、头晕、恶心、心悸、无力、上腹痛等不良反应，上述不良反应一般较轻微，可自行消失或停药后缓解。

（廖穗祥　肖立军）

# 运动系统慢性损伤

运动系统慢性损伤是临床常见病，可见于运动系统多种组织及器官，远较急性损伤多见。人体对长期、反复、持续的姿势或职业动作在局部产生的应力是以组织的肥大、增生为代偿，超越代偿能力即形成轻微损伤，累积、迁延而成慢性损伤，运动系统慢性损伤常包括软组织慢性损伤、骨的慢性损伤、软骨的慢性损伤、周围神经受长期反复或持续卡压所致损伤。

## 一、诊断要点

（1）躯干或肢体某部位长期疼痛，但无明显外伤史。

（2）特定部位有一压痛点或包块，常伴有某种特殊的体征。

（3）局部炎症不明显。

（4）近期有与疼痛部位相关的过度活动史。

（5）部分患者有可能产生慢性损伤的职业、工种史。

（6）X线、CT或MRI检查明确排除肿瘤或其他疾病。

## 二、鉴别诊断

注意与颈椎病和肩部肿瘤相鉴别，前者为前臂及手的根性疼痛，头颈部体征多，后者为进行性加重的疼痛，疼痛部位固定且不能缓解。

## 三、治疗原则

积极预防，去除病因，综合治疗。

## 四、一般治疗

（1）本病是慢性损伤性炎症所致，故限制致伤动作、纠正不良姿势、增强肌力、维持关节的不负重活动和定时改变姿势使应力分散是治疗的关键。

（2）理疗、按摩等方法可改善局部血液循环、减少粘连，有助于改善症状。

（3）手术治疗对某些非手术治疗无效的慢性损伤有效，如狭窄性腱鞘炎、神经卡压综合征及腱鞘囊肿等可行手术治疗。

## 五、药物处方

**处方①**：塞来昔布，一般使用剂量200mg，口服，每日1次；急性疼痛推荐剂量为第1天首剂400mg，随后根据需要，每日2次，每次200mg。

或　依托考昔片，30～60mg，口服，每日1次，最大推荐剂量为每天不超过120mg。

或　双氯芬酸钠缓释片，75mg，口服，每日1次。

或　洛索洛芬钠片，每次60mg，口服，每日3次。

或　布洛芬缓释胶囊，每次1粒，口服，每日2次。

【注意事项】

（1）禁用于对上述药物过敏者，塞来昔布不可用于已知对磺胺类药物过敏者。孕妇及哺乳期妇女禁用。

（2）非甾体抗炎药不可用于服用阿司匹林或其他非甾体抗炎药后诱发哮喘、荨麻疹或过敏反应的患者。

（3）非甾体抗炎药禁用于冠状动脉旁路移植术（CABG）围手术期疼痛的治疗。

（4）非甾体抗炎药禁用于有活动性消化性溃疡/出血的患者。

（5）非甾体抗炎药禁用于严重肝肾功能损害者及重度心力衰竭患者。

（6）非甾体抗炎药可能使严重心血管血栓事件、心肌梗死和中风的风险增加，其后果可能是致命的。所有非甾体抗炎药（NSAIDs）可能都具有相似的风险。这种风险可能随药物使用时间的延长而增加。有心血管疾病或心血管疾病危险因素的患者，其风险更大。

（7）非甾体抗炎药可使严重胃肠道不良事件的风险增加，包括胃或肠道的出血、溃疡和穿孔，其后果可能是致命的，这些事件可以发生在用药期间的任何时间。并且可以没有警示症状。老年患者发生严重胃肠道事件的风险更大。

（8）避免与其他任何非甾体抗炎药或者阿司匹林合并用药。

（9）对晚期肾脏疾病患者，不推荐用依托考昔片治疗。

（10）非甾体抗炎药的长期使用可致肝肾功能损害，应定期进行临床检验（尿检查、血液检查及肝功能检查等）。

（11）相比非选择性 NSAIDs，长期应用选择性 COX-2 抑制剂对胃肠道损伤较小，具有较好的全胃肠道安全性。

**处方②**：双氯芬酸二乙胺乳胶剂（扶他林），适量，抹患处，每日 3～4 次。

或　布洛芬凝胶适量，抹患处，每日 3 次。

【注意事项】

（1）对非甾体抗炎药过敏者禁用。

（2）孕妇禁用。

（3）不得用于破损皮肤或感染伤口。

（4）避免接触眼睛或其他黏膜。

（5）避免长期大面积使用。

**处方③**：氨酚羟考酮片，成人常规剂量为每 6h 服用 1 片，或每 8h 服用 1 片，可根据疼痛程度调整剂量。

【注意事项】

（1）对羟考酮、对乙酰氨基酚过敏者禁用。

（2）在任何禁用阿片样药物的情况下禁用羟考酮，包括有严重呼吸抑制（在没有监测装置或缺少复苏设备情况下）、急性或严重支气管哮喘、高碳酸血症的患者。

（3）对疑似或已知患有麻痹性肠梗阻者禁用羟考酮。

（4）应警惕药物的误用、滥用和倒卖。

（5）与所有阿片样激动剂一样，服用羟考酮后会带来呼吸抑制的危险。年老体弱患者和不能耐受的患者在给予较大初始剂量的羟考酮或当羟考酮与其他抑制呼吸的药物联合使用时，发生呼吸抑制的危险性更高。对于患有急性哮喘、慢性阻塞性肺疾病（COPD）、肺源性心脏病或呼吸损伤的患者在使用羟考酮时应当给予高度关注，此类患者即使给予普通治疗剂量也可导致呼吸抑制，甚至呼吸暂停。

　　**处方④**：复方倍他米松注射液 0.5～1mL＋2％利多卡因 1～3mL，局部痛点封闭，一般一次即可，必要时 4～6 周后可再给予一次，不超过 3 次。

　　或　曲安奈德注射液 10～40mg＋2％利多卡因 1～3mL，局部痛点封闭，一般一次即可，必要时 4～6 周后可再给予一次，不超过 3 次。

　　**【注意事项】**

　　（1）有以下情况禁用

　　① 全身情况差、无法配合或耐受有创操作。

　　② 患有不宜使用糖皮质激素或局麻药物的疾病。

　　③ 局部条件不允许进行注射：局部皮肤感染、肿胀、缺血性疾病、皮肤挫裂伤、皮肤萎缩菲薄。

　　④ 发育异常、解剖变异、无法准确定位。

　　⑤ 近期多次注射效果不佳。

　　⑥ 全身真菌感染。

　　⑦ 对糖皮质激素类药物或本品中任一成分过敏的患者。

　　⑧ 不得用于活动性胃溃疡、结核病、急性肾小球炎或任何未被抗生素所制止的感染。

　　（2）局部注射肾上腺皮质激素后可能出现难以治疗的继发感染；药物注入动脉引起血管痉挛、栓塞而肢端坏死；注入神经鞘内继发神经炎；反复腱鞘内注射引起肌腱自发性断裂。

　　（3）使用时必须注意：严格无菌技术，注射部位准确无误，注射前回抽确定有无回血。

　　（4）给特发性血小板减少性紫癜患者肌内注射时应慎重。

　　（5）软组织、皮损内和关节内注入糖皮质激素可引起局部和全身作用。

　　（6）将糖皮质激素类药物直接注入肌腱内可造成延缓性肌腱破裂，故应避免。

　　（7）少数患者局部封闭治疗多次可引起局部肌肉、肌腱、神经变性。

　　（8）复方倍他米松含苯甲醇，禁止用于儿童肌内注射。

（宋迪煜　李振凯　乔　林）

# 慢性腰肌劳损

　　慢性腰肌劳损或称"腰背肌筋膜炎""功能性腰痛"等。主要指腰骶部肌肉、筋膜、韧带等软组织的慢性损伤，导致局部无菌性炎症，从而引起腰骶部一侧或两侧的弥漫性疼痛，是慢性腰腿痛中常见的疾病之一，常与职业和工作环境有一定关系。

　　慢性腰肌劳损是一种积累性损伤，主要由于腰部肌肉疲劳过度，如长时间的弯腰工作，或由于习惯性姿势不良，或由于长时间处于某一固定体位，致使肌肉、筋膜及韧带持续牵拉，使肌肉内的压力增加，血供受阻，这样肌纤维在收缩时消耗的能源得不到补充，产生大量乳酸，加之代谢产物得不到及时清除，积聚过多，而引起炎症、粘连。如此反复，日久即可导致组织变性、增厚及挛缩，并刺激相应的神经而引起慢性腰痛。

未正确治疗或治疗不彻底，或反复多次损伤，致使受伤的腰肌筋膜不能完全修复。局部存在慢性无菌性炎症、微循环障碍、乳酸等代谢产物堆积，刺激神经末梢而引起症状；加之受损的肌纤维变性或瘢痕化，也可刺激或压迫神经末梢而引起慢性腰痛。

### 一、诊断要点

（1）压痛点

① 腰背部压痛范围较广泛，压痛点多在骶髂关节背面、骶骨背面和腰椎横突等处。

② 轻者压痛多不明显，重者伴随压痛可有一侧或双侧骶棘肌痉挛僵硬。

（2）X 线检查，除少数可发现腰骶椎先天性畸形和老年患者椎体骨质增生外，多无异常发现。

（3）根据病史、症状以及反复发作、时轻时重的特点，本病诊断一般并不困难。

### 二、鉴别诊断

**1. 腰痛**

主要表现为休息痛，即夜间、清晨腰痛明显，而起床活动后腰痛减轻。脊柱可有叩击痛。X 线检查可见腰椎骨钙质沉着和椎体边缘增生骨赘。

**2. 陈旧性腰椎骨折**

有外伤史，不同程度的腰部功能障碍。X 线检查可发现椎体压缩或附近骨折。

**3. 腰椎结核**

有低热、盗汗、消瘦等全身症状。红细胞沉降率加快，X 线检查可发现腰椎骨质破坏或椎旁脓肿。

**4. 腰椎间盘突出症**

有典型的腰腿痛伴下肢放射痛，腰部活动受限，脊柱侧弯，直腿抬高试验阳性、挺腹试验阳性、腱反射异常和皮肤感觉障碍等神经根受压表现。可做腰椎CT 或 MRI 检查助诊。

### 三、一般治疗

（1）按摩治疗

① 治疗原则。舒筋通络，温经活血，解痉止痛。

② 取穴及部位。肾俞、腰阳关、大肠俞、八髎、秩边、委中、承山及腰臀部。

③ 主要手法。按揉、点压、弹拨、擦、拍击、扳法等。

④ 操作方法

a. 准备手法：患者俯卧位，医者先用柔和的掌根按揉法沿两侧足太阳膀胱经从上向下施术 5～6 遍。

b. 治疗手法：接着，用掌根在痛点周围按揉 1～2min；医者以双手拇指依次点揉两侧三焦俞、肾俞、气海俞、大肠俞、关元俞、志室、秩边等穴位，约 4min，以酸胀为度；并用双手拇指弹拨痉挛的肌索 10 次；然后，患者侧卧位，施腰椎斜扳法，左右各 1 次。

c. 结束手法：用掌擦法直擦腰背两侧膀胱经，横擦腰骶部，以透热为度；并用桑枝棒拍击腰骶部，约 2min，结束治疗。

（2）中药疗法　代表是膏药和药酒。如可以外贴五枝膏，其有效成分可透入皮肤，产生活血、镇痛、化瘀、通经走络、开窍透骨、祛风散寒等效果，并通过药物的归经作用而调理机体阴阳平衡，渗透于表皮，刺激神经末梢，促进局部血液微循环，扶正固本、改善体质，从根本上、全方位针对腰肌劳损病机特点而发挥疗效，改善病变周围组织营养，起到修复骨病组织的作用，最终达到治疗目的。

（3）针灸治疗

① 针刺取阿是穴　肾俞、志室、气海俞、命门、腰阳关、次髎、委中等，针刺后可在腰部穴加拔火罐，以散瘀温经止痛。隔日 1 次，10 次为 1 个疗程。结核及肿瘤患者不宜针灸。

② 耳针刺腰骶区、神门区、肾区等，可稍做捻转，两耳同刺，留针 10min，隔日 1 次，可连做 2～3 次。

（4）封闭治疗　如果腰骶部出现特定痛点，触压时候剧痛，有时可以远处传导，此时可以使用封闭疗法，即 2％利多卡因 2～5mL，曲安奈德 10～40mg，在最疼痛位置进行封闭。如果是腰椎间盘突出，此时使用"硬膜外腔灌注疗法"就不需要封闭便可以达到一法两治的效果。

### 四、治疗原则

非手术治疗是慢性腰肌劳损的主要治疗手段，也是综合治疗的基础。

（1）避免寒湿、湿热侵袭，改善阴冷潮湿的生活、工作环境，勿坐卧湿地，勿冒雨涉水，劳作汗出后及时擦拭身体，更换衣服，或饮姜汤水驱散风寒。

（2）注重劳动卫生，腰部用力应适当，不可强力举重，不可负重久行，坐、卧、行走保持正确姿势，若需做腰部用力或弯曲的工作时，应定时做松弛腰部肌肉的体操和佩戴腰痛固定带或者腰痛治疗带。

（3）注意避免"跌、扑、闪、挫"动作。

（4）劳逸适度，节制房事，勿使肾精亏损，肾阳虚败。

（5）体虚者，可适当食用、服用具有补肾的食品和药物。

**五、药物处方**

药物在慢性腰肌劳损的治疗中，主要起到辅助及加强康复理疗的效果。

**处方①**：奇正消痛贴膏，外用，将小袋内润湿剂均匀涂在药垫表面，润湿后直接贴于患处或穴位，每贴敷 24h。

**【注意事项】**

（1）皮肤破伤处不宜使用。

（2）皮肤过敏者停用。

（3）孕妇慎用。小儿、年老患者应在医师指导下使用。

（4）对本品过敏者禁用，过敏体质者慎用。

（5）本品性状发生改变时禁止使用。

（6）儿童必须在成人的监护下使用。

**处方②**：双氯芬酸二乙胺乳胶剂，外用。按照痛处面积大小，使用本品适量，轻轻揉搓，使本品渗透皮肤，每日 3～4 次。

**【注意事项】**

（1）由于局部应用也可全身吸收，故应严格按照说明书规定剂量使用，避免长期大面积使用。

（2）12 岁以下儿童用量请咨询医师。

（3）肝、肾功能不全者以及孕妇、哺乳期妇女使用前请咨询医师或药师。如在哺乳期必须使用，则不应用于乳房或大面积皮肤，也不应长期使用。

（4）不得用于破损皮肤或感染性创口。

（5）避免接触眼睛和其他黏膜（如口、鼻等）。

（6）如使用本品 7 日，局部疼痛未缓解，请咨询医师或药师。

（7）对本品过敏者禁用，过敏体质者慎用。

（8）本品性状发生改变时禁止使用。

（9）请将本品放在儿童不能接触的地方。

（10）儿童必须在成人监护下使用。

（11）本品中含有丙二醇，可能引起某些人局部皮肤的轻度刺激。

（12）如正在使用其他药品，使用本品前请咨询医师或药师。

（13）若意外吞食本品可能出现同口服非甾体抗炎药类似的不良反应症状，应立即（呕）吐出本品，并在短时间内就医。

**处方③**：治伤软膏，外用，涂敷患处，每日1次或隔日1次。

**【注意事项】**

皮肤有破损不得使用。

**处方④**：塞来昔布胶囊，急性疼痛推荐剂量为第1天首剂400mg，必要时，可再服200mg；随后根据需要，每日2次，每次200mg。

**【注意事项】**

参见急性腰扭伤处方④。

**处方⑤**：复方氯唑沙宗分散片，口服，每次2片，每日3～4次，疗程10天。

**【注意事项】**

偶见轻度嗜睡、头晕、恶心、心悸、无力、上腹痛等不良反应，这些不良反应一般较轻微，可自行消失或停药后缓解。

（廖穗祥　陈文贵）

# 骨关节结核

骨关节结核是一种常见的继发性病变。它是由于结核分枝杆菌经呼吸道（肺结核）或消化道（肠结核）侵入人体，形成原发灶。结核分枝杆菌在原发灶进入淋巴、血行播散到全身各脏器，一般不直接侵犯骨关节。一旦出现人体抵抗力下降，潜伏感染灶中的结核分枝杆菌就会繁殖并形成病灶而发病。

骨关节结核的发病，以儿童与青年最为常见。30岁以下患者占80％。常发生在脊柱（约占50％），其次为膝、髋关节。一般上肢关节如肩、肘关节较少。

骨关节结核一般为单发，且发病缓慢。早期表现一般为低热，局部疼痛、压痛、叩击痛及肌痉挛，关节活动受限等。中晚期则形成结核冷脓肿，表现一般以无炎症性红、肿、热、痛为特征。冷脓肿破溃以后，则形成窦道，继发细菌性感染可出现关节强直。

## 一、诊断要点

（1）有结核病接触史，或有结核病原发病灶。

（2）局部压痛或叩击痛，髋、膝关节结核可见跛行，间歇性腿痛或关节肿胀，活动受限。

（3）起病缓慢，可先有低热、乏力、厌食、全身不适等结核中毒症状。

（4）贫血，白细胞轻度上升，红细胞沉降率加快，结核菌素试验（PPD）阳性。

（5）脓液或关节腔穿刺液涂片、培养有助于诊断。

（6）X线检查可见骨质疏松、破坏等病变，椎间隙或关节间隙狭窄及脓肿阴影。

## 二、鉴别诊断

### 1. 类风湿关节炎

好发于 20～50 岁女性。受累关节常为手足小关节及肘、腕、膝等关节。除拇指（趾）外，结核病很少侵犯手足小关节。类风湿关节炎患者的血清类风湿因子及抗核抗体检查可能为阳性。

### 2. 强直性脊柱炎

好发于 15～35 岁的男性，受累部位多为脊柱、骶髂关节、髋关节和膝关节等。患者血清中人白细胞抗原 B27（HLA-B27）多为阳性。髂关节病变常为双侧性，脊柱病变以强直为特点。本病不会出现化脓，也不形成死骨。

### 3. 化脓性关节炎

急性化脓性关节炎不宜与关节结核相混淆。但当关节结核呈急性发病（骨端结核病灶内的脓液入关节腔内）或化脓性关节炎表现为亚急性或慢性时两者常不易区别。病史、胸部 X 线片或关节穿刺液的细菌学检查可帮助鉴别。

## 三、治疗原则

（1）治疗的关键是早期诊断和早期治疗。

（2）最大限度地保持骨关节功能，预防畸形，减少残疾，防止并发症。

## 四、一般治疗

（1）采用全身治疗和局部治疗相结合

① 全身治疗。包括休息营养疗法及抗结核药物。充足的营养是增加抵抗力的基本条件。最好选择多种食品，注意烹调多样性，以增加食欲。

② 局部治疗。包括局部制动、切开排脓、病灶清除术、关节融合术等。局部制动又包括石膏、夹板、支架固定与牵引疗法。局部制动可有效减少患处活动，缓解疼痛，有利于修复。制动的肢体位置最好保持在功能位。成人重度关节畸形用骨牵引，减轻疼痛、防止骨折用皮牵引。

（2）脓肿处理　小脓肿可以自然吸收或钙化而沉着于结缔组织中，但需时间较长，抗结核药物往往对脓肿内的结核分枝菌不起作用。较大脓肿应及早行排脓术。排脓方法有穿刺排脓及切开排脓两种方式。穿刺排脓时应当从脓肿范围以外的健康皮肤进针，在皮下斜行，然后刺入脓肿，这样可防止穿刺后形成窦道。切开排脓往往与病灶清除术同时进行。

（3）病灶清除术　术前抗结核药物治疗2～4周。在抗结核药物治疗下，通过不同的手术途径暴露病灶，彻底清除脓液、死骨、肉芽组织及坏死的组织。手术适应证：有明显的死骨及大脓肿形成者；窦道流脓经久不愈者；单纯性骨结核，且髓腔积脓压力过高，有向关节内突破可能者；单纯性滑膜结核，且药物治疗效果不佳即将发展为全关节结核者；脊髓受压表现者。手术禁忌证：全身广泛的多发性结核者；急性活动期的骨关节结核；有混合性感染，体温高，中毒症状明显者；合并有其他重大疾病难以耐受手术者；老年及幼儿也应慎重使用。

（4）关节融合术、脊椎融合术、关节切除术　关节融合术用于全关节结核破坏严重者，方法是切除病灶并将关节的两端骨组织固定在一起。脊椎融合术可在病灶清除术时，同时行病椎间植骨术。关节切除术是切除患病的关节，常用于肘关节，可保留屈伸功能，但不稳定。

**五、药物处方**

（1）根据药物疗效、使用经验及药物分类将抗结核药物分组，这种分组方法对耐药结核病的化学治疗很有帮助。

第1组即一线口服抗结核药物：异烟肼（H）、利福平（R）、乙胺丁醇（E）、吡嗪酰胺（Z）、利福布汀（Rfb）。

第2组即注射用抗结核药物：卡那霉素（Km）、阿米卡星（Am）、卷曲霉素（Cm）、链霉素（S）。

第3组即氟喹诺酮类药物：莫西沙星（Mfx）、左氧氟沙星（Lfx）、氧氟沙星（Ofx）。

第4组即口服抑菌二线抗结核药物：乙硫异烟胺（Eto）、丙硫异烟胺（Pto）、环丝氨酸（Cs）、特立齐酮（Trd）、对氨基水杨酸（PAS）。

结核病化疗的治疗原则：早期、联合、适量、规律、全程。

（2）常用方案

① 标准化疗方案。异烟肼（H）＋利福平（R）＋乙胺丁醇（E）＋链霉素（S），强化治疗3个月后停用S，全疗程为12～18个月。

② 短程化疗方案。强化期为疗程的前2个月，建议用3种药物，异烟肼（H）300mg＋利福平（R）450mg＋吡嗪酰胺（Z），每日30mg/kg。巩固期为4～6个月，推荐化疗方案为异烟肼（H）300mg＋利福平（R）450mg。

**处方①**：异烟肼（isoniazid，H）。成人每日300mg（或每日4～8mg/kg），一次口服，小儿每日5～10mg/kg（每日不超过300mg）。

**【注意事项】**

（1）常见副反应为周围神经炎、肝功能损害，偶尔可有癫痫发作。

（2）禁止用于异烟肼过敏、肝功能不正常、精神病患者和癫痫患者。

（3）周围神经病变或严重肾功能损害者应慎用。

（4）妊娠期患者应权衡利弊使用，哺乳期应停止哺乳。

处方②：利福平（rifampin，R）。成人口服 450～600mg，空腹顿服，每日 1 次。

【注意事项】

（1）常见的副作用包括胃灼热、胃部不适和痉挛、胀气、腹泻、疲劳、头晕、肌肉无力、视力改变、痛经或月经不调。

（2）用药期间应定期检测血常规及肝功能。

（3）妊娠早期应避免使用，哺乳期患者应停止哺乳。

（4）服药期间，患者大小便、唾液、痰等可呈红色。

处方③：链霉素（streptomycin，S）。成人每日肌内注射 1g（50 岁以上或肾功能减退者可用 0.5～0.75g）。间歇疗法为每周 2 次，每次肌内注射 1g。

【注意事项】

（1）常见副作用为第 8 对脑神经损害，表现为眩晕、耳鸣、耳聋，严重者应及时停药。

（2）肾功能严重减损者不宜使用。

（3）单独用药易产生耐药性。

（4）其他过敏反应有皮疹、剥脱性皮炎、药物热等，过敏性休克较少见。

处方④：吡嗪酰胺（pyrazinamide，Z）。每日 15～30mg/kg，顿服。

【注意事项】

（1）常见的副作用包括关节或肌肉疼痛、恶心呕吐、食欲缺乏。

（2）如果单独使用吡嗪酰胺，肺结核可能会对治疗产生耐药性。

（3）糖尿病、痛风或严重肝功能减退者慎用。

（4）注意交叉过敏，对异烟肼、烟酸或其他化学结构相似的药物过敏患者可能对本品过敏。

处方⑤：乙胺丁醇（ethambutol，E）。成人剂量为 750mg，早晨一次顿服。

【注意事项】

（1）常见副作用为球后神经炎。

（2）用药期间应定期监测血清尿酸，痛风患者慎用。

（3）妊娠、哺乳期间妇女患者应充分权衡利弊后使用。

（4）肾功能减退者应慎用。

（陈立安）

# 急性结石性胆囊炎

急性结石性胆囊炎是由于胆囊结石阻塞胆囊管，造成胆囊内胆汁瘀滞，继发细菌感染而引起的急性炎症，常发生在创伤或与胆道无关的一些腹部手术后。主要致病原因是胆囊管梗阻和细菌感染。致病细菌主要是大肠埃希菌，其他有克雷伯菌、粪肠球菌及铜绿假单胞菌等。急性结石性胆囊炎占急性胆囊炎的 90%～95%。

## 一、诊断要点

（1）常有发病之前饱餐、进食油腻食物。

（2）突发右上腹疼痛，并向右肩背部放射，伴有发热、恶心、呕吐。

（3）体检右上腹压痛和肌紧张，墨菲（Murphy）征阳性。

（4）白细胞计数增高，B 超示胆囊壁水肿、毛糙，胆囊内可见结石影，即可确诊为本病，如以往有胆绞痛病史，则有助于确诊。

（5）如出现寒战、高热，则可能病变严重，出现了胆囊坏疽、穿孔或胆囊积脓，或合并急性胆管炎。

## 二、鉴别诊断

### 1. 高位急性阑尾炎

腹痛伴发热及消化道症状时，要与高位急性阑尾炎进行鉴别。高位急性阑尾炎症状体征与急性胆囊炎非常类似，容易混淆。但高位急性阑尾炎时胆囊无增大，胆囊壁正常，可由腹部 B 超检查以资鉴别。

### 2. 急性胰腺炎

急性胰腺炎与急性结石性胆囊炎较难鉴别，发病初期，都可有上腹痛及压痛，急性结石性胆囊炎有时可有血清淀粉酶增高，但急性胰腺炎腹痛多在上腹部或左上腹部，程度更为剧烈，血清淀粉酶升高更为明显。B 超、CT 等影像学检查如发现胰腺弥漫性增大，周边有渗出，则多提示是急性胰腺炎。急性胰腺炎也可与急性结石性胆囊炎共存，如果是胆总管结石发生急性腹痛，又有胆囊增大和胰腺增粗，则往往提示急性胆囊炎和急性胰腺炎共存，多为急性结石性胆囊炎和急性胆源性胰腺炎。

### 3. 胃溃疡、十二指肠溃疡急性穿孔

多数患者有溃疡病史，腹痛程度较剧烈，呈持续刀割样痛，有时可致休克。

腹壁强直显著，常呈"板样"，压痛、反跳痛明显；肠鸣音消失；腹部 X 线检查膈下有游离气体。唯少数病例无典型溃疡病史，穿孔较小或慢性穿孔者症状不典型，可造成诊断上的困难。

**4. 急性肠梗阻**

肠梗阻的绞痛多位于下腹部，常伴有肠鸣音亢进、"金属音"或气过水声，腹痛无放射性，腹肌不紧张。X 线检查可见腹部有液平面。

**5. 右肾结石**

发热少见，多伴腰背痛，放射至会阴部，肾区叩击痛，肉眼血尿或显微镜下血尿。腹部 X 线平片可显示阳性结石。腹部 B 超可见肾结石或伴肾盂扩张。

**6. 右侧大叶性肺炎和胸膜炎**

患者右上腹痛、压痛和肌紧张与急性胆囊炎易相混淆。但该病早期多有高热、咳嗽、胸痛等症状，胸部检查肺呼吸音减低，可闻及啰音或胸膜摩擦音。胸部 X 线片有助于诊断。

**7. 心绞痛、心肌梗死**

患者出现腹痛，尤其是老年人，一定要与心绞痛、心肌梗死等进行鉴别。有些心绞痛、心肌梗死常表现为上腹疼痛，但患者常有心绞痛病史，有濒死感、大汗、疼痛、无力、疼痛向左肩部放射等，心电图显示 Q 波和损伤性 ST 段改变，心肌酶有异常发现。若误诊为急性胆囊炎而行麻醉或手术，有时可导致死亡。因此，凡 50 岁以上患者有腹痛症状而同时有心动过速、心律失常或高血压，必须行心电图检查，以资鉴别。

**8. 急性病毒性肝炎**

急性病毒性肝炎可有类似胆囊炎的右上腹痛和肌紧张、发热、白细胞计数增高及黄疸。但肝炎患者常有食欲缺乏、疲乏无力、低热等前驱症状；体检常可发现肝区普遍触痛，白细胞一般不增加，肝功能明显异常，一般不难鉴别。

**9. 其他**

表现为上腹部体征及感染症状的疾病如肝癌、肝脓肿等，这些疾病大多均可根据影像学检查加以鉴别。

**三、治疗原则**

对症状较轻微的急性结石性胆囊炎，可考虑先用非手术疗法控制炎症，待进一步查明病情后进行择期手术。对较重的急性化脓性或坏疽性胆囊炎或胆囊穿孔，应及时进行手术治疗，但必须作好术前准备，包括纠正水、电解质和酸碱平衡的失调，以及应用抗生素等。

**四、一般治疗**

（1）禁食水、静卧休息。

（2）解痉镇痛，纠正水电解质紊乱，补充液体量及热量。

（3）手术治疗，可行腹腔镜下胆囊切除，或胆囊造瘘术，超声或 CT 引导下行经皮经肝胆囊穿刺引流术。

### 五、药物处方

**处方①**：适用于轻度急性结石性胆囊炎。

0.9％氯化钠注射液 100mL＋注射用青霉素钠 400 万 U（需皮试阴性），静脉滴注，每日 2 次。

甲硝唑氯化钠注射液 100mL，静脉滴注，每日 1 次。

或　0.9％氯化钠注射液 100mL＋注射用头孢呋辛钠 1.5g（需皮试阴性），静脉滴注，每日 2 次。

甲硝唑氯化钠注射液 100mL，静脉滴注，每日 1 次。

**【注意事项】**

（1）不良反应主要有胃肠道反应，如恶心、呕吐等；过敏反应，如斑丘疹、荨麻疹等；还可引起中性粒细胞减少、血红蛋白减少、血小板减少等；其他反应有头痛、发热、寒战、注射部位疼痛及静脉炎、菌群失调等。

（2）对青霉素及头孢菌素类药物过敏者禁用；合并严重肾功能不全患者慎用；用药期间禁酒及禁服含酒精药物。

**处方②**：适用于化脓性急性结石性胆囊炎。

0.9％氯化钠注射液 100mL＋注射用头孢哌酮舒巴坦钠 1.5g（需皮试阴性），静脉滴注，每 12h 1 次。

甲硝唑氯化钠注射液 100mL，静脉滴注，每日 1 次。

或　0.9％氯化钠注射液 100mL＋注射用头孢曲松钠 1g（需皮试阴性），静脉滴注，每日 2 次。

甲硝唑氯化钠注射液 100mL，静脉滴注，每日 1 次。

**【注意事项】**

（1）不良反应主要有胃肠道反应，如恶心、呕吐等；肝功能异常；过敏反应，如斑丘疹、荨麻疹等；还可引起中性粒细胞减少、血红蛋白减少、血小板减少等；其他反应有头痛、发热、寒战、注射部位疼痛及静脉炎、菌群失调等。

（2）对任何成分过敏者禁用，对 β-内酰胺类药物过敏者慎用；严重肝、肾功能不全患者慎用；有溃疡性结肠炎、抗生素相关性肠炎患者慎用；用药期间禁酒及禁服含酒精药物。

**处方③**：适用于急性结石性胆囊炎合并化脓性胆管炎者。

0.9％氯化钠注射液 250mL＋注射用哌拉西林钠他唑巴坦钠 4.5g，静脉滴注，每 8h 1 次。

**【注意事项】**

（1）不良反应主要有胃肠道反应，如恶心、呕吐等；皮肤瘙痒、静脉炎等；过敏反应，如斑丘疹、荨麻疹等；还可引起中性粒细胞减少、血红蛋白减少、血小板减少等；其他反应有头晕、烦躁、鼻炎等。

（2）β-内酰胺类药物过敏者禁用；严重肝、肾功能不全患者慎用；有溃疡性结肠炎、抗生素相关性肠炎患者慎用；有出血病史患者慎用。

**处方④**：适用于青霉素、头孢菌素类药物过敏者。

左氧氟沙星氯化钠注射液，0.5g，静脉滴注，每日1次。

甲硝唑氯化钠注射液，100mL，静脉滴注，每日1次。

**【注意事项】**

（1）不良反应主要有恶心、呕吐、腹泻、腹胀、消化不良等；偶有震颤、麻木感、视觉异常、耳鸣、嗜睡、头晕等；过敏反应，如斑丘疹、荨麻疹等；还可引起中性粒细胞减少、血小板减少、嗜酸性粒细胞增加等；偶可见血尿素氮升高、一过性肝功能异常等；其他反应有罕见全血细胞减少、中毒性表皮坏死松解症、多形性红斑、重型病毒性肝炎等。

（2）对喹诺酮类药物过敏者禁用；妊娠、哺乳期妇女及18岁以下患者禁用。

（李振凯　董茂盛　许小亚）

# 急性非结石性胆囊炎

急性非结石性胆囊炎是指术前影像学检查及术后病理学检查均未发现结石的情况下发生的胆囊炎症性疾病，临床相对较少，占急性胆囊炎的5%~10%。多见于创伤、烧伤、脓毒症、长期胃肠外营养，或者大手术（如辅助动脉瘤或心脏旁路手术）后的老年重病患者。此病发病急骤，易发生胆囊坏疽或穿孔。

急性非结石性胆囊炎目前病因未明，胆汁淤滞及胆囊缺血为可能的原因。胆道蛔虫、华支睾吸虫、梨形鞭毛虫等可引起胆囊管梗阻，当胆囊管梗阻后，胆汁浓缩，浓度高的胆汁酸盐会损害胆囊黏膜上皮，引起炎症的变化。还有部分患者是致病细菌入侵，大多因为胆囊的缺血、损伤、抵抗力降低所致，致病细菌主要是大肠埃希菌，产气荚膜梭菌及铜绿假单胞菌等。若合并产气厌氧菌感染时，则会引起急性气性坏疽。一少部分的急性非结石性胆囊炎则是由创伤、化学刺激所致。当严重创伤和大手术后，胆囊的收缩功能下降，胆汁淤滞、胆汁酸盐浓度增高，刺激胆囊黏膜致病，感染时，可因胰液反流入胆囊而引起急性非结石性胆囊炎。

急性非结石性胆囊炎的症状与急性结石性胆囊炎症状相似，但由于多为老年重病者，症状较急性结石性胆囊炎相比不甚典型，主要有右上腹剧烈的绞痛或胀痛，可放射至右肩或右背部，常伴有恶心、呕吐，合并感染化脓、坏疽时伴畏寒高热，体温可达 40℃。

## 一、诊断要点

（1）本病多见于男性、老年患者，腹痛症状常因患者伴有其他严重疾病而掩盖，易误诊和延误治疗。

（2）反复发作性的右上腹痛，可向右肩胛下区放射。

（3）可伴消化不良症状，偶发恶心、呕吐，体格检查可有或无右上腹压痛。

（4）常有发病之前饱餐、进食油腻食物。

（5）突发右上腹疼痛，并向右肩背部放射，伴有发热、恶心、呕吐。

（6）体检右上腹压痛和肌紧张，Murphy 征阳性。

（7）白细胞计数增高，B 超示胆囊壁水肿、毛糙，即可确诊为本病，如以往有胆绞痛病史，则有助于确诊。

（8）如出现寒战、高热，则可能病变严重，出现了胆囊坏疽、穿孔或胆囊积脓，或合并急性胆管炎。

（9）对危重的、严重创伤及长期应用肠外营养支持的患者，出现右上腹压痛及腹膜炎刺激征，或触及肿大的胆囊、Murphy 征阳性时，应及时做进一步的检查。发病早期 B 超检查不易诊断，CT 检查有帮助，而肝胆系统放射性核素扫描约 97% 的患者可获得诊断。

## 二、鉴别诊断

### 1. 急性胰腺炎和急性结石性胆囊炎

急性胰腺炎与急性非结石性胆囊炎较难鉴别，发病初期，都可有上腹痛及压痛，急性非结石性胆囊炎有时可有血清淀粉酶增高，但急性胰腺炎腹痛多在上腹部或左上腹部，程度更为剧烈，血清淀粉酶升高更为明显。B 超、CT 等影像学检查如发现胰腺弥漫性增大，周边有渗出，则多提示是急性胰腺炎。与急性结石性胆囊炎不同，急性非结石性胆囊炎没有结石。

### 2. 余参考上文急性结石性胆囊炎。

## 三、治疗原则

手术切除胆囊均为最终、最彻底的治疗方法，但往往由于患者的个体差异，在治疗方法及时机的选择上需要根据实际病情灵活掌握。

## 四、一般治疗

（1）非手术治疗　急性非结石性胆囊炎确诊后一般先采用非手术治疗，既能控制炎症，也可作为术前准备。非手术治疗期间应密切观察患者全身和局部变化，以便随时调整治疗方案。大多数患者经治疗后，病情能够控制，待以后择期行手术治疗。非手术治疗包括：

① 卧床休息、禁食。严重呕吐者可行胃肠减压术。应静脉补充营养，维持水、电解质平衡，供给足够的葡萄糖和维生素以保护肝脏。

② 解痉、镇痛。可使用阿托品、硝酸甘油、哌替啶、美沙酮等，以维持正常心血管功能和保护肾脏等功能。

③ 抗菌治疗。抗生素使用是为了预防菌血症和化脓性并发症，通常联合应用氨苄西林、克林霉素和氨基糖苷类抗生素，或选用第二代头孢菌素治疗，抗生素的更换应根据血培养及药敏试验结果而定。

对于共存病较多、合并妊娠及有先天性重要脏器疾病的患者，非手术治疗中对于全身状况的调整显得尤为重要，治疗的效果直接关系到患者是否能够耐受日后的手术治疗。

（2）手术治疗　急性非结石性胆囊炎最终、最有效的治疗方法仍为手术切除。采用非手术治疗目的在于改善全身情况以赢得手术治疗的条件和时间，正确地把握手术时机对于急性胆囊炎的治疗显得尤为重要，符合以下情况者需考虑急诊手术：

① 非手术治疗症状无缓解或病情加重者。

② 有急性结石性胆囊穿孔、弥漫性腹膜炎、急性化脓性胆管炎、急性坏死性胰腺炎等并发症者。

③ 发病在 48～72h 内者。

④ 其他患者，特别是年老体弱者，反应差、经非手术治疗效果不好时应考虑有胆囊坏疽或穿孔的可能，如无手术禁忌证应早期手术。对于一些病情危重或有手术禁忌证者，可行胆囊造瘘置管引流术，以达到治疗效果。

### 五、药物处方

**处方①**：奥美拉唑，每次 40mg，每日 1～2 次，静脉滴注。临用前将 10mL 专用溶剂注入冻干粉小瓶内，禁止用其他溶剂溶解。将上述溶解后的药液加入 0.9％氯化钠注射液 100mL 或 5％葡萄糖注射液 100mL 中稀释后供静脉滴注，静脉滴注时间不得少于 20min。注射用奥美拉唑与 0.9％氯化钠注射液配伍最好，也可以与 5％葡萄糖注射液配伍，不宜与 10％葡萄糖注射液和 5％氯化钠注射液配伍应用，注射液体积以 100mL 为宜。腹痛症状消失可停止使用。

**【注意事项】**

（1）肝肾功能不全者慎用。

（2）本药品具有酶抑制作用，可延缓经肝脏细胞色素 P450 代谢的药物（如双香豆素、地西泮、苯妥英钠、华法林、硝苯定）在体内的消除。当本药品与经肝脏细胞色素 P450 代谢的药物一起使用时，应酌情减轻后者用量。

（3）不良反应发生率与雷尼替丁相似，主要有恶心、上腹痛等，皮疹也有发生，一般是轻微和短暂的，大多不影响治疗。

（4）对本品过敏者禁用。

（5）奥美拉唑注射剂只能用于静脉滴注，不能用于静脉注射。

**处方②**：注射用头孢呋辛钠，深部肌内注射，或静脉注射，或静脉滴注，连续5～7天。

肌内注射：头孢呋辛钠，0.25g，用1.0mL无菌注射用水溶解，或0.75g用3mL无菌注射用水溶解，缓慢摇匀得混悬液后，深部肌内注射。

静脉注射：头孢呋辛钠，0.25g，至少用2.0mL无菌注射用水溶解，或0.75g至少用6.0mL无菌注射用水溶解，1.5g至少用15mL无菌注射用水溶解，摇匀后再缓慢静脉注射，也可加入静脉输注管内滴注。

静脉滴注：头孢呋辛钠，1.5g，加入至少50mL常用静脉注射液中使用，不可与氨基糖苷类抗生素配伍使用。

**【注意事项】**

（1）与青霉素类有交叉过敏反应。对青霉素类药过敏者慎用，有青霉素过敏性休克者不宜选用。

（2）应注意监测肾功能，特别是对接受高剂量的重症患者。

（3）肾功能不全者应减少每日剂量。

（4）能引起假膜性小肠结肠炎，对有胃肠道疾病史者，特别是溃疡性结肠炎、局限性肠炎或抗生素相关性肠炎患者，应警惕。假膜性小肠结肠炎诊断确立后，应给予适宜的治疗。轻度者停药即可，中、重度者应给予液体、电解质、蛋白质补充，并需选用对梭状芽孢杆菌有效的抗生素类药物治疗。

（5）有报道少数患儿出现轻、中度听力受损。

**处方③**：头孢哌酮钠。成人每次1～2g，每12h 1次，静脉注射或肌内注射。严重感染可增至1次4g，每12h 1次。连续5～7天。

儿童每日50～200mg/kg，分2～4次给药。静脉注射或静脉滴注，可用0.9%氯化钠注射液或5%葡萄糖注射液溶解稀释供输注。

**【注意事项】**

（1）对青霉素类药物过敏者慎用，对头孢菌素过敏者禁用。

（2）用药期间不宜饮酒及服用含酒精的药物。

（3）肾功能严重减退者慎用。

（4）可干扰体内维生素K的代谢，造成出血倾向，大剂量用药时尤应注意。

（5）尚可改变血常规，造成肝、肾损害和导致胃肠道反应。

**处方④**：消炎利胆片，每次0.26g，口服，每日3次。

**【注意事项】**

（1）过敏体质者慎用。

（2）本品药性苦寒，脾胃虚寒者（表现为畏寒喜暖、口淡不渴或喜热饮等）慎用。

（3）本品所含苦木有一定毒性，不宜过量、久服。

（4）慢性肝炎、肝硬化以及肝癌患者慎用，不可久服，以免加重肝脏病变。

（5）用于治疗急性胆囊炎感染时，应密切观察病情变化，若发热、黄疸、上腹痛等症加重时，应及时请外科处理。

（6）本品为急性胆囊炎的辅助用药，请在医师指导下与其他药物联合使用。

（7）糖尿病患者慎用本品含糖剂型。

（8）糖尿病、高血压、心脏病、肾脏病等严重慢性病患者慎用，应在医师指导下服用。

**处方⑤**：奥硝唑注射液，0.5g 静脉滴注，每日 2 次。

**【注意事项】**

（1）肝损伤患者每次用药剂量与正常用量相同，但用药间隔时间要加倍，以免药物蓄积。

（2）使用过程中，如有异常神经症状反应立即停药，并进一步观察治疗。

（3）本品显酸性，与其他药物合用时注意本品低 pH 值对其他药物的影响。

（4）本品与头孢菌素类药及其他半合成抗生素合用时应单独给药，两者不能使用同一稀释液稀释，应分别溶解稀释，分别静脉滴注。

（5）如发现药液浑浊或变色切勿使用。

**处方⑥**：盐酸消旋山莨菪碱注射液（654-2），常用量为成人每次肌内注射 5～10mg，小儿 0.1～0.2mg/kg，每日 1～2 次。也可以 0.9％氯化钠注射液 250mL/500mL＋盐酸消旋山莨菪碱注射液 10mg/20mg，静脉滴注，每日 1～2 次。腹部绞痛缓解可以停用。

**【注意事项】**

（1）急腹症诊断未明确时，不宜轻易使用。

（2）夏季用药时，因其闭汗作用，可使体温升高。

（3）静脉滴注过程中若出现排尿困难，对于成人可肌内注射新斯的明 0.5～1.0mg 或氢溴酸加兰他敏 2.5～5mg，对于小儿可肌内注射新斯的明 0.01～0.02mg/kg，以解除症状。

**处方⑦**：左氧氟沙星，静脉滴注，成人每次 0.5g，每日 1 次，连续 5～7 天。

**【注意事项】**

（1）专供静脉滴注，滴注时间为每 100mL 至少 60min，不宜与其他药物同瓶混合静脉滴注，或在同一根静脉输液管内进行静脉滴注。

（2）肾功能减退者应减量或慎用。

（3）有中枢神经系统疾病及癫痫史患者应慎用。

（4）喹诺酮类药物尚可引起少见的光毒性反应（发生率＜0.1％）。

**处方⑧**：多烯磷脂酰胆碱注射液，静脉注射。成人和青少年一般每日缓慢静脉注射 1～2 安瓿，严重病例每日注射 2～4 安瓿，如需要，每天剂量可增加至 6～8 安瓿。一次可同时注射两安瓿的量。肝功能明显好转可停止使用。

**【注意事项】**

（1）只可使用澄清的注射液，不可与其他任何注射液混合注射。

（2）偶有过敏反应。

（3）严禁用电解质溶液（0.9％氯化钠注射液、林格液等）稀释，若要配制静脉输液，只能用不含电解质的葡萄糖注射液（如 5％或 10％葡萄糖注射液、5％木糖醇注射液）稀释。

（刘丁一　关玉峰　赵立刚）

# 急性梗阻性化脓性胆管炎

急性梗阻性化脓性胆管炎（acute obstructive suppurative cholangitis，AOSC）是在胆道梗阻的基础上伴发胆管急性化脓性感染和积脓、胆道高压，大量细菌内毒素进入血液，导致厌氧菌与需氧菌混合性败血症、内毒素血症、氮质血症、高胆红素血症、中毒性肝炎、感染性休克以及多器官功能衰竭等一系列严重并发症。

发病原因主要是胆道梗阻和胆管化脓性感染，约有 80％的患者是由胆管结石引起胆道梗阻，其余还有胆道蛔虫病、胆管或壶腹肿瘤、原发性硬化性胆管炎等原因。造成胆管内化脓性感染的细菌几乎都是肠道细菌逆行进入胆管，以大肠埃希菌最常见，铜绿假单胞菌、变形杆菌和克雷伯菌次之，厌氧菌亦多见，也可混合感染。当胆管梗阻不断加重后，管腔内压不断升高，当内压高达 30cm$H_2O$，胆汁中的细菌和毒素即可逆行进入肝窦，产生严重的脓毒血症，发生感染性休克。

患者大多有反复发作的胆道病史。典型的临床症状主要为上腹部剧烈腹痛、寒战高热和黄疸，又称为 Charcot 三联征。但由于胆道梗阻部位有肝内与肝外之别，当为左、右肝管汇合部以上梗阻合并感染，腹痛较轻微，一般无黄疸，以高热寒战为主要临床表现；当肝外胆管梗阻合并感染时，以 Charcot 三联征为主要临床表现。当胆管梗阻和感染进一步加重时，临床表现将继续进展，出现低血压和神志改变，与之前的三联征统称为 Reynolds 五联征，是诊断急性梗阻性化脓性胆管炎不可缺少的诊断依据。神经系统症状主要表现为神情淡漠、嗜睡、神志不清，甚至昏迷；合并休克时也可表现为躁动、谵妄等。患者体温常持续升高达39～40℃或更高。脉搏快而弱，达120次/击以上，血压降低，呈急性重病面容，可出现皮下瘀斑或全身发绀。剑突下及右上腹部有不同范围和不同程度的压痛或腹膜刺激征，可有肝大及肝区叩痛；有时可扪及肿大的胆囊。

## 一、诊断要点

（1）可有反复胆道感染发作史。

（2）发病急，上腹持续性疼痛并可阵发性加重，伴有寒战高热，继而出现黄疸等症状（Charcot 三联征）。

（3）在三联征基础上出现脉搏细速、低血压或脓毒性休克、神志恍惚、嗜睡甚至昏迷（Reynolds 五联征）。

（4）右上腹部、剑突下明显压痛及肌紧张，可有反跳痛，肝大并有触痛、叩击痛，可有胆囊肿大、触痛，腹胀明显。

（5）血白细胞及中性粒细胞计数明显增高，并可出现毒性颗粒，血清胆红素（尤其是直接反应胆红素）明显增高、尿胆红素明显升高、碱性磷酸酶值升高，并常有 GPT 和 r-GT 值增高等肝功能损害表现，血培养常有细菌生长。

（6）影像学检查提示胆管扩张，内有结石、肿瘤、寄生虫等征象。

（7）术中探查胆管内有高压的脓性液体，细菌培养阳性。

当出现 Charcot 三联征时，已构成急性胆管炎的诊断，是 AOSC 的早期表现，一旦出现血压下降、感染性休克和神志改变时，则已构成急性梗阻性化脓性胆管炎的诊断。

## 二、鉴别诊断

### 1. 急性坏疽性阑尾炎

急性坏疽性阑尾炎也可出现腹痛、寒战高热，但较少出现黄疸，也可由于严重的腹腔感染导致感染性休克等表现。一般较少出现神志改变。腹部 B 超或 CT 检查可见到肿大的阑尾，或可见到粪石的存在。

### 2. 急性胰腺炎

急性胰腺炎可有上腹痛及压痛，可伴有发热、恶心、呕吐，实验室检查血清淀粉酶增高，腹部 B 超、CT 等影像学检查如发现胰腺弥漫性增大，周边有渗出，则多提示是急性胰腺炎。当胆总管结石梗阻位置较低时，可有急性梗阻性化脓性胆管炎与急性胰腺炎共存的情况。

### 3. 胃溃疡、十二指肠溃疡急性穿孔

多数患者有溃疡病史，腹痛程度较剧烈，呈持续刀割样痛，有时可致休克。腹壁强直显著，常呈"板样"，压痛、反跳痛明显；肠鸣音消失；腹部 X 线检查膈下有游离气体。

**4. 急性肠梗阻**

肠梗阻的绞痛多位于下腹部，常伴有肠鸣音亢进、"金属音"或气过水声，腹痛无放射性，腹肌不紧张。腹部 X 线检查可见腹部有液平面。

**5. 右肾结石**

发热少见，多伴腰背痛，放射至会阴部，肾区叩击痛，肉眼血尿或显微镜下血尿。腹部 X 线平片可显示阳性结石。腹部 B 超可见肾结石或伴肾盂扩张。

**6. 右侧大叶性肺炎和胸膜炎**

患者右上腹痛、压痛和肌紧张与急性梗阻性化脓性胆管炎易相混淆。但该病早期多有高热、咳嗽、胸痛等症状，胸部检查肺呼吸音减低，可闻及啰音或胸膜摩擦音。胸部 X 线片有助于诊断。

**7. 心绞痛、心肌梗死**

患者出现腹痛，尤其是老年人，一定要与心绞痛、心肌梗死等进行鉴别。有些心绞痛、心肌梗死常表现为上腹疼痛，但患者常有心绞痛病史，有濒死感、大汗、疼痛、无力、疼痛向左肩部放射等，心电图显示 Q 波和损伤性 ST 段改变，心肌酶有异常发现。若误诊为急性梗阻性化脓性胆管炎而行麻醉或手术，有时可导致死亡。因此，凡 50 岁以上患者有腹痛症状而同时有心动过速、心律失常或高血压，必须行心电图检查，以资鉴别。

**8. 其他**

表现为上腹部体征及感染症状的疾病如胆管癌、肝脓肿、膈下脓肿等，这些疾病大多均可根据影像学检查加以鉴别。

**三、治疗原则**

立即解除胆道梗阻并引流。

**四、一般治疗**

（1）非手术治疗

① 有休克者应首先治疗休克，并注意防止急性肾衰竭。

② 纠正代谢性酸中毒，根据血生化检查结果，输入适量的碳酸氢钠。

③ 选用广谱抗生素静脉滴注，然后根据胆汁及血液的细菌培养及药物敏感试验测定结果加以调整。

④ 给予镇痛药和解痉剂，纠正脱水，静脉给予大剂量维生素 C 及维生素 $K_1$ 等。

⑤ 情况允许时可做纤维十二指肠镜及鼻胆管引流术。

经过上述紧急处理者，病情可能趋于稳定，血压平稳、腹痛减轻、体温下降。待全身情况好转后，再择期施行手术。

（2）手术治疗 手术的基本方法为胆总管切开引流术。并发胆囊积脓及结石者，可同时取出胆石并做胆囊造口引流术，待病情改善后，再做第二次手术。手术时宜先探查胆总管，取出胆管内的结石，放置 T 形引流管。若肝管开口处梗阻，则必须将其扩大或将狭窄处切开。尽量取出狭窄上方的结石，然后将引流管的一端放至狭窄处上方肝管内，才能达到充分引流的目的。

### 五、药物处方

**处方①**：奥美拉唑，每次 40mg，每日 1～2 次，静脉滴注。临用前将 10mL 专用溶剂注入冻干粉小瓶内，禁止用其他溶剂溶解。将上述溶解后的药液加入 0.9％氯化钠注射液 100mL 或 5％葡萄糖注射液 100mL 中，稀释后供静脉滴注，静脉滴注时间不得少于 20min。注射用奥美拉唑与 0.9％氯化钠注射液配伍最好，也可以与 5％葡萄糖注射液配伍，不宜与 10％葡萄糖注射液和 5％葡萄糖氯化钠注射液配伍应用，注射液体积以 100mL 为宜。腹痛症状消失可停止使用。

**【注意事项】**

（1）肝肾功能不全者慎用。

（2）本药品具有酶抑制作用，可延缓经肝脏细胞色素 P450 代谢的药物（如双香豆素、地西泮、苯妥英钠、华法林、硝苯定）在体内的消除。当本药品与上述药物一起使用时，应酌情减轻后者用量。

（3）不良反应发生率与雷尼替丁相似，主要有恶心、上腹痛等，皮疹也有发生，一般是轻微和短暂的，大多不影响治疗。

（4）对本品过敏者禁用。

（5）奥美拉唑注射剂只能用于静脉滴注，不能用于静脉注射。

**处方②**：注射用头孢呋辛钠，深部肌内注射，或静脉注射，或静脉滴注，连续 5～7 天。

肌内注射：头孢呋辛钠，0.25g，用 1.0mL 无菌注射用水溶解，或 0.75g 用 3mL 无菌注射用水溶解，缓慢摇匀得混悬液后，深部肌内注射。肌内注射前，必须回抽无血才可注射。

静脉注射：头孢呋辛钠，0.25g，至少用 2.0mL 无菌注射用水溶解，0.75g 至少用 6.0mL 无菌注射用水溶解，1.5g 至少用 15mL 无菌注射用水溶解，摇匀后再缓慢静脉注射，也可加入静脉输注管内滴注。

静脉滴注：头孢呋辛钠，1.5g，加入至少 50mL 常用静脉注射液中使用，不可与氨基糖苷类抗生素配伍使用。

**【注意事项】**

（1）与青霉素类有交叉过敏反应。对青霉素类药过敏者慎用，有青霉素过敏性休克者不宜选用。

（2）注意监测肾功能，特别是对接受高剂量的重症患者。

（3）肾功能不全者应减少每日剂量。

（4）能引起假膜性小肠结肠炎，对有胃肠道疾病史者，特别是溃疡性结肠炎、局限性肠炎或抗生素相关性肠炎患者，应警惕。假膜性小肠结肠炎诊断确立后，应给予适宜的治疗。轻度者停药即可，中、重度者应给予液体、电解质、蛋白质补充，并需选用对梭状芽孢杆菌有效的抗生素类药物治疗。

（5）有报道少数患儿使用本品时出现轻、中度听力受损。

**处方③**：头孢哌酮钠。成人每次 1～2g，每 12h 1 次，静脉注射或肌内注射。严重感染可增至每次 4g，每 12h 1 次。连续 5～7 天。

儿童每日 50～200mg/kg，分 2～4 次给药。静脉注射或静脉滴注，可用 0.9%氯化钠注射液或 5%葡萄糖注射液溶解稀释供输注。

**【注意事项】**

（1）对青霉素类药物过敏者慎用，对头孢菌素过敏者禁用。

（2）用药期间不宜饮酒及服用含酒精的药物。

（3）肾功能严重减退者慎用。

（4）可干扰体内维生素 K 的代谢，造成出血倾向，大剂量用药时尤应注意。

（5）尚可改变血常规，造成肝、肾损害和导致胃肠道反应。

**处方④**：甲硝唑氯化钠注射液，每次 100mL，静脉滴注，每日 2 次，连续 5～7 天。

**【注意事项】**

（1）代谢产物可使尿液呈深红色，干扰诊断。

（2）原有肝脏疾病患者，剂量应减少。出现运动失调或其他中枢神经系统症状时应停药。重复一个疗程之前，应做白细胞计数。厌氧菌感染合并肾功能衰竭者，给药间隔时间应由 8h 延长至 12h。

（3）可抑制酒精代谢，用药期间应戒酒，饮酒后可能出现腹痛、呕吐、头痛等症状。

（4）孕妇及哺乳期妇女禁用。

**处方⑤**：奥硝唑氯化钠注射液，每次 100mL，静脉滴注，每日 2 次。

**【注意事项】**

（1）肝损伤患者每次用药剂量与正常用量相同，但用药间隔时间要加倍，以免药物蓄积。

（2）使用过程中，如有异常神经症状反应立即停药，并进一步观察治疗。

（3）本品显酸性，与其他药物合用时注意本品低 pH 值对其他药物的影响。

（4）与头孢菌素类药及其他半合成抗生素合用时应单独给药，两者不能使用同一稀释液稀释，应分别溶解稀释，分别静脉滴注。

（5）如发现药液浑浊或变色切勿使用。

**处方⑥**：盐酸消旋山莨菪碱注射液（654-2）。常用量为成人每次肌内注射5～10mg，小儿0.1～0.2mg/kg，每日1～2次。也可以0.9％氯化钠注射液250mL/500mL＋盐酸消旋山莨菪碱注射液（654-2）10mg/20mg，静脉滴注，每日1～2次。腹部绞痛缓解可以停用。

【注意事项】

（1）急腹症诊断未明确时，不宜轻易使用。

（2）夏季用药时，因其闭汗作用，可使体温升高。

（3）静脉滴注过程中若出现排尿困难，对于成人可肌内注射新斯的明0.5～1.0mg或氢溴酸加兰他敏2.5～5mg，对于小儿可肌内注射新斯的明0.01～0.02mg/kg，以解除症状。

**处方⑦**：左氧氟沙星，静脉滴注，成人每次0.5g，每日1次，连续5～7天。

【注意事项】

（1）本制剂专供静脉滴注，滴注时间为每100mL至少60min。本制剂不宜与其他药物同瓶混合静脉滴注，或在同一根静脉输液管内进行静脉滴注。

（2）肾功能减退者应减量或慎用。

（3）有中枢神经系统疾病及癫痫史患者应慎用。

（4）喹诺酮类药物尚可引起少见的光毒性反应（发生率＜0.1％）。

**处方⑧**：多烯磷脂酰胆碱注射液，静脉注射。成人和青少年一般每日缓慢静脉注射1～2安瓿，严重病例每日注射2～4安瓿，如需要，每天剂量可增加至6～8安瓿。一次可同时注射两安瓿的量。肝功能明显好转可停止使用。

【注意事项】

（1）偶有过敏反应。

（2）严禁用电解质溶液（0.9％氯化钠注射液、林格液等）稀释，若要配制静脉输液，只能用不含电解质的葡萄糖注射液（如5％或10％葡萄糖注射液、5％木糖醇注射液）稀释。

（刘　辉　关玉峰）

# 慢性胆囊炎

慢性胆囊炎患者的发病年龄和性别与急性胆囊炎患者相似，临床表现在不同患者则可有甚大差别，且与实际的病理变化也常不一致，有时患者可毫无症状，而死后尸体解剖则发现胆囊有明显的慢性病变；有时患者有剧烈的胆绞痛病史，但手术时发现胆囊病变却并不严重。

（1）慢性胆囊炎的症状　慢性胆囊炎的临床表现并不一致，但总以胆区疼痛为主要症状。病情呈慢性迁延过程，有轻重交替、反复发作的特点。

① 右上腹钝痛、胀痛、坠痛或不适感。

② 嗳气、反酸、腹胀、胃部烧灼感等消化不良症状。

③ 恶心、厌油腻食物或进食高脂食物后症状加重。

④ 右肩、右肩胛区或右背部疼痛不适，这是由于胆囊炎症或与周围之粘连涉及右膈神经或右侧肋间神经而出现的放射性疼痛。

⑤ 部分患者可有胆绞痛，多由较小结石或浓稠胆汁的刺激引起胆囊管的痉挛性收缩所致。绞痛多很剧烈，阿托品等药物常难制止。绞痛发作时，患者抱腹蜷卧或辗转不安，常屏气或不愿讲话，以期减轻疼痛。绞痛可持续数分钟或数小时不等，可伴恶心、呕吐，且常在呕吐后有缓解，也可骤然痛止，不再发作，也有反复数次后才停止者。

⑥ 可有大便干燥、稀溏或黏滞不爽。

（2）患者的体征

① 胆区压痛、叩击痛，但无反跳痛。

② 可有低热，但多数体温正常。

③ 胆囊穴、肝俞穴、胆俞穴压痛。

④ 右膈神经压痛点。在颈部右侧胸锁乳头肌的两下脚之间。

⑤ 胆汁淤积时，可扪到胀大的胆囊。

⑥ 病毒性和寄生虫性胆囊炎，可有肝脾肿大。

⑦ 偶有黄疸，多见于华支睾吸虫性胆囊炎。

## 一、诊断要点

（1）患者症状可以明显从急性胆囊炎第一次发作后不断出现。

（2）患者通常有气胀、嗳气以及厌食油腻症状，饱食以后常感上腹部不适，且不像十二指肠溃疡在食后可减轻疼痛。

（3）患者常感有右肩胛骨下、右季肋下或右腰等处隐痛，在站立、运动或冷水浴后更加明显。

（4）体检除右上腹有轻度触痛外，一般无其他阳性症状。

（5）慢性胆囊炎患者一般诊断并不困难，因多数患者有右上腹部一次或多次的绞痛病史和消化不良症状，但有时症状不典型者，可与慢性阑尾炎、慢性溃疡病、慢性胃炎、结肠癌、慢性胰腺炎及肾盂肾炎等症混淆。

（6）正确的诊断有赖于胆囊部 X 线片、胆囊造影、B 超或 CT、MRI 等。

二、鉴别诊断

**1. 慢性胃炎**

主要症状为上腹闷胀疼痛、嗳气、食欲减退及消化不良史。纤维胃镜检查对慢性胃炎的诊断极为重要，可发现胃黏膜水肿充血、黏膜色泽变为黄白或灰黄色、黏膜萎缩。肥厚性胃炎可见黏膜皱襞肥大，或有结节并可见糜烂及表浅溃疡。

**2. 消化性溃疡**

有溃疡病史，上腹痛与饮食规律性有关，而慢性胆囊炎往往于进食后疼痛加重，特别是进食高脂肪食物后。溃疡病常于春秋季节急性发作，而胆石性慢性胆囊炎多于夜间发病。钡餐检查及纤维胃镜检查有明显鉴别价值。

**3. 胃神经官能症**

虽有长期反复发作病史，但与进食油腻无明显关系，往往与情绪波动关系密切，常有神经性呕吐，每于进食后突然发生呕吐，一般无恶心，呕吐量不多且不费力，吐后即可进食，不影响食欲及食量。本病常伴有全身性神经官能症状，用暗示疗法可使症状缓解，鉴别不难。

**4. 胃下垂**

本病可有肝、肾等其他脏器下垂。上腹不适以饭后加重，卧位时症状减轻，立位检查可见中下腹部胀满而上腹部空虚，有时可见胃型并可有振水音，钡餐检查可明确诊断。

**5. 肾下垂**

常有食欲不佳、恶心呕吐等症状，并以右侧多见，但其右侧上腹及腰部疼痛于站立及行走时加重，可出现绞痛并向下腹部放射。体格检查时分别于卧位、坐位及立位触诊，如发现右上腹肿物因体位改变而移位则对鉴别有意义，卧位及立位肾 X 线片及静脉尿路造影有助于诊断。

**6. 迁延性肝炎及慢性肝炎**

本病有急性肝炎病史，尚有慢性消化不良及右上腹不适等症状，可有肝大及肝功能不良，并在慢性肝炎可出现脾大、蜘蛛痣及肝掌，B 超检查胆囊功能良好。

**7. 慢性胰腺炎**

常为急性胰腺炎的后遗症，其上腹痛向左肩背部放射，X 线片有时可见胰腺钙化影或胰腺结石，纤维十二指肠镜检查及经内镜逆行胆胰管成像（ERCP）对诊断慢性胰腺炎有一定价值。

**8. 胆囊癌**

本病病史短，病情发展快，很快出现肝门淋巴结转移及直接侵及附近肝组织，故多出现持续性黄疸。右上腹痛为持续性，症状明显时多数患者于右上腹肋缘下可触及硬性肿块，B超及CT检查可帮助诊断。

### 三、治疗原则

以保守治疗为主。对于症状轻、不影响正常生活的患者，可选用非手术治疗，低脂饮食，长期口服利胆药物，如消炎利胆片、熊胆胶囊、羟甲烟胺等，腹痛时可用颠茄类解痉药物对症治疗。对于症状重或反复发作胆绞痛并伴有胆囊结石的患者，可选择手术治疗。

### 四、一般治疗

（1）解痉镇痛　用于慢性胆囊炎急性发作时的胆绞痛。可用硝酸甘油酯0.6mg舌下含服，或阿托品0.5mg肌内注射，可同时用异丙嗪25mg肌内注射。镇痛剂哌替啶50～100mg肌内注射，与解痉剂合用可增强镇痛效果。

（2）缓解胆源性消化不良症状　慢性胆囊炎中普遍存在炎症刺激和胆囊壁慢性纤维化等改变，容易导致患者出现消化不良症状。对于有明确胆囊结石的消化不良患者，10%～33%的患者症状可在胆囊切除术后得到缓解。

（3）抗感染治疗　根据慢性胆囊炎患者胆汁培养结果、患者感染严重程度、抗生素耐药性和抗菌谱，以及患者的基础疾病，特别是对于肝肾功能有损害等情况，在慢性胆囊炎胆道感染的治疗中合理应用抗生素具有重要意义。

### 五、药物处方

**处方①**：利胆排石片，口服。排石时每次6～10片，每日2次。炎症时每次4～6片，每日2次。发作时可用，症状消失可停止使用。疗程为15天至1个月。

**【注意事项】**

（1）孕妇禁用。

（2）体弱、肝功能不良者慎用。

**处方②**：注射用头孢呋辛钠，深部肌内注射，或静脉注射，或静脉滴注。连续5～7天。

肌内注射：头孢呋辛钠，0.25g，用1.0mL无菌注射用水溶解，或0.75g用3mL无菌注射用水溶解，缓慢摇匀得混悬液后，深部肌内注射。肌内注射前，必须回抽无血才可注射。

静脉注射：头孢呋辛钠，0.25g，至少用2.0mL无菌注射用水溶解，或0.75g至少用6.0mL无菌注射用水溶解，1.5g至少用15mL无菌注射用水溶解，摇匀后再缓慢静脉注射，也可加入静脉输注管内滴注。

静脉滴注：头孢呋辛钠，1.5g，加入至少50mL常用静脉注射液中使用，不可与氨基糖苷类抗生素配伍使用。

**【注意事项】**

（1）与青霉素类有交叉过敏反应。对青霉素类药过敏者慎用，有青霉素过敏性休克者不宜选用。

（2）应注意监测肾功能，特别是对接受高剂量的重症患者。

（3）肾功能不全者应减少每日剂量。

（4）能引起假膜性小肠结肠炎，对有胃肠道疾病史者，特别是溃疡性结肠炎、局限性肠炎或抗生素相关性肠炎患者，应警惕。假膜性小肠结肠炎诊断确立后，应给予适宜的治疗。轻度者停药即可，中、重度者应给予液体、电解质、蛋白质补充，并需选用对梭状芽孢杆菌有效的抗生素类药物治疗。

（5）有报道少数患儿使用本品时出现轻、中度听力受损。

**处方③**：复方胆通胶囊，口服，每次 2 粒，每日 3 次，疗程 15 天。

**【注意事项】**

不良反应尚不明确。

**处方④**：熊去氧胆酸。利胆时每次 50mg，每天 150mg。溶解胆结石时每天 450～600mg，或每天 8～10mg/kg，分早晚 2 次服。当胆石清除后，每晚口服 500mg，以防止复发。可口服 3 个月。

**【注意事项】**

以下情况为禁忌证：

（1）严重肝炎及严重肝功能减退者。

（2）胆道完全阻塞者。

（3）胃、十二指肠溃疡及其他肠道疾病者。

（4）对胆汁酸过敏者。

（5）有胆囊切除术指征的患者，包括持续性急性胆囊炎、胆管炎、胆石性胰腺炎或胆道胃肠瘘。

（6）孕妇、儿童、哺乳期妇女禁用。

（7）熊去氧胆酸不能溶解胆色素结石、钙化胆固醇性结石、混合结石及不透过 X 线结石。

**处方⑤**：奥硝唑氯化钠注射液，每次 100mL，静脉滴注，每日 2 次。

**【注意事项】**

（1）肝损伤患者每次用药剂量与正常用量相同，但用药间隔时间要加倍，以免药物蓄积。

（2）使用过程中，如有异常神经症状反应立即停药，并进一步观察治疗。

（3）本品显酸性，与其他药物合用时注意低 pH 值对其他药物的影响。

（4）与头孢菌素类药及其他半合成抗生素合用时应单独给药，两者不能使用同一稀释液稀释，应分别溶解稀释，分别静脉滴注。

（5）如发现药液浑浊或变色切勿使用。

**处方⑥**：盐酸消旋山莨菪碱注射液（654-2）。常用量为成人每次肌内注射 5～10mg，小儿 0.1～0.2mg/kg，每日 1～2 次。也可以 0.9%氯化钠注射液 250mL/500mL＋盐酸消旋山莨菪碱注射液（654-2）10mg/20mg，静脉滴注，每日 1～2 次。腹部绞痛缓解可以停用。

**【注意事项】**

（1）急腹症诊断未明确时，不宜轻易使用。

（2）夏季用药时，因其闭汗作用，可使体温升高。

（3）静脉滴注过程中若出现排尿困难，对于成人可肌内注射新斯的明 0.5～1.0mg 或氢溴酸加兰他敏 2.5～5mg，对于小儿可肌内注射新斯的明 0.01～0.02mg/kg，以解除症状。

**处方⑦**：左氧氟沙星，静脉滴注，成人每次 0.5g，每日 1 次，连续 5～7 天。

**【注意事项】**

（1）专供静脉滴注，滴注时间为每 100mL 至少 60min，不宜与其他药物同瓶混合静脉滴注，或在同一根静脉输液管内进行静脉滴注。

（2）肾功能减退者应减量或慎用。

（3）有中枢神经系统疾病及癫痫史患者应慎用。

（4）喹诺酮类药物尚可引起少见的光毒性反应（发生率<0.1%）。

**处方⑧**：多烯磷脂酰胆碱注射液，静脉注射。成人和青少年一般每日缓慢静脉注射 1～2 安瓿，严重病例每天注射 2～4 安瓿，如需要，每天剂量可增加至 6～8 安瓿。一次可同时注射两安瓿的量。肝功能明显好转可停止使用。

**【注意事项】**

（1）偶有过敏反应。

（2）严禁用电解质溶液（0.9%氯化钠注射液、林格液等）稀释，若要配制静脉输液，只能用不含电解质的葡萄糖注射液（如 5%或 10%葡萄糖注射液、5%木糖醇注射液）稀释。

（刘　辉　关玉峰　赵立刚）

# 胆道蛔虫病

蛔虫是寄生在人体小肠中下段的寄生虫。胆道蛔虫病是肠道蛔虫病中最严重的一种并发症，多见于 6～8 岁学龄儿童、农民和晚期孕妇，是由各种原因引起的肠道蛔虫运动活跃，并钻入胆道而出现的急性上腹痛或胆道感染。发作时患者疼痛难以忍受，大哭大叫，十分痛苦。若治疗措施跟不上，晚期患者可出现不同程度的脱水和酸中毒，甚至危及生命。

发病机制如下。①蛔虫可做摇摆、迂曲、翻转、折返等运动，能在肠中游走。②一般情况下蛔虫在肠管内头向胃端，吸噬食物残渣和肠液，蛔虫有喜碱厌酸的特性，低胃酸为蛔虫上行的诱因之一。③蛔虫有钻孔习性，上行至十二指肠时，可通过十二指肠大乳头 Oddi 括约肌进入胆道。④全身或局部疾患造成胃肠道功能紊乱、肠环境改变，如发热、恶心、呕吐、腹泻及妊娠时，可增强蛔虫的活动性，促其上行。进入胆道的蛔虫大多数死在胆道内，其尸体碎片、角皮、虫卵将成为以后结石的核心。蛔虫钻入胆道所引起的胆管阻塞是不完全的，故甚少发生黄疸，主要是蛔虫带入的细菌导致胆管炎症，且可引起急性重症胆管炎、肝脓肿、膈下脓肿、胆汁性腹膜炎、急性胰腺炎、胆道出血、脓毒性休克，甚至死亡。

临床症状主要是钻顶样剧烈绞痛，由于蛔虫钻入胆道，刺激胆总管的壶腹部括约肌，使之产生痉挛性收缩所致，疼痛持续时间不等，疼痛过后可如常人，这是胆道蛔虫病症状的特点。患者腹痛的程度和体征不相符，常常腹痛剧烈，但体征轻微。发病初期腹部喜按，但随着胆道炎症的发展而出现拒按。可有恶心、呕吐，呕吐物多为胃内容物，可含胆汁，也有可能吐出蛔虫。当合并感染时，患者可出现畏寒、发热，但体温的上升与腹痛的程度不成比例。蛔虫钻入胆道引起胆管炎，除非虫体退出胆道，炎症缓解，否则体温多不会自退。当蛔虫钻入胆道后，若蛔虫的数量多、蛔虫死在胆道内，或反复发作的胆道蛔虫病引起胆管炎时，可引起胆道梗阻，在梗阻后 24～48h 可出现黄疸。患者还可出现肝大。

## 一、诊断要点

（1）根据上述典型临床表现，临床症状重而体征轻的特点，结合影像学检查多可作出诊断。

（2）实验室检查　白细胞计数可轻度上升、嗜酸性粒细胞增多。大便中可查到蛔虫卵。

（3）影像学检查

① 超声表现。胆道蛔虫病诊断标准：胆总管扩张是诊断胆道蛔虫病的重要声像图特征，凡肝外胆管内径＞0.6cm 为扩张（0.7～1.0cm 为轻度，1.1～1.5cm 为中度，＞1.6cm 为重度）。扩张程度与蛔虫粗细及多少有一定关系，也与蛔虫进入胆道时间与伴发感染程度有关，扩张胆管内见平行"双线"状高回声带，称"通心粉征"，是胆道蛔虫病特有的声像图表现。胆道蛔虫的双线状长条形平行强回声带中间的暗区是由于蛔虫的假体腔形成的，其内可见间断的点状强回声，当蛔虫死亡，其中心暗带变模糊，甚至消失。

② X 线表现。可用钡餐或用导管插入十二指肠，注入少量钡剂，于适当加

压下摄片。在十二指肠降部显示有边缘平滑可稍弯曲的条状透亮阴影，代表蛔虫没有钻入胆总管的部分。在相当于肝胰壶腹部位，即蛔虫钻入胆总管处呈钝圆形。有时因括约肌关闭功能不全而有肠道气体进入胆道，这时在 X 线片上可见到胆道积气，其中有弯曲的长条形软组织阴影。"T"管造影及静脉胆道造影检查，显示整个胆道情况，以观察蛔虫的部位和数目，以及手术是否彻底，有无蛔虫残骸存在。

③ CT 和 MR 表现。显示位于胆囊或胆管内长条状呈弯曲的透亮阴影，其形态与蛔虫相符，且边缘光滑。

### 二、鉴别诊断

**1. 胆石症**

上腹部绞痛时，要与胆石症进行鉴别。胆石症一般过去有反复右上腹部疼痛病史，急性发作时，一般除有腹痛外，可伴有发热、寒战、黄疸等结石梗阻和感染症状。右上腹压痛，腹肌紧张，Murphy's 征阳性，白细胞及中性粒细胞比值明显增高。急性期可做 B 超，缓解后可做静脉胆道造影检查鉴别。

**2. 急性胰腺炎**

急性胰腺炎腹痛偏于左上腹为主，腹部压痛，腹肌紧张明显，体温、白细胞计数增高，可有移动性浊音，血清淀粉酶增高。B 超有助于鉴别。

**3. 胃溃疡、十二指肠溃疡急性穿孔**

多数患者有溃疡病史，腹痛程度较剧烈，呈持续刀割样痛，有时可致休克。腹壁强直显著，常呈"板样"，压痛、反跳痛明显；肠鸣音消失。做腹部 X 线检查，提示膈下有游离气体。

**4. 急性肠梗阻**

肠梗阻的绞痛多位于下腹部，常伴有肠鸣音亢进、"金属音"或气过水声，腹痛无放射性，腹肌不紧张。腹部立位 X 线检查可见腹部有液平面。

**5. 右肾结石**

发热少见，多伴腰背痛，放射至会阴部，肾区叩击痛，肉眼血尿或显微镜下血尿。腹部 X 线平片可显示阳性结石。泌尿系统 B 超可见肾结石或伴肾盂扩张。

**6. 右侧大叶性肺炎和胸膜炎**

该病早期多有高热、咳嗽、胸痛等症状，胸部检查肺呼吸音减低，可闻及啰音或胸膜摩擦音。胸部 X 线片有助于诊断。

**7. 心绞痛、心肌梗死**

患者出现腹痛，尤其是老年人，一定要与心绞痛、心肌梗死等进行鉴别。有些心绞痛、心肌梗死常表现为上腹疼痛，但患者常有心绞痛病史，有濒死感、大汗、疼痛、无力、疼痛向左肩部放射等，心电图显示 Q 波和损伤性 ST 段改变，心肌酶有异常发现。若误诊为急性胆囊炎而行麻醉或手术，有时可导致死亡。因此，凡 50 岁以上患者有腹痛症状而同时有心动过速、心律失常或高血压，必须行心电图检查，以资鉴别。

**8. 其他**

表现为上腹部体征及感染症状的疾病如肝癌、肝脓肿等，这些疾病大多均可根据影像学检查加以鉴别。

**三、治疗原则**

（1）对症治疗，如解痉、镇痛、利胆、驱虫、控制感染、纠正水电解质失调等。

（2）绝大多数患者可用非手术疗法治愈，仅在出现严重并发症时才考虑手术治疗。

**四、一般治疗**

（1）非手术治疗

① 解痉镇痛。疼痛发作时，可遵医嘱注射阿托品、盐酸消旋山莨菪碱等胆碱能阻滞剂，必要时可注射哌替啶。

② 利胆驱虫。发作时可服用利胆排蛔虫的中药（如乌梅汤）和 33％硫酸镁。氧气驱虫对镇痛和驱虫均有效。驱虫最好在症状缓解期进行，选用左旋咪唑等。

③ 控制感染。采用氨基糖苷类和甲硝唑等抗菌药物。

④ 经内镜逆行胆胰管成像（ERCP）。通过 ERCP 观察，若蛔虫有部分留在胆道外，可用取石钳将虫体取出。

（2）手术治疗　手术切开胆总管探查、取虫和引流。胆囊炎多为继发的，一般无须手术切除。应注意术中和术后驱虫治疗，防止胆道蛔虫病复发。

**五、药物处方**

**处方①**：奥美拉唑，每次 40mg，每日 1～2 次，静脉滴注。临用前将 10mL 专用溶剂注入冻干粉小瓶内，禁止用其他溶剂溶解。将上述溶解后的药液加入 0.9％氯化钠注射液 100mL 或 5％葡萄糖注射液 100mL 中，稀释后供静脉滴注，静脉滴注时间不得少于 20min。注射用奥美拉唑与 0.9％氯化钠注射液配伍最好，也可以与 5％葡萄糖注射液配伍，不宜与 10％葡萄糖注射液和 5％葡萄糖氯化钠注射液配伍应用，注射液体积以 100mL 为宜。腹痛症状消失可停止使用。

**【注意事项】**

（1）肝肾功能不全者慎用。

（2）具有酶抑制作用，可延缓经肝脏细胞色素 P450 代谢的药物（如双香豆素、地西泮、苯妥英钠、华法林、硝苯定）在体内的消除。当与上述药物一起使用时，应酌情减轻后者用量。

（3）不良反应发生率与雷尼替丁相似，主要有恶心、上腹痛等，皮疹也有发生，一般是轻微和短暂的，大多不影响治疗。

（4）对本品过敏者禁用。

（5）奥美拉唑注射剂只能用于静脉滴注，不能用于静脉注射。

**处方②**：注射用头孢呋辛钠，深部肌内注射，静脉注射或静脉滴注，连续5～7天。

肌内注射：头孢呋辛钠，0.25g，用1.0mL无菌注射用水溶解，或0.75g用3mL无菌注射用水溶解，缓慢摇匀得混悬液后，方可深部肌内注射。肌内注射前，必需回抽无血才可注射。

静脉注射：头孢呋辛钠，0.25g至少用2.0mL无菌注射用水溶解，0.75g至少用6.0mL无菌注射水溶解，1.5g至少用15mL无菌注射用水溶解，摇匀后再缓慢静脉注射，也可加入静脉输注管内滴注。

静脉滴注：头孢呋辛钠，1.5g，加入至少50mL常用静脉注射液中使用，不可与氨基糖苷类抗生素配伍使用。

**【注意事项】**

（1）与青霉素类有交叉过敏反应。对青霉素类药过敏者慎用，有青霉素过敏性休克者不宜选用。

（2）应注意监测肾功能，特别是对接受高剂量的重症患者。

（3）肾功能不全者应减少每日剂量。

（4）能引起假膜性小肠结肠炎，对有胃肠道疾病史者，特别是溃疡性结肠炎、局限性肠炎或抗生素相关性肠炎患者，应警惕。假膜性小肠结肠炎诊断确立后，应给予适宜的治疗。轻度者停药即可，中、重度者应给予液体、电解质、蛋白质补充，并需选用对梭状芽孢杆菌有效的抗生素类药物治疗。

（5）有报道少数患儿使用本品时出现轻、中度听力受损。

**处方③**：头孢哌酮钠，静脉注射或肌内注射，成人每次1～2g，每12h1次，严重感染可增至每次4g，每12h1次，连续5～7天。

儿童每日50～200mg/kg，分2～4次给药。静脉注射或静脉滴注，可用0.9%氯化钠注射液或5%葡萄糖注射液溶解稀释供输注

**【注意事项】**

（1）对青霉素类药物过敏者慎用，对头孢菌素过敏者禁用。

（2）用药期间不宜饮酒及服用含酒精的药物。

（3）肾功能严重减退者慎用。

（4）可干扰体内维生素K的代谢，造成出血倾向，大剂量用药时尤应注意。

（5）尚可改变血常规，造成肝、肾损害和导致胃肠道反应。

**处方④**：消炎利胆片，每次0.26g，口服，每日3次。

【注意事项】

（1）过敏体质者慎用。

（2）药性苦寒，脾胃虚寒者（表现为畏寒喜暖、口淡不渴或喜热饮等）慎用。

（3）所含苦木有一定毒性，不宜过量、久服。

（4）慢性肝炎、肝硬化以及肝癌患者慎用，不可久服，以免加重肝脏病变。

（5）用于治疗急性胆囊炎感染时，应密切观察病情变化，若发热、黄疸、上腹痛等症状加重时，应及时请外科处理。

（6）为急性胆囊炎的辅助用药，请在医师指导下与其他药物联合使用。

（7）糖尿病患者慎用含糖剂型。

（8）糖尿病、高血压、心脏病、肾脏病等严重慢性病患者慎用，应在医师指导下服用。

**处方⑤**：奥硝唑氯化钠注射液，每次 100mL，静脉滴注，每日 2 次。

【注意事项】

（1）肝损伤患者每次用药剂量与正常用量相同，但用药间隔时间要加倍，以免药物蓄积。

（2）使用过程中，如有异常神经症状反应立即停药，并进一步观察治疗。

（3）本品显酸性，与其他药物合用时注意本品低 pH 值对其他药物的影响。

（4）与头孢菌素类药及其他半合成抗生素合用时应单独给药，两者不能使用同一稀释液稀释，应分别溶解稀释，分别静脉滴注。

（5）如发现药液浑浊或变色切勿使用。

**处方⑥**：盐酸消旋山莨菪碱注射液（654-2）。常用量为成人每次肌内注射 5～10mg，小儿 0.1～0.2mg/kg，每日 1～2 次。也可以 0.9% 氯化钠注射液 250mL/500mL＋盐酸消旋山莨菪碱注射液（654-2）10mg/20mg，静脉滴注，每日 1～2 次。腹部绞痛缓解可以停用。

【注意事项】

（1）急腹症诊断未明确时，不宜轻易使用。

（2）夏季用药时，因其闭汗作用，可使体温升高。

（3）静脉滴注过程中若出现排尿困难，对于成人可肌内注射新斯的明 0.5～1.0mg 或氢溴酸加兰他敏 2.5～5mg；对于小儿，可肌内注射新斯的明 0.01～0.02mg/kg，以解除症状。

**处方⑦**：阿托品注射液，皮下、肌内或静脉注射。成人常用量为每次 0.3～0.5mg，每日 0.5～3mg，极量为每次 2mg。儿童皮下注射，每次 0.01～0.02mg/kg，每日 2～3 次。

【注意事项】

（1）对其他颠茄生物碱不耐受者，对本品也不耐受。

（2）孕妇静脉注射阿托品可使胎儿心动过速。

（3）本品可分泌入乳汁，并有抑制泌乳作用。

（4）婴幼儿对本品的毒性反应极为敏感，特别是痉挛性麻痹与脑损伤的小儿，反应更强。因为闭汗有体温急骤升高的危险，环境温度较高时，应用时要严密观察。

（5）老年人容易发生抗 M 胆碱样副作用，如排尿困难、便秘、口干（特别是男性），也易诱发未经诊断的青光眼，一经发现，应立即停药。本品对老年人尤易致汗液分泌减少，影响散热，故夏天慎用。

（6）下列情况应慎用

① 脑损害，尤其是儿童。

② 心脏病，特别是心律失常、充血性心力衰竭、冠心病、二尖瓣狭窄等。

③ 反流性食管炎、食管与胃的运动减弱、下食管括约肌松弛，可使胃排空延迟，从而促成胃潴留，并增加胃-食管的反流。

④ 青光眼患者禁用，20 岁以上患者存在潜隐性青光眼时，有诱发的危险。

⑤ 溃疡性结肠炎，用量大时肠能动度降低，可导致麻痹性肠梗阻，并可诱发加重中毒性巨结肠。

⑥ 前列腺肥大引起的尿路感染（膀胱张力减低）及尿路阻塞性疾病，可导致完全性尿潴留。

（7）对诊断的干扰　酚磺酞试验时可减少酚磺酞的排出量。

**处方⑧**：多烯磷脂酰胆碱注射液，静脉注射。成人和青少年一般每日缓慢静脉注射 1～2 安瓿，严重病例每日注射 2～4 安瓿。如需要，每天剂量可增加至 6～8 安瓿。一次可同时注射两安瓿的量，只可使用澄清的注射液，不可与其他任何注射液混合注射。肝功能明显好转可停止使用。

**【注意事项】**

（1）偶有过敏反应。

（2）严禁用电解质溶液（0.9％氯化钠注射液、林格液等）稀释，若要配制静脉输液，只能用不含电解质的葡萄糖注射液（如 5％或 10％葡萄糖注射液、5％木糖醇注射液）稀释。

（刘丁一　关玉峰）

# 胆囊结石

胆囊结石主要见于成人，女性多于男性，40 岁后发病率随年龄增长而增高。结石为胆固醇结石或以胆固醇为主的混合性结石和黑色胆色素结石。胆囊结石别称胆结石病，因胆囊结石与多种因素有关，任何影响胆固醇与胆汁酸浓度比例改变和造成胆汁淤滞的因素都能导致结石形成，如女性激素、肥胖、妊娠、高脂肪饮食、长期肠外营养、糖尿病、高脂血症、胃切除或胃肠吻合手术后、回肠末段疾病和回肠切除术后、肝硬化、溶血性贫血等因素都可引起胆囊结石。在我国西北地区的胆囊结石发病率相对较高，可能与饮食习惯有关。大多数患者无症状，仅在体检、手术和尸解时发现，称为静止性胆囊结石。少数患者的胆囊结石的典型症状为胆绞痛，表现为急性或慢性胆囊炎。

## 一、诊断要点

（1）右侧腹部疼痛不适。

（2）患者伴有恶心、呕吐。

（3）当胆囊内的小结石嵌顿于胆囊颈部时，可出现持续性右上腹痛，阵发性加剧，向右肩背部放射。

（4）根据临床典型的绞痛病史，影像学检查可确诊。B超检查，可见胆囊内有强回声团，随体位改变而移动，其后有声影即可确诊为胆囊结石。仅有 10%～15% 的胆囊结石含有钙，腹部 X 线检查能确诊，侧位照片可与右肾结石区别。CT、MRI 也可显示胆囊结石，但不作为常规检查。

## 二、鉴别诊断

### 1. 慢性胃炎

主要症状为上腹闷胀疼痛、嗳气、食欲减退及消化不良史。纤维胃镜检查对慢性胃炎的诊断极为重要，可发现胃黏膜水肿充血、黏膜色泽变为黄白或灰黄色、黏膜萎缩。肥厚性胃炎可见黏膜皱襞肥大，或有结节并可见糜烂及表浅溃疡。

### 2. 消化性溃疡

有溃疡病史，上腹痛与饮食规律性有关，而胆囊结石往往于进食后疼痛加重，特别是进食高脂肪食物。溃疡病常于春秋季节急性发作，而胆石性慢性胆囊炎多于夜间发病。钡餐检查及纤维胃镜检查有明显鉴别价值。

### 3. 胃神经官能症

虽有长期反复发作病史，但与进食油腻无明显关系，往往与情绪波动关系密切，常有神经性呕吐，每于进食后突然发生呕吐，一般无恶心，呕吐量不多且不费力，吐后即可进食，不影响食欲及食量。本病常伴有全身性神经官能症状，用暗示疗法可使症状缓解，鉴别不难。

### 4. 胃下垂

本病可有肝、肾等其他脏器下垂。上腹不适以饭后加重，卧位时症状减轻，立位检查可见中下腹部胀满而上腹部空虚，有时可见胃型并可有振水音，钡餐检查可明确诊断。

### 5. 肾下垂

常有食欲不佳、恶心呕吐等症状，并以右侧多见，但其右侧上腹及腰部疼痛于站立及行走时加重，可出现绞痛并向下腹部放射。体格检查时分别于卧位、坐位及立位触诊，如发现右上腹肿物因体位改变而移位则对鉴别有意义，肾卧位及立位 X 线片及静脉尿路造影有助于诊断。

### 6. 迁延性肝炎及慢性肝炎

本病有急性肝炎病史，尚有慢性消化不良及右上腹不适等症状，可有肝大及肝功能不良，并在慢性肝炎可出现脾大、蜘蛛痣及肝掌，B超检查胆囊功能良好。

### 7. 慢性胰腺炎

常为急性胰腺炎的后遗症，其上腹痛向左肩背部放射，X 线片有时可见胰腺钙化影或胰腺结石，纤维十二指肠镜检查及经内镜逆行胆胰管成像对诊断慢性胰腺炎有一定价值。

### 8. 胆囊癌

本病可合并有胆囊结石，病史短，病情发展快，很快出现肝门淋巴结转移及直接侵及附近肝组织，故多出现持续性黄疸。右上腹痛为持续性，症状明显时多数患者于右上腹肋缘下可触及硬性肿块，B超及 CT 检查可帮助诊断。

### 三、治疗原则

一般先采用非手术治疗，既能控制炎症，也可作为术前准备。非手术治疗期间应密切观察患者全身和局部变化，以便随时调整治疗方案。大多数患者经治疗后，病情能够控制，待以后择期行手术治疗。

### 四、一般治疗

（1）非手术治疗

① 卧床休息、禁食。严重呕吐者可行胃肠减压。应静脉补充营养，维持水、电解质平衡，供给足够的葡萄糖和维生素以保护肝脏。

② 解痉、镇痛。可使用阿托品、硝酸甘油、曲马多、哌替啶等，以维持正常心血管功能和保护肾脏等功能。

③ 抗菌治疗。抗生素使用是为了预防菌血症和化脓性并发症，通常联合应用氨苄西林、克林霉素和氨基糖苷类抗生素，或选用第二代头孢菌素治疗，抗生素的更换应根据血培养及药敏试验结果而定。对于共存病较多、合并妊娠及有先天性重要脏器疾病的患者，非手术治疗中对于全身状况的调整显得尤为重要，治疗的效果直接关系到患者是否能够耐受日后的手术治疗。

（2）手术治疗　符合以下情况者需考虑及时手术。

① 非手术治疗症状无缓解或病情加重者。

② 胆囊穿孔、弥漫性腹膜炎、急性化脓性胆管炎、急性坏死性胰腺炎等并发症者。

③ 发病在 48～72h 内者。

④ 其他患者，特别是年老体弱者、反应差、经非手术治疗效果不好时应考虑有胆囊坏疽或穿孔的可能，如无手术禁忌证应早期手术。

### 五、药物处方

**处方①**：奥美拉唑，每次 40mg，每日 1～2 次，静脉滴注。临用前将 10mL 专用溶剂注入冻干粉小瓶内，禁止用其他溶剂溶解。将上述溶解后的药液加入 0.9％氯化钠注射液 100mL 或 5％葡萄糖 100mL 中，稀释后供静脉滴注，静脉滴注时间不得少于 20min。注射用奥美拉唑与 0.9％氯化钠注射液配伍最好，也可以与 5％葡萄糖注射液配伍，不宜与 10％葡萄糖和 5％葡萄糖氯化钠注射液配伍应用，注射液体积以 100mL 为宜。腹痛症状消失可停止使用。

【注意事项】

（1）当怀疑和治疗胃溃疡时，应先排除胃癌可能性再使用，因为用本药品可减轻其症状，从而延误诊断治疗。

（2）肝肾功能不全者慎用。

（3）具有酶抑制作用，可延缓经肝脏细胞色素 P450 代谢的药物（如双香豆素、地西泮、苯妥英钠、华法林、硝苯定）在体内的消除。当与上述药物一起使用时，应酌情减轻后者用量。

（4）不良反应发生率与雷尼替丁相似，主要有恶心、上腹痛等，皮疹也有发生，一般是轻微和短暂的，大多不影响治疗。

（5）对本品过敏者禁用。

（6）奥美拉唑注射剂只能用于静脉滴注，不能用于静脉注射。

**处方②**：注射用头孢呋辛钠，深部肌内注射，静脉注射或静脉滴注，连续 5～7 天。

肌内注射：头孢呋辛钠，0.25g，用 1.0mL 无菌注射用水溶解，或 0.75g 用 3mL 无菌注射用水溶解，缓慢摇匀得混悬液后，方可深部肌内注射。肌内注射前，必需回抽无血才可注射。

静脉注射：头孢呋辛钠，0.25g，至少用 2.0mL 无菌注射用水溶解，0.75g 至少用 6.0mL 无菌注射用水溶解，1.5g 至少用 15mL 无菌注射用水溶解，摇匀后再缓慢静脉注射，也可加入静脉输注管内滴注。

静脉滴注：头孢呋辛钠，1.5g，加入至少 50mL 常用静脉注射液中使用，不可与氨基糖苷类抗生素配伍使用。

**【注意事项】**

（1）与青霉素类有交叉过敏反应。对青霉素类药过敏者慎用，有青霉素过敏性休克者不宜选用。

（2）注意监测肾功能，特别是对接受高剂量的重症患者。

（3）肾功能不全者应减少每日剂量。

（4）能引起假膜性小肠结肠炎，对有胃肠道疾病史者，特别是溃疡性结肠炎、局限性肠炎或抗生素相关性肠炎患者，应警惕。假膜性小肠结肠炎诊断确立后，应给予适宜的治疗。轻度者停药即可，中、重度者应给予液体、电解质、蛋白质补充，并需选用对梭状芽孢杆菌有效的抗生素类药物治疗。

（5）有报道少数患儿使用本品时出现轻、中度听力受损。

**处方③**：头孢哌酮钠，静脉注射或肌内注射，成人 1～2g，每 12h 1 次，严重感染可增至每次 4g，每 12h 1 次，连续 5～7 天。

儿童每日 50～200mg/kg，分 2～4 次给药。静脉注射或静脉滴注，可用 0.9%氯化钠注射液或 5%葡萄糖注射液溶解稀释供输注。

**【注意事项】**

（1）对青霉素类药物过敏者慎用，对头孢菌素过敏者禁用。

（2）用药期间不宜饮酒及服用含酒精的药物。

（3）肾功能严重减退者慎用。

（4）可干扰体内维生素 K 的代谢，造成出血倾向，大剂量用药时尤应注意。

（5）尚可改变血常规，造成肝、肾损害和导致胃肠道反应。

**处方④**：熊去氧胆酸，每次 50mg，每天 150mg。溶解胆结石时每天 450～600mg，或每天 8～10mg/kg，分早晚 2 次服。当胆石清除后，每晚口服 500mg，以防止复发。可口服 3 个月。

**【注意事项】**

以下情况为禁忌证：

（1）严重肝炎及严重肝功能减退者。

（2）胆道完全阻塞者。

（3）胃、十二指肠溃疡及其他肠道疾病者。

（4）对胆汁酸过敏者。

（5）有胆囊切除术指征的患者，包括持续性急性胆囊炎、胆管炎、胆石性胰腺炎或胆道胃肠瘘。

（6）孕妇、儿童、哺乳期妇女禁用。

（7）熊去氧胆酸不能溶解胆色素结石、钙化胆固醇性结石、混合结石及不透过 X 线结石。

**处方⑤**：奥硝唑氯化钠注射液，每次 100mL，静脉滴注，每日 2 次。

**【注意事项】**

（1）肝损伤患者每次用药剂量与正常用量相同，但用药间隔时间要加倍，以免药物蓄积。

（2）使用过程中，如有异常神经症状反应立即停药，并进一步观察治疗。

（3）本品显酸性，与其他药物合用时注意本品低 pH 值对其他药物的影响。

（4）与头孢菌素类药及其他半合成抗生素合用时应单独给药，两者不能使用同一稀释液稀释，应分别溶解稀释，分别静脉滴注。

（5）如发现药液浑浊或变色切勿使用。

**处方⑥**：盐酸消旋山莨菪碱注射液（654-2）。常用量为成人每次肌内注射 5～10mg，小儿 0.1～0.2mg/kg，每日 1～2 次。也可以 0.9％氯化钠注射液 250mL/500mL＋盐酸消旋山莨菪碱注射液（654-2）10mg/20mg，静脉滴注，每日 1～2 次。腹部绞痛缓解可以停用。

**【注意事项】**

（1）急腹症诊断未明确时，不宜轻易使用。

（2）夏季用药时，因其闭汗作用，可使体温升高。

（3）静脉滴注过程中若出现排尿困难，对于成人可肌内注射新斯的明 0.5～1.0mg 或氢溴酸加兰他敏 2.5～5mg，对于小儿可肌内注射新斯的明 0.01～0.02mg/kg，以解除症状。

**处方⑦**：左氧氟沙星，静脉滴注，成人每次 0.5g，每日 1 次，连续 5～7 天。

**【注意事项】**

（1）本制剂专供静脉滴注，滴注时间为每 100mL 至少 60min。本制剂不宜与其他药物同瓶混合静脉滴注，或在同一根静脉输液管内进行静脉滴注。

（2）肾功能减退者应减量或慎用。

（3）有中枢神经系统疾病及癫痫史患者应慎用。

（4）喹诺酮类药物尚可引起少见的光毒性反应（发生率＜0.1％）。

**处方⑧**：多烯磷脂酰胆碱注射液，静脉注射。成人和青少年一般每日缓慢静脉注射 1～2 安瓿，严重病例每日注射 2～4 安瓿，如需要，每天剂量可增加至 6～8 安瓿。一次可同时注射两安瓿的量，只可使用澄清的溶液，不可与其他任何注射液混合注射。肝功能明显好转可停止使用。

**【注意事项】**

（1）偶有过敏反应。

（2）严禁用电解质溶液（0.9％氯化钠注射液、林格液等）稀释，若要配制静脉输液，只能用不含电解质的葡萄糖注射液（如 5％或 10％葡萄糖注射液、5％木糖醇注射液）稀释。

（刘　辉　关玉峰　赵立刚）

# 肝外胆管结石

　　肝外胆管结石包括原发性肝外胆管结石和继发性肝外胆管结石两种，其中原发性肝外胆管结石占大多数，是指原发于胆管系统内的结石，多为胆色素结石或混合性结石；继发性是指胆囊内结石或肝内胆管结石排至胆总管内，多为胆固醇结石。大多数胆管结石患者都有在进食油脂性食物或睡眠中体位改变后发生胆绞痛，原因是：在胆管内，结石向下移动，刺激胆管痉挛，阻塞胆汁流过。

　　肝外胆管结石形成的首要因素是感染，通常原因有胆道寄生虫感染和复发性胆管炎，其感染的细菌多数来源于肠道，主要是大肠埃希菌和厌氧菌。大肠菌属和一些厌氧菌感染时产生的 β-葡萄糖醛酸苷酶和在胆道感染时产生内生性葡萄糖醛酸苷酶，可使结合型胆红素水解并生成游离胆红素而沉着。胆汁滞留是肝内胆管结石形成的必要条件，在胆汁滞留的情况下，胆汁中成分才能沉积继而形成结石。引起胆汁滞留的原因包括胆道炎性狭窄和胆道畸形。在发生梗阻的远端胆管内压力升高、胆管扩张、胆汁流速缓慢，都有利于结石形成。当肝内胆管结石脱落到胆总管内，就会形成肝外胆管结石。此外，还有一些物质参与肝外胆管结石形成，包括：胆汁中的黏蛋白、酸性黏多糖、免疫球蛋白等大分子物质；炎性渗出物；脱落的上皮细胞、细菌、寄生虫、胆汁中的金属离子等。

　　肝外胆管结石的典型临床表现为腹痛、寒战高热和黄疸，称为查科（Charcot）三联征。

## 一、诊断要点

　　（1）出现腹痛、寒战高热和黄疸，呈典型的查科三联征。感染严重者可出现低血压、中毒性休克，甚至 Roynolds 五联征等急性梗阻性化脓性胆管炎的表现。可有皮肤、巩膜黄染，腹式呼吸受限。右上腹及剑突下可有不同程度的压痛或肌紧张、反跳痛。有时肋缘下可触及肿大、压痛的胆囊。缓解期检查，一般无明显阳性体征。

　　（2）实验室检查　胆管梗阻、炎症期，血液白细胞总数升高，中性粒细胞升高。不同程度的肝功能受损，血总胆红素升高（以直接胆红素为主），尿胆红素和尿胆原含量增加。

　　（3）影像学检查

　　① B 超检查。方便、安全、无创，可了解显示段内胆管有无扩张、结石和蛔虫等。但因胆总管下段结石等病变，受十二指肠内气体的干扰而显示不清故准确率仅为 $65\%\sim70\%$。

　　② CT 检查。因不受肠内气体影响，对胆总管下段结石的诊断优于 B 超。

　　③ 经皮肝穿刺胆管造影和经内镜逆行性胆胰管造影。可显示结石的部位、

大小、数量以及梗阻的部位、程度，及有无胆管扩张或狭窄等胆管病变存在，对胆系结石的诊断最为可靠。

④ 磁共振胆管显像检查。无创、安全，可清楚地显示胆管系统的影像和结石等病变。

## 二、鉴别诊断

肝外胆管结石出现黄疸时应与壶腹部癌鉴别，后者无痛，黄疸多呈进行性加深，B超和CT等检查可见胰头或壶腹部肿物影。

## 三、治疗原则

去除结石、解除梗阻、保证胆汁流动通畅。伴发急性重症胆管炎者，应及时进行有力的抗感染，纠正全身中毒症状，早期手术。症状较轻、经抗炎支持治疗短时间内好转者，可待日后择期手术。

## 四、一般治疗

主要为手术治疗。

（1）切开胆总管取石　诊断明确的肝外胆管结石，目前仍以胆总管切开探查取石、T形管引流为主。对于非梗阻、感染发作时的择期手术，务必努力取净结石，探明胆管有无狭窄等病变，并进行相应的处理。有条件者最好术中常规进行纤维胆管镜检查取石。尚未完全明确诊断的胆总管切开探查指征为以下几点：

① 典型的梗阻性黄疸并胆管炎。

② 术前或术中胆管造影疑有结石或异物影。

③ 术中触及肝外胆管结石或异物感。

④ 术中胆管穿刺抽出脓性胆汁。

⑤ 胆管明显扩张并有明显临床症状者。如果急性胆管炎、病情危重、不宜进行复杂操作者，应尽量减轻创伤，缩短手术时间，以简单取石、放置T形管通畅引流为主。胆管内残留的结石和病变，可待后期处理。术后2~3周常规经T形管胆系造影发现残留结石，可在术后6周左右用纤维胆管镜经T形管窦道取石。

（2）经十二指肠大乳头Oddi括约肌切开取石　适用于Oddi括约肌狭窄或结石嵌顿于壶腹部难以取出者。

（3）Roux-en-Y胆总管空肠吻合术　胆总管下端严重的良性狭窄或梗阻，狭窄段超过2cm，无法用手术方法在局部解除梗阻者，应行Roux-en-Y胆总管空肠吻合术，同时切除胆囊。

（4）经内镜乳头括约肌切开取石　内镜下乳头切开后用取石网篮放入胆总管套取结石，不需开腹、创伤小，但需要必备的设备和技术条件。适用于胆总管下段直径1cm以内的结石，若结石直径较大，则需具备碎石设施。

（5）并发急性重症胆管炎者，应按急性梗阻性化脓性胆管炎处理。

（6）中西医结合排石疗法有一定效果，适用于结石较小并已明确胆管无狭窄或经内镜乳头括约肌切开取石解除狭窄者。

### 五、药物处方

**处方①：**头孢哌酮钠，静脉注射或肌内注射，成人 1～2g，每 12h 1 次，严重感染可增至每次 4g，每 12h 1 次，连续 5～7 天。

儿童每日 50～200mg/kg，分 2～4 次给药。静脉注射或静脉滴注可用 0.9%氯化钠注射液或 5%葡萄糖注射液溶解稀释供输注。

**【注意事项】**

（1）对青霉素类药物过敏者慎用，对头孢菌素过敏者禁用。

（2）用药期间不宜饮酒及服用含酒精的药物。

（3）肾功能严重减退者慎用。

（4）可干扰体内维生素 K 的代谢，造成出血倾向，大剂量用药时尤应注意。

（5）尚可改变血常规，造成肝肾损害和导致胃肠道反应。

**处方②：**奥硝唑氯化钠注射液，每次 100mL，静脉滴注，每日 2 次。

**【注意事项】**

（1）肝损伤患者每次用药剂量与正常用量相同，但用药间隔时间要加倍，以免药物蓄积。

（2）使用过程中，如有异常神经症状反应立即停药，并进一步观察治疗。

（3）本品显酸性，与其他药物合用时注意本品低 pH 值对其他药物的影响。

（4）本品与头孢菌素类药物及其他半合成抗生素合用时应单独给药，两者不能使用同一稀释液稀释，应分别溶解稀释，分别静脉滴注。

（5）如发现药液浑浊或变色，切勿使用。

**处方③：**左氧氟沙星，静脉滴注，成人每次 0.5g，每日 1 次，连续 5～7 天。

**【注意事项】**

（1）本制剂专供静脉滴注，滴注时间为每 100mL 至少 60min。本制剂不宜与其他药物同瓶混合静脉滴注，或在同一根静脉输液管内进行静脉滴注。

（2）肾功能减退者应减量或慎用。

（3）有中枢神经系统疾病及癫痫史患者应慎用。

（4）喹诺酮类药物尚可引起少见的光毒性反应。

**处方④：**多烯磷脂酰胆碱注射液，静脉注射。成人和青少年一般每日缓慢静脉注射 1～2 安瓿，严重病例每日注射 2～4 安瓿，如需要，每天剂量可增加至 6～8 安瓿。一次可同时注射两安瓿的量，只可使用澄清的注射液，不可与其他任何注射液混合注射。肝功能明显好转可停止。

**【注意事项】**

（1）偶有过敏反应。

（2）严禁用电解质溶液（0.9％氯化钠注射液、林格液等）稀释，若要配制静脉输液，只能用不含电解质的葡萄糖注射液（如 5％或 10％葡萄糖注射液、5％木糖醇注射液）稀释。

**处方⑤**：盐酸消旋山莨菪碱注射液（654-2）。常用量为成人每次肌内注射 5～10mg，小儿 0.1～0.2mg/kg，每日 1～2 次。也可以 0.9％氯化钠注射液 250mL/500mL＋盐酸消旋山莨菪碱注射液（654-2）10mg/20mg，静脉滴注，每日 1～2 次。腹部绞痛缓解可以停用。

**【注意事项】**

（1）急腹症诊断未明确时，不宜轻易使用。

（2）夏季用药时，因其有闭汗作用，可使体温升高。

（3）静脉滴注过程中若出现排尿困难，对于成人可肌内注射新斯的明 0.5～1.0mg 或氢溴酸加兰他敏 2.5～5mg，对于小儿可肌内注射新斯的明 0.01～0.02mg/kg，以解除症状。

**处方⑥**：维生素 $K_1$，肌内或深部皮下注射，每次 10mg，每日 1～2 次，24h 内总量不超过 40mg。

**【注意事项】**

（1）有肝功能损伤的患者，本品的疗效不明显，盲目加量可加重肝损伤。

（2）本品对肝素引起的出血倾向无效。外伤出血无必要使用本品。

（3）本品用于静脉注射宜缓慢，给药速度不应超过 1mg/min。

（4）本品应避免冻结，如有油滴析出或分层则不宜使用，但可在避光条件下加热至 70～80℃，振摇使其自然冷却，如澄明度正常则仍可继续使用。

**处方⑦**：屈他维林，40～80mg 盐酸屈他维林静脉内缓慢注射（大约 30s）或与非麻醉镇痛药合用。

**【注意事项】**

（1）血压过低的患者使用时需要特别注意。

（2）静脉途径给予盐酸屈他维林时，患者应取卧位，以防止虚脱。

（3）含有焦亚硫酸盐，在易感人群中，尤其是对有哮喘和过敏史者能导致过敏反应，出现过敏症状和支气管痉挛。

（4）如果患者对焦亚硫酸钠过敏，应避免胃肠外给药。

（5）对孕妇静脉给药应该特别注意。

（6）胃肠外用药，特别是静脉注射，应该避免有潜在危险性的作业，如驾驶和操纵机器。

**处方⑧**：间苯三酚，肌内或静脉注射。每次 1～2 支（40～80mg），每日 1～3 支（40～120mg）。静脉滴注时每日剂量可达 5 支（200mg），稀释于 5％或 10％葡萄糖注射液中静脉滴注。

**【注意事项】**

不能与安乃近在同一注射器混合使用，否则可引起血栓性静脉炎。

（梁俊杰）

# 肝内胆管结石

肝内胆管结石是胆管结石的一种类型，指左右肝管汇合部以上各分支胆管内的结石。可以单独存在，也可以与肝外胆管结石并存。一般为胆红素结石。肝内胆管结石常合并肝外胆管结石，并发胆管梗阻，诱发局部感染及继发胆管狭窄，使结石难以自行排出，病情迁延不愈。本病可引起严重并发症，是良性胆道疾病死亡的重要原因。本病发病原因与胆道的细菌感染、寄生虫感染及胆汁滞留有关。此外，胆汁中的黏蛋白、酸性黏多糖、免疫球蛋白等大分子物质，炎性渗出物，脱落的上皮细胞、细菌、寄生虫、胆汁中的金属离子等，均参与结石的形成。根据病程、病理不同，临床表现可以是多方面的，从早期的无明显临床症状的局限于肝内胆管某段肝管内的结石，至后期遍及肝内外胆管系统甚至并发胆汁性肝硬化、肝萎缩、肝脓肿等。

## 一、诊断要点

对肝内胆管结石的诊断，要求明确结石部位、数量、大小及分布，还应了解肝内胆管和肝脏的病理改变。

（1）临床表现　反复发作胆管炎、肝区疼痛、肝大和黄疸。

（2）实验室检查　急性感染期与肝外胆管结石的化验结果相似。慢性期可有血浆蛋白偏低、血清碱性磷酸酶、γ-谷氨酰胺转肽酶升高或氨基转移酶偏高。晚期多有肝功能损害。

（3）影像学检查　肝内胆管结石的确切诊断和了解肝胆管系统的病理状况，最终需要依靠现代影像学检查。

① B超和CT检查。有助于了解结石的大体位置、数量和胆管扩张情况。B超准确率在70%左右。CT准确率平均在80%。两者均难准确了解具体的数量、位置和胆管病理改变。不易区别肝内钙化灶。

② 经皮穿刺肝胆管造影（PTC）和内镜逆行胆胰管造影（ERCP）。能明确结石的具体部位、大小、数量及胆管病理现状。准确率可达95%以上。

③ 磁共振胆系成像。可以显示结石和胆管系统的影像情况，无创，不如PTC和ERCT清晰。

④ 术中胆管造影和胆管镜检查。可进一步确定诊断和了解结石是否取净。

## 二、鉴别诊断

当肝内胆管结石出现糖类抗原 19-9（carbohydrate antigen 19-9，CA19-9）升高时，需进一步检查，以排除胆管癌可能。

## 三、治疗原则

与肝外胆管结石相似，外科手术仍然是主要的治疗手段。急性感染期应尽可能控制感染，然后择期手术。无症状、无局限性胆管扩张的三级胆管以上的结石，一般可不做治疗。反复发作胆管炎的肝内胆管结石，主要采用手术治疗。手术治疗原则是取净结石、去除病灶、通畅引流、防止复发。

## 四、一般治疗

根据不同部位、有无合并胆管狭窄及肝衰竭，分别采取合适的治疗方法。

（1）肝切除术　切除术的适应证有：

① 肝区域性的结石合并肝纤维化、肝脓肿、胆瘘。

② 难以取净的肝叶、肝段结石并胆管扩张。

③ 不易手术修复的高位胆管狭窄伴有近端胆管结石。

④ 局限于一侧的结石并肝内胆管囊性扩张。

⑤ 局限性的结石合并胆道出血。

⑥ 结石合并胆管癌。

（2）胆肠吻合术　是治疗肝内胆管结石合并胆管狭窄、恢复胆汁通畅有效的手术方法。

（3）胆管切开取石　可直视下或通过胆道镜取出结石，是治疗肝内胆管结石的基本方法，但是肝内胆管结石单纯胆管切开取石很难完全取净结石。对肝内胆管无扩张、结石在较大的胆管、无合并狭窄的患者或者并发急性胆管炎行暂时的胆道减压和引流。术后 6 周后常需要用胆道镜多次检查、取石。

（4）肝移植术　适用于全肝胆管充满结石无法取净，且肝功能损害威胁患者生命时。

## 五、药物处方

**处方①**：头孢哌酮钠，静脉注射或肌内注射，成人 1～2g，每 12h 1 次，严重感染可增至每次 4g，每 12h 1 次，连续 5～7 天。

儿童每日 50～200mg/kg，分 2～4 次给药。静脉注射或静脉滴注，可用 0.9% 氯化钠注射液或 5% 葡萄糖注射液溶解稀释供输注。

**【注意事项】**

（1）对青霉素类药物过敏者慎用，对头孢菌素过敏者禁用。

（2）用药期间不宜饮酒及服用含酒精的药物。

（3）肾功能严重减退者慎用。

（4）可干扰体内维生素 K 的代谢，造成出血倾向，大剂量用药时尤应注意。

（5）尚可改变血常规，造成肝肾损害和导致胃肠道反应。

**处方②**：奥硝唑氯化钠注射液，每次 100mL，静脉滴注，每日 2 次。

【注意事项】

（1）肝损伤患者每次用药剂量与正常用量相同，但用药间隔时间要加倍，以免药物蓄积。

（2）使用过程中，如有异常神经症状反应立即停药，并进一步观察治疗。

（3）本品溶液显酸性，与其他药物合用时注意本品低 pH 值对其他药物的影响。

（4）本品与头孢菌素类物及其他半合成抗生素合用时应单独给药，两者不能使用同一稀释液稀释，应分别溶解稀释，分别静脉滴注。

（5）如发现药液浑浊或变色，切勿使用。

**处方③**：左氧氟沙星，静脉滴注，成人每次 0.5g，每日 1 次，连续 5～7 天。

【注意事项】

（1）专供静脉滴注，滴注时间为每 100mL 至少 60min，不宜与其他药物同瓶混合静脉滴注，或在同一根静脉输液管内进行静脉滴注。

（2）肾功能减退者应减量或慎用。

（3）有中枢神经系统疾病及癫痫史患者应慎用。

（4）喹诺酮类药物尚可引起少见的光毒性反应。

**处方④**：多烯磷脂酰胆碱注射液，静脉注射。成人和青少年一般每日缓慢静脉注射 1～2 安瓿，严重病例每日注射 2～4 安瓿，如需要，每天剂量可增加至 6～8 安瓿。一次可同时注射两安瓿的量，只可使用澄清的注射液，不可与其他任何注射液混合注射。肝功能明显好转可停止使用。

【注意事项】

（1）偶有过敏反应。

（2）严禁用电解质溶液（0.9％氯化钠注射液、林格液等）稀释，若要配制静脉输液，只能用不含电解质的葡萄糖注射液（如 5％ 或 10％葡萄糖注射液、5％木糖醇注射液）稀释。

**处方⑤**：盐酸消旋山莨菪碱注射液（654-2）。常用量为成人每次肌内注射 5～10mg，小儿 0.1～0.2mg/kg，每日 1～2 次。也可以 0.9％氯化钠注射液 250mL/500mL＋盐酸消旋山莨菪碱注射液（654-2）10mg/20mg，静脉滴注，每日 1～2 次。腹部绞痛缓解可以停用。

【注意事项】

（1）急腹症诊断未明确时，不宜轻易使用。

（2）夏季用药时，因其有闭汗作用，可使体温升高。

（3）静脉滴注过程中若出现排尿困难，对于成人可肌内注射新斯的明 0.5～1.0mg 或氢溴酸加兰他敏 2.5～5mg，对于小儿可肌内注射新斯的明 0.01～0.02mg/kg，以解除症状。

**处方⑥**：维生素 $K_1$，肌内或深部皮下注射，每次 10mg，每日 1～2 次，24h 内总量不超过 40mg。

【注意事项】

（1）有肝功能损伤的患者，疗效不明显，盲目加量可加重肝损伤。

（2）对肝素引起的出血倾向无效，外伤出血没必要使用。

（3）用于静脉注射宜缓慢，给药速度不应超过 1mg/min。

（4）应避免冻结，如有油滴析出或分层则不宜使用，但可在避光条件下加热至 70～80℃，振摇使其自然冷却，如澄明度正常则仍可继续使用。

**处方⑦**：盐酸屈他维林，40～80mg，静脉内缓慢注射（大约 30s），或与非麻醉镇痛药合用。

【注意事项】

（1）血压过低的患者使用时需要特别注意。

（2）静脉途径给予盐酸屈他维林时，患者应取卧位，以防止虚脱。

（3）含有焦亚硫酸盐，在易感人群中，尤其是对有哮喘和过敏史者能导致过敏反应，出现过敏症状和支气管痉挛。

（4）如果患者对焦亚硫酸钠过敏，应避免胃肠外给药。

（5）对孕妇静脉给药应该特别注意。

（6）胃肠外用药，特别是静脉注射，应该避免有潜在危险性的作业，如驾驶和操纵机器。

**处方⑧**：间苯三酚，肌内或静脉注射，每次 1～2 支（40～80mg），每日 1～3 支（40～120mg）。静脉滴注为每日剂量可达 5 支（200mg），稀释于 5% 或 10% 葡萄糖注射液中静脉滴注。

【注意事项】

不能与安乃近在同一注射器混合使用，否则可引起血栓性静脉炎。

（梁俊杰　关玉峰）

# 第四章 泌尿外科

# 睾 丸 炎

睾丸炎是男性泌尿生殖系统常见的炎症性疾病，通常是由细菌和病毒引起。根据其病程长短可有急性和慢性之分，急性睾丸炎如果没有治愈，可转为慢性睾丸炎。但多数慢性睾丸炎病例并无急性发作史。根据其感染性因素的不同又可分为特异性和非特异性睾丸炎。非特异性致病因素包括细菌和病毒。由于睾丸有丰富的血液和淋巴液供应，对细菌感染的抵抗力较强，故睾丸本身很少发生细菌性感染。细菌性睾丸炎大多数是由于邻近的附睾发炎引起，所以又称为附睾睾丸炎。常见的致病菌是葡萄球菌、链球菌、大肠埃希菌等。病毒可以直接侵犯睾丸，从而导致单纯睾丸炎，最多见的是流行性腮腺炎病毒。目前睾丸炎主要分类为急性非特异性睾丸炎、慢性非特异性睾丸炎、急性腮腺炎性睾丸炎。

## 一、诊断要点

（1）急性非特异性睾丸炎多发生于单侧，起病急，最初表现为一侧阴囊迅速肿大伴有疼痛，疼痛向同侧腹股沟、下腹部放射，可伴有寒战、高热及胃肠道症状（如恶心、呕吐）等全身症状，体格检查可触及肿大附睾，且有明显压痛，若累及睾丸，睾丸触诊也有压痛，且附睾、睾丸分界不清。

（2）慢性非特异性睾丸炎的临床表现差异较大，可表现为从轻微性、间歇性到剧烈、持续性的疼痛不适，一般多无明显症状；也可有局部不适、坠胀和疼痛感，疼痛也可放射至同侧腹股沟、下腹部；有时也可有急性发作症状，查体可触及睾丸弥漫性增大，质地较硬，有触痛；部分可表现为睾丸萎缩。

（3）急性腮腺炎性睾丸炎以头痛和发热为初始症状，同时有腮腺的胀痛。头痛和发热一周后出现阴囊的胀痛。查体可见阴囊红肿，一侧或双侧睾丸肿大，触痛明显，附睾、睾丸分界大多清楚。也有部分病例先出现睾丸胀痛，后出现腮腺肿大，睾丸疼痛相对较轻。

## 二、鉴别诊断

### 1. 急性附睾炎

早期易与睾丸炎鉴别，后期因睾丸被动充血容易误诊。如有尿道分泌物、脓尿、尿常规异常，前列腺液培养阳性可以认为是急性附睾炎。

**2. 精索扭转**

发病急骤，疼痛剧烈而无腮腺炎病史。早期可触及附睾位于睾丸前方，且局部疼痛显著，至后期肿胀明显后不易鉴别，托举阴囊可使疼痛加剧。B超可协助诊断。

**3. 嵌顿性斜疝**

可有阴囊疼痛、肿胀，应与急性睾丸炎鉴别。斜疝多有阴囊内睾丸上方肿物可以还纳的病史，嵌顿后可以有肠梗阻表现，触诊时肿物与睾丸有一定界限。

### 三、治疗原则

（1）对于细菌性睾丸炎应及时给予抗菌治疗，有逆行感染因素的如长期留置尿管应及时去除病因；若睾丸已经形成脓肿，应及时切开引流。

（2）对于睾丸坏死者可行睾丸切除术，但须谨慎选择。

（3）抗菌药物对急性腮腺炎性睾丸炎无效，以对症治疗为主。

### 四、一般治疗

（1）早期应卧床休息，托高患侧睾丸。

（2）可用冰袋冷敷、避免性生活。

（3）后期可用50%硫酸镁溶液湿热敷或坐浴，以利炎症消退。

（4）可选用口服镇痛药物或1%利多卡因精索封闭缓解疼痛。

### 五、药物治疗

**处方①**：适用于急性非特异性睾丸炎。

环丙沙星，0.4g/日，静脉滴注，2次/日，1～2周后改环丙沙星0.4～0.8g/日，口服，4～6周。

**【注意事项】**

急性非特异性睾丸炎应先经验性应用抗生素，再根据培养结果选用敏感的抗生素。

**处方②**：适用于慢性非特异性睾丸炎。

环丙沙星0.4～0.8g/日，口服2周。

**【注意事项】**

慢性非特异性睾丸炎应先经验性应用抗生素，再根据培养结果选用敏感的抗生素。

**处方③**：适用于急性腮腺炎性睾丸炎。

干扰素α-2b，300万U，肌内注射，1次/日，连用7日。

**【注意事项】**

不良反应有白细胞降低、血小板减少、低血压、心律失常等。

（张　冬　薛天朗　陈荣全）

# 精 囊 炎

精囊炎是男性常见的感染性疾病，多是由于精囊的邻近器官（如前列腺、尿道、结肠等）发生感染后其病菌（多为大肠埃希菌、克雷伯菌、变形杆菌及假单胞菌等）侵及精囊造成的。慢性精囊炎多由急性精囊炎转化而来。血精是慢性精囊炎患者的特征性表现，多发生在 20～40 岁青年。精囊炎的临床表现如下：①下腹部疼痛，急性患者疼痛可牵涉到会阴和两侧腹股沟，慢性患者则表现为耻骨上区隐痛，射精时疼痛明显；②精液呈粉红色或红色或带有血块；③可出现尿频、尿急、尿痛、排尿困难、尿道灼热感等症状；④可出现畏寒、发热等全身症状，慢性期患者还会出现性欲低下、遗精等；⑤精液常规检查可见其中含有大量的红细胞和白细胞，精液细菌培养呈阳性。

## 一、诊断要点

精囊炎的准确诊断有赖于必要的体格检查和化验检查。

（1）有血精病史。

（2）直肠指诊　可能触及肿大、变硬的精囊腺，有不同程度的触痛，按压精囊区可获咖啡色的液体。

（3）精液常规检查　镜检以红细胞为主。

（4）对精囊炎的辅助诊断中应首选 B 超检查，超声扫描见精囊壁稍厚，边缘毛糙，囊腔增大，囊内透声差，但是对于肥胖患者的精囊在 B 超检查影像上往往显示不清或无异常发现，此时可以进行 CT 检查。

（5）可有性功能减退、早泄或射精痛。

（6）排除精囊结核、精囊癌、前列腺癌、尿道肿瘤等复杂病变。

## 二、鉴别诊断

血精是精囊炎的重要症状，应与其他诱发血精的疾病进行鉴别。

### 1. 精囊结核

精囊结核主要表现为排尿不适，下腹、会阴疼痛和血精。但是直肠指诊时，精囊结核患者可扪及前列腺，精囊内有浸润性硬结，多伴有附睾结核结节。前列腺液、精囊液或精液结核杆菌涂片或培养可以发现结核杆菌，聚合酶链反应（PCR）结核试验阳性。

### 2. 前列腺炎

主要表现为排尿不适、尿道滴液及下腹、会阴疼痛等症状，同时由于精囊与前列腺在后尿道精阜处相通，所以精囊炎常与前列腺炎同时发生，单纯的慢性前列腺炎通常没有血精，但是前列腺液常规中可见卵磷脂小体减少以及白细胞增多现象。

### 三、治疗原则

一般采用全身与局部治疗相结合、中医与现代医学相结合的综合治疗方法，由于精囊炎很容易侵袭到前列腺，而前列腺感染的患者中有 80％会合并精囊炎，所以精囊炎患者在治疗精囊炎的同时一定要注意前列腺的病变，以防止发生误诊和出现并发症。

### 四、一般治疗

（1）对病程长、有神经系统症状或因有血精而思想负担重者，应做好病情解释，消除不必要的精神负担，调动患者的积极性和对治疗的配合性，增强战胜疾病的信心。

（2）注意生活的规律性，劳逸结合，忌烟酒及辛辣刺激性食物，保持大便通畅。适当参加体育活动，避免长时间坐位或骑跨动作。保持适度的性生活频度，并在炎症加重阶段适当停止性生活。对具有射精痛、尿道刺激症状、性功能障碍者，可以应用镇痛、镇静及中医中药等对症治疗。

（3）改善前列腺及精囊的局部血液循环，促进炎症的吸收和消退。

① 可以采用精囊前列腺按摩，每周 1～2 次，连续 4 周。

② 热水坐浴，1～2 次/日，水温在 40℃左右。

（4）理疗　主要有会阴部或直肠离子导入、超短波、微波照射等，1 次/日，10～15 次为 1 个疗程。

### 五、药物处方

**处方①**：左氧氟沙星片，每次 0.2g，每日 2 次。

罗红霉素，每次 0.1g，每日 2 次。

安络血片，每次 20mg，每日 3 次。

15 日为 1 个疗程，疗程一般为 1～3 个月。

【注意事项】

（1）如精囊液细菌培养阳性则按药物敏感试验结果选用抗生素。

（2）服药期间清淡饮食，忌房事。

**处方②**：己烯雌酚，每次 1mg，每日 3 次。

泼尼松，每次 5mg，每日 3 次。

连续服药 2～3 周。

【注意事项】

（1）主要是针对精囊炎患者出现的精液带血症状进行治疗，较单纯应用止血药物疗效明显。

（2）心功能不全、癫痫、糖尿病、肝肾功能障碍、精神抑郁等患者慎用。

（3）血栓性静脉炎和肺栓塞性病史、高血压患者禁用。

（4）长期使用应定期检查血压、肝功能。

**处方③**：血竭胶囊，每次 4 粒，每日 3 次，温开水送服。

根据精液细菌学检查或培养结果，再加用氧氟沙星、环丙沙星等抗菌药物。

**【注意事项】**

（1）治疗精囊炎血精。

（2）服药期间忌食辛辣肥甘之品，适当休息，禁忌房事。

（张　冬　薛天朗　陈荣全）

# 龟 头 炎

　　龟头炎指龟头部由各种病原体感染、包皮垢刺激、外伤等因素引起的黏膜炎症，有感染性和非感染性两种类型。非感染因素多是由于包皮过长、清洁不够，包皮垢堆积刺激局部的包皮和黏膜而发生炎症。感染性因素多是由于不洁性交，感染白念珠菌、滴虫、衣原体、支原体等病原体引起。其临床表现为包皮红肿、灼痛，排尿时加重，可有脓性分泌物。如将包皮翻转，可见包皮内板和龟头充血、肿胀，重者可有浅表溃疡或糜烂，有脓液。龟头炎发病初期可见龟头和包皮表面水肿、充血，尿道口周围红肿并出现糜烂，并可发展成浅表溃疡，患者自觉龟头处发痒或有灼热感伴疼痛。溃烂后可流脓。严重者可出现乏力、低热、腹股沟淋巴结肿大及压痛。由于龟头炎在男科疾病中较常见，且容易忽视，致使该病危害加重，还可导致泌尿生殖系统其他疾病，如性功能障碍、男性不育症等。

## 一、诊断要点

　　（1）急性浅表性龟头炎　初期局部潮红，阴茎皮肤发红、肿胀，龟头灼热和瘙痒；翻开包皮可见充血糜烂；继发感染后可见小溃疡，时有乳白色恶臭分泌物。

　　（2）环状溃烂性龟头炎　在龟头上可见红斑，逐渐扩大呈环状，形成溃疡面。

　　（3）白念珠菌性龟头炎　龟头轻度潮红，包皮内板及龟头冠状沟处可有白色奶酪样斑片，龟头可有针头大小淡红色丘疹，若累及包皮外面和阴囊，可有鳞屑性红斑。

　　（4）滴虫性龟头炎　龟头可有丘疹和红斑逐渐扩大，边缘清楚，红斑上可见针头大小的小水疱，最后形成糜烂面。

### 二、鉴别诊断

**1. 淋病**

可引起龟头炎，主要表现为急性化脓性尿道炎。可出现尿频、尿急、尿痛，有脓性黄绿色尿道分泌物，尿道口红肿。

**2. 硬下疳**

表现为硬性溃疡，呈圆形或椭圆形，边缘整齐。有少量黏性分泌物，周边略高，中央稍凹陷，基底因浸润而硬似软骨，无明显疼痛。分泌物中含有大量梅毒螺旋体，传染性强。如不治疗，经3～8周可自行消退。

**3. 固定红斑性药疹**

通常由于口服磺胺类药物或镇痛类药物引起，发生于阴部，可出现红肿、红斑、水疱等现象，常破溃糜烂。再次服药时，可重复出现，要仔细询问病史。

**4. 其他疾病**

包括接触性皮炎、带状疱疹以及脓疱病等，结合临床表现，容易鉴别。

### 三、治疗原则

炎症早期应用广谱抗生素，辅以局部处理。

（1）病因明确者应给予相应的药物治疗。

（2）感染控制后由于包皮过长、包茎引起的龟头炎患者及慢性炎症反复发作者应行包皮环切术。

（3）如配偶同时患有念珠菌性阴道炎或滴虫性阴道炎，必须同时治疗；注意个人卫生，经常清洁包皮及冠状沟。

### 四、一般治疗

糜烂渗出或有脓性分泌物者用1‰依沙吖啶溶液或1：8000高锰酸钾溶液湿敷，干燥而有脱屑者外涂糖皮质激素软膏。过敏性龟头炎须口服抗过敏药及外用可的松类软膏。如因包茎或包皮水肿不能翻转清洗、引流不畅，经一般治疗炎症仍不能消退时，可行包皮背切开术，以利于引流。

### 五、药物处方

**处方①**：适用于白念珠菌性龟头炎。

氟康唑，200mg，顿服，每日1次，连服3日。

**【注意事项】**

（1）常见消化道反应，表现为恶心、呕吐、腹痛或腹泻等。

（2）过敏反应　可表现为皮疹，偶可发生严重的剥脱性皮炎（常伴随肝功能损害）、渗出性多形红斑。

（3）肝毒性　治疗过程中可发生轻度一过性血清氨基转移酶升高，偶可出现肝毒性症状，尤其易发生于有严重基础疾病（如艾滋病和癌症）的患者。

（4）可见头晕、头痛。

（5）偶可发生外周血血常规一过性中性粒细胞减少和血小板减少等血液学检查指标改变。

**处方②**：适用于滴虫性龟头炎。

甲硝唑，0.2g/次，4次/日，连服7日。

**【注意事项】**

（1）不良反应有胃肠道症状，如恶心、厌食、呕吐、腹泻、中上腹不适、腹部痉挛、便秘。

（2）中枢神经系统　癫痫、周围神经病变、眩晕、共济失调、精神错乱、易兴奋、抑郁、乏力和失眠；用药期间不宜饮酒，若出现中枢神经系统症状应停药。

（张　冬　薛天朗　陈荣全）

# 附 睾 炎

　　附睾炎是青壮年人的常见疾病，当身体抵抗力低下时，大肠埃希菌、葡萄球菌、链球菌等致病菌便会侵入输精管，逆行侵入附睾，引发炎症。因此，本病多继发后尿道炎、前列腺炎、精囊炎。一般附睾炎患者会有硬结，硬结大多发生在附睾丸头部或者尾部，发生在尾部者居多。临床上分为急性附睾炎和慢性附睾炎两类。急性附睾炎多由泌尿系感染沿输精管蔓延到附睾所致。经尿道器械操作、频繁导尿、前列腺摘除术后留置尿管等均是引起附睾炎的因素。急性附睾炎治疗不彻底可转为慢性附睾炎。常见的致病菌以大肠埃希菌多见，其次是变形杆菌、葡萄球菌、肠球菌及铜绿假单胞菌等，沙眼衣原体也可引起急性附睾炎。致病菌多经输精管逆行进入附睾。此外，细菌侵入附睾也可经淋巴管或经血行感染引起附睾炎，但少见。

## 一、诊断要点

（1）急性附睾炎　突然高热，白细胞数升高，患侧阴囊胀痛、沉坠感，下腹部及腹股沟部有牵扯痛，站立或行走时加剧。患侧附睾肿大，有明显压痛。炎症范围较大时，附睾和睾丸均有肿胀，两者界限触摸不清，称为附睾睾丸炎。患侧的精索增粗，亦有压痛。一般情况下，急性症状可于一周后逐渐消退。

（2）慢性附睾炎　慢性附睾炎较多见，部分患者因急性期未能彻底治愈而转为慢性，但多数患者并无明确的急性期。炎症多继发于慢性前列腺炎或损伤。患者常感患侧阴囊隐痛，有胀坠感，疼痛常牵扯到下腹部及同侧腹股沟，有时可合并继发性鞘膜积液。检查时附睾常有不同程度的增大、变硬，有轻度压痛，同侧输精管可增粗。

## 二、鉴别诊断

### 1. 附睾结核

早期病变局限于附睾尾，最后累及整个附睾。通常发病缓慢，不痛，输精管有串珠样改变。

### 2. 睾丸肿瘤

没有痛感，肿块和正常睾丸容易区分，前列腺液、尿常规检查正常，需要时进行组织病理学检查。

### 3. 精索扭转

通常见于儿童，扭转早期睾丸上提与附睾有清楚界限，扭转后期会界限不清，若轻轻上推睾丸则发生疼痛。

## 三、治疗原则

（1）卧床休息，托起阴囊。

（2）局部热敷。

（3）应用抗感染药物。

（4）积极治疗其他病，如前列腺炎、尿道炎。

## 四、一般治疗

（1）急性期（3～4 天）应卧床休息，应用阴囊托可减轻症状，使用自制较大的带棉花垫的阴囊托会更舒适。

（2）疼痛重者可用镇痛药，局部热疗可缓解症状，并可促进炎症消退，但过早使用热疗可加重疼痛并有促进感染扩散的危险，所以早期宜用冰袋局部冷敷。

（3）性生活和体力劳动可加重感染，故应避免。

## 五、药物处方

细菌培养，选择对细菌敏感的药物，通常静脉给药 1～2 周后，口服抗菌药物 2～4 周，预防转为慢性炎症。

【注意事项】

（1）注意所选抗生素的副作用，及时对症处理。

（2）若抗生素治疗无效，疑有睾丸缺血者，应行附睾切开减压，纵行或横行多处切开附睾脏层鞘膜，但要避免伤及附睾管。

（张　冬　薛天朗　陈荣全）

# 前列腺炎

前列腺炎是由于前列腺受到病原体感染或某些非感染因素刺激而发生的炎症反应，可造成患者前列腺区域不适或疼痛、排尿异常等。

## 一、诊断要点

Ⅰ型：急性细菌性前列腺炎，其临床特征是急性下尿路感染症状、全身症状、菌尿。Ⅱ型：慢性细菌性前列腺炎，其临床特征是反复发作的尿路感染，前列腺慢性感染。Ⅲ型：慢性非细菌性前列腺炎/慢性骨盆疼痛综合征（CP/CPPS），其临床特征是盆腔区域的疼痛或不适（至少 3 个月），伴随排尿和性生活方面症状。ⅢA 型：炎性慢性盆腔疼痛综合征，临床特点是在精液、前列腺液或前列腺按摩后尿液（VB3）中存在白细胞。ⅢB 型：非炎性慢性盆腔疼痛综合征，临床特点是在精液、前列腺液或 VB3 中不存在白细胞。Ⅳ型：无症状的炎性前列腺炎，临床特点是无主观症状，前列腺活检、精液、前列腺按摩液或 VB3 中无白细胞。

## 二、鉴别诊断

需要与膀胱炎、尿道炎相鉴别。

（1）前列腺炎时直肠指诊前列腺有压痛、局部温度增高或波动感可鉴别。急性前列腺炎不宜做前列腺按摩取液检查。

（2）常规的尿液化验，一般前列腺炎相较膀胱炎、尿道炎的尿液白细胞数会明显少或为阴性。

## 三、治疗原则

（1）治疗个体化和综合治疗　前列腺炎不是一种独立的疾病，它是由多种致病因素共同作用的结果，因此治疗应从病因入手，尽量做到治疗个体化和综合治疗，治疗方法包括家庭内自我调节、药物治疗、微创治疗等。

（2）经验治疗广泛采用　许多前列腺炎患者无明确病因，多采用经验治疗，尽管缺乏循证医学的验证，但几乎所有患者都愿意接受这些非特异性的方法治疗。

（3）简单、方便、无创或微创　慢性前列腺炎是一种相当常见的、一般不是致命性疾病，多数患者的生活正常，对生育能力和性功能无不良影响，因此在选择经验性治疗方法时，应该尽量避免毒性强或有严重不良反应的药物。首先尝试简单、方便、无创或微创的方法进行治疗是明智的选择。

（4）关注饮食制度、生活方式和精神心理。

### 四、一般治疗

（1）物理治疗

① 热疗。43～45℃热水坐浴，可促进局部血液循环，具有镇痛、消炎、解痉的作用，也是最简便、最有效的方法之一。

② 离子导入、微波、射频，可改善血液循环，促进局部新陈代谢。

③ 定期前列腺按摩，促进血液循环，排除炎性分泌物。

（2）心理治疗　引导患者认识疾病的性质，排除患者的疑虑，梳理战胜疾病的信心，建立良好医患关系。

（3）生活调理　少食辛辣、肥甘厚腻等刺激性食物，多食蔬菜、适量饮用红酒，规律性生活，避免久坐，多饮水。

（4）手术及局部注射治疗　前列腺注射治疗、骶前封闭疗法及腔内手术治疗等方法，选择宜谨慎。

### 五、药物处方

**处方①**：适用于Ⅰ型前列腺炎。

复方磺胺甲噁唑，3g，顿服，维持1～2周。

**【注意事项】**

（1）不能与酸性药物同时使用，可有结晶尿、血尿、皮疹、过敏反应等不良反应。

（2）禁用于磺胺类过敏者。

（3）慎用于肝肾疾病患者、叶酸代谢障碍者。

（4）使用期间定期复查肝功能。

**处方②**：适用于Ⅱ型前列腺炎。

氧氟沙星，0.2g/次，口服，每天2次，维持4～6周。

**【注意事项】**

（1）肝肾功能障碍者慎用或减量，服用本药前2h不应服用抗酸药。

（2）不良反应偶有胃肠反应、皮疹、肝肾损害等。

**处方③**：适用于致病原为支原体、衣原体的Ⅲ型前列腺炎。

多西环素，0.1g/次，每日2次，维持2～4周。

**【注意事项】**

（1）不良反应主要有消化道反应、肝肾损害、菌群失调。

（2）注意避免与抗酸药、牛奶、含金属离子的药物同服。

（张　冬　薛天朗　陈荣全）

# 前列腺增生

前列腺增生是老年男性最常见的疾病，表现为组织学上的前列腺间质和腺体成分的增生、解剖学上的前列腺增大、临床上的下尿路症状、尿动力学上的膀胱出口梗阻。年龄的增长及雄性激素的持续存在是引起增生的主要病因，在两者的作用下，使围绕尿道周围移行区的间质增生，引起前列腺体积增大、张力增高、尿道受压及膀胱功能障碍，出现残余尿量增多、反复尿路感染、膀胱结石、上尿路积水、肾功能损害等并发症。下尿路症状的严重程度与前列腺大小不完全成正比。

前列腺增生的早期由于代偿，症状不典型，随着下尿路梗阻加重，症状逐渐明显，临床症状包括储尿期症状、排尿期症状以及排尿后症状。由于病程进展缓慢，难以确定起病时间。

（1）储尿期症状　该期的主要症状包括尿频、尿急、尿失禁以及夜尿增多等。

① 尿频、夜尿增多。尿频、夜尿次数增加为早期症状，但每次尿量不多。膀胱逼尿肌失代偿后，发生慢性尿潴留，膀胱的有效容量因而减少，排尿间隔时间更为缩短。若伴有膀胱结石或感染，则尿频愈加明显，且伴有尿痛。

② 尿急、尿失禁。下尿路梗阻时，$50\% \sim 80\%$ 的患者有尿急或急迫性尿失禁。

（2）排尿期症状　该期症状包括排尿踌躇、排尿困难以及间断排尿等。随着腺体增大，机械性梗阻加重，排尿困难加重，下尿路梗阻的程度与腺体大小不成正比。由于尿道阻力增加，患者排尿起始延缓，排尿时间延长，射程不远，尿线细而无力。小便分叉，有排尿不尽感觉。如梗阻进一步加重，患者必须增加腹压以帮助排尿。呼吸使腹压增减，出现尿流中断及淋漓。

（3）排尿后症状　该期症状包括排尿不尽、尿后滴沥等。残余尿增多是膀胱逼尿肌失代偿的结果。当残余尿量很大，膀胱过度膨胀且压力很高，高于尿道阻力，尿便自行从尿道溢出，出现充溢性尿失禁。有的患者平时残余尿不多，但在受凉、饮酒、憋尿、服用药物（如感冒药）或有其他原因引起交感神经兴奋时，可突然发生急性尿潴留。部分患者可以是急性尿潴留为首发症状。

（4）其他症状

① 血尿。前列腺黏膜上毛细血管充血及小血管扩张并受到增大腺体的牵拉或与膀胱摩擦，当膀胱收缩时可以引起镜下或肉眼血尿，是老年男性常见的血尿

原因之一。膀胱镜检查、金属导尿管导尿、急性尿潴留导尿时膀胱突然减压，均易引起严重血尿。

② 尿路感染。尿潴留常导致尿路感染，可出现尿急、尿频、排尿困难等症状，且伴有尿痛。当继发上尿路感染时，会出现发热、腰痛及全身中毒症状。平时患者虽无尿路感染症状，但尿中可有较多白细胞，或尿培养有细菌生长，手术前应治疗。

③ 膀胱结石。下尿路梗阻，特别在有残余尿时，尿液在膀胱内停留时间延长，可逐渐形成结石。伴发膀胱结石时，可出现尿线中断，排尿末疼痛，改变体位后方可排尿等表现。

④ 肾功能损害。多由于输尿管反流，肾积水导致肾功能破坏，患者就诊时的主诉常为食欲缺乏、贫血、血压升高，或嗜睡和意识迟钝。因此，对男性老年人出现不明原因的肾功能不全症状，应首先排除前列腺增生。

⑤ 长期下尿路梗阻可出现因膀胱憩室充盈所致的下腹部包块或肾积水引起的上腹部包块。长期依靠增加腹压帮助排尿可引起疝、痔和脱肛。

**一、诊断要点**

（1）男性，年龄大于 40 岁。

（2）储尿期症状　尿频、尿急、夜尿次数增多。

（3）排尿期症状　排尿费力、尿线细、尿流中断、尿分叉、射程短、时间长。

（4）排尿后症状　尿不尽、尿后滴沥、残余尿增多等。

（5）反复尿路感染或生殖系统感染。

（6）无痛性血尿（已排除泌尿系占位性病变）。

（7）前列腺指诊见前列腺增大、中央沟变浅或消失，甚至触不到前列腺边界。

（8）B 超检查提示前列腺增生，或合并膀胱结石、上尿路积水等。

（9）最大尿流率小于 15mL/s。

（10）尿动力学检查提示膀胱出口梗阻。

（11）膀胱镜检查见前列腺增大、膀胱颈抬高、后尿道延长、膀胱小梁形成、前列腺表面血管扩张等。

**二、鉴别诊断**

**1. 尿道狭窄**

多见于包茎、尿道外伤、尿道感染及有经尿道操作的患者，查体可见尿道外口狭窄或尿道海绵体瘢痕增生。尿道造影或膀胱镜检查可明确诊断。

**2. 神经源性膀胱**

中枢神经系统或周围神经受到损害，引起膀胱功能障碍。多见于脑出血、脑梗死、脊柱损伤、糖尿病、周围神经病变等。尿动力学检查可明确诊断。

**3. 前列腺癌**

前列腺恶性肿瘤出现前列腺体积增大、排尿困难等临床表现。查体可见前列腺质地硬，可触及硬性结节，血前列腺特异抗原（Prostate specific antigen，PSA）增高。B超、MRI提示前列腺不规则增大，甚至侵犯周围组织。前列腺穿刺活检可明确诊断。

**4. 膀胱颈梗阻**

膀胱肿瘤、膀胱结石、输尿管囊肿等，可出现膀胱颈部梗阻，引起排尿困难。B超、膀胱镜检查可明确诊断。

**5. 膀胱颈挛缩**

细菌或化学性炎症可引起膀胱颈部挛缩，出现排尿困难症状。膀胱镜检查可明确诊断。

**三、治疗原则**

仅影像学诊断前列腺增生而无临床症状的患者等待观察，有临床症状者口服药物治疗，药物治疗效果不佳或有相关并发症者选择手术治疗。

**四、一般治疗**

（1）等待观察，可于夜间和公共场合限制饮水量，禁忌酗酒和久坐。

（2）α受体阻滞剂，降低膀胱颈部平滑肌张力，增加排尿动力。

（3）5α-还原酶抑制剂，缩小前列腺体积，降低排尿阻力。

（4）植物制剂改善排尿症状，不良反应较小。

（5）手术治疗　常见的手术方式为经尿道前列腺电切术、经尿道前列腺剜除术等，切除增生的前列腺组织，使后尿道通畅。

**五、药物处方**

**处方①**：盐酸特拉唑嗪片，口服，每次2mg，每晚1次。

**处方②**：盐酸坦索罗辛缓释胶囊，口服，每次0.2mg，每晚1次。

**处方③**：甲磺酸多沙唑嗪控释片，口服，每次4mg，每晚1次。

**【注意事项】**

（1）以上三种药物同为α受体阻滞剂，可选择其中一种口服，可长期使用。

（2）最常见不良反应是直立性低血压，尤其是老年人更明显，所以建议睡前服用，夜间起床要缓慢。盐酸坦索罗辛缓释胶囊低血压发生率最低。

（3）起效快，一般48h后症状有改善；若1个月无改善，建议停药。

（4）增加急性尿潴留拔管成功率。

（5）对于女性患者也有改善排尿困难作用。

（6）可联合托特罗定治疗前列腺增生合并尿急的患者，不增加尿潴留风险。

**处方④**：非那雄胺片，口服，每次5mg，每日1次。

**处方⑤**：爱普列特片，口服，每次5mg，每日2次。

【注意事项】

（1）以上两种药物为5α-还原酶抑制剂，原理上可以阻止前列腺增生的发展。可以选择其一长期使用。

（2）最常见副作用是勃起功能障碍、性欲低下、男性乳房发育等。

（3）服药3个月以上才起效。

（4）可降低前列腺出血的发生率。

（5）因会影响血PSA水平，建议使用前先查血PSA，排除前列腺癌。使用1年以上的前列腺增生患者，复查PSA时，实际值需加倍。

**处方⑥**：癃闭舒胶囊，口服，每次0.9g，每日2次。

**处方⑦**：前列舒通胶囊，口服，每次1.2g，每日3次。

【注意事项】

（1）此两种药物为中成药，作用机制复杂不清，对前列腺炎及前列腺增生都可使用，多数患者感觉效果好。

（2）可选择其一，副作用小，疗效不确定。可长期服用。如单独服用半个月感觉无效则需换药。

**处方⑧**：前列安栓，塞肛，每次1粒，每日1次。

【注意事项】

（1）禁忌辛辣等刺激性食物、戒酒。

（2）可外涂植物油等，方便塞入肛门内。

（孙家各）

# 阴茎硬结症

阴茎硬结症，是指阴茎海绵体白膜的纤维化病变，使阴茎背侧或外侧出现单个或数个斑块或硬结。本病是1743年Peyronie首先报道，故又称为Peyronie病。本病的病因尚不明确，可能与阴茎的慢性损伤和炎症有关。近年来又有认为本病与自身免疫反应有关。本病多见于成年人，斑块可引起阴茎勃起疼痛及弯曲畸形而引起性生活困难。本病可分为三种类型：Ⅰ型，无症状性硬结或不影响性交的阴茎弯曲；Ⅱ型，硬结、阴茎弯曲加剧导致性交痛和（或）无法完成性交；Ⅲ型，伴有勃起功能障碍（ED）。

## 一、诊断要点

（1）阴茎海绵体背侧或外侧可触及硬结　所有患者均可触及大小、数目不等的阴茎硬结，常位于阴茎背面及侧面，少数为条索状，甚至环绕阴茎。静止期硬结可发生钙化，范围较大时呈片状钙化。

（2）诱发阴茎勃起可呈弯曲畸形　阴茎向背侧弯曲最为常见，腹侧弯曲少见，可表现为衣领样或纺锤样畸形，勃起时该段海绵体不膨胀。

（3）海绵体造影可显示病变　海绵体注射血管活性药物致使阴茎完全勃起后进行彩色超声检查，可以获得勃起时血流参数，发现静脉漏，评估阴茎畸形及硬结大小、位置、钙化，并有助于排除海绵体纵隔增生。

## 二、鉴别诊断

应与阴茎硬化性淋巴管炎相鉴别。阴茎硬化性淋巴管炎多发生于青壮年，可在性交后或长时间反复勃起后 $24 \sim 48h$，于阴茎冠状沟或阴茎背部，见到弯曲、蚯蚓状软骨硬度的条索状物，一般无明显症状，经数周或数月后病症能自行消退。

## 三、治疗原则

目前对于阴茎硬结症的治疗缺乏统一的标准，治疗方案的选择主要依据病程及症状的严重性，以矫正阴茎畸形、恢复性交能力为主要目的。由于此病是一种自限性疾病，有自愈的倾向，因此Ⅰ型可密切观察，Ⅱ型以非手术治疗为主，症状严重者可行手术治疗，Ⅲ型以手术治疗为主。

## 四、一般治疗

（1）让患者了解阴茎硬结症以及其对性生活的影响、诊治过程，以消除顾虑，缓解心理压力，消除急于求成的心理。

（2）尽量避免过于激烈的性生活方式，避免阴茎外伤；保持阴茎局部清洁；适量补充维生素 E；改正吸烟酗酒等不良生活习惯。

## 五、药物处方

**处方①**：适用于阴茎弯曲的急性期患者。

左卡尼汀，每次 1g，每日 2 次。

【注意事项】

不良反应主要包括轻度恶心、呕吐和短暂腹泻等，停药后可逐渐消失。

**处方②**：适用于急性期、血管危险因素少、不伴随 ED 及阴茎弯曲小于 $30°$ 的患者。

秋水仙碱，每次 0.6mg，每日 3 次。

**【注意事项】**

不良反应包括胃肠道反应、骨髓抑制、肝肾功能损害、外周神经炎等。

（张　冬　薛天朗　陈荣全）

# 阳　痿

勃起功能障碍（erectile dysfunction，ED），祖国传统医学中称为"阳痿"，是指阴茎在性刺激下不能持续达到或维持足够的勃起时间以完成满意的性生活，病程3个月以上。

其病因及危险因素有以下几种：

（1）器质性疾病

① 血管源性。包括任何可能导致阴茎海绵体动脉血流减少的疾病，如动脉粥样硬化、动脉损伤、动脉狭窄、阴部动脉分流及心功能异常等，或有碍静脉回流闭合机制的阴茎海绵体白膜、阴茎海绵窦内平滑肌减少所致的阴茎静脉漏。

② 神经源性中枢、外周神经疾病或损伤均可以导致阳痿。

③ 手术与外伤。大血管手术，前列腺癌根治术，腹、会阴、直肠癌根治术等及骨盆骨折、腰椎压缩性骨折或骑跨伤，都可以引起阴茎勃起有关的血管和神经损伤，导致阳痿。

④ 内分泌疾病。阳痿因内分泌疾病引起者很多，主要见于糖尿病、下丘脑-垂体-性腺轴功能异常及原发性性腺功能不全。据国外报道，有23%～60%的男性糖尿病患者继发不同程度的阳痿。

（2）阴茎本身疾病　如阴茎硬结症、阴茎弯曲畸形、严重包茎和包皮龟头炎。

（3）泌尿生殖器畸形　先天性阴茎弯曲、双阴茎、小阴茎、阴茎阴囊移位、膀胱外翻、尿道下裂、先天性睾丸缺失或发育不良、阴茎海绵体纤维瘢痕形成、精索静脉曲张等。

（4）泌尿生殖器疾病　泌尿生殖器慢性炎症继发阳痿者较为常见，如睾丸炎、附睾炎、尿道炎、膀胱炎、前列腺炎等，其中以慢性前列腺炎出现阳痿者最为多见。泌尿生殖系统手术及某些损伤，如前列腺增生、前列腺切除术，尿道断裂，阴茎、睾丸损伤等均可引起阳痿。慢性肾功能衰竭患者因睾丸萎缩及睾酮下降，常发生阳痿。

（5）心理性病因　指紧张、压力、抑郁、焦虑和夫妻感情不和等精神心理因素所造成的阳痿。

（6）混合性病因　指精神心理因素和器质性病因共同导致的阳痿。此外，由于器质性阳痿未得到及时的治疗，患者心理压力加重，害怕性交失败，使阳痿治疗更加复杂。

（7）其他因素　放射线照射、重金属中毒等；长期服用某些药物，包括抗高血压药、心脏病药、中枢神经系统药物、降糖药、三环类抗抑郁药、非甾体抗炎药等；大量吸烟、酗酒及滥用非处方药等也可引起阳痿。

### 一、诊断要点

临床上应仔细询问病史，了解患者性生活、心理情况状态、ED 危险因素、既往病史等，利用勃起功能评分初步评估勃起功能，体格检查和相应的实验室检查初步诊断 ED。

### 二、鉴别诊断

**1. 性欲淡漠**

男子性交欲望低可影响阴茎勃起及性交频率，但在性交时阴茎能正常勃起。

**2. 早泄**

阳痿常常与早泄并存，但二者具有本质不同。早泄为性交时阴茎能够勃起，且能达到足够硬度以插入阴道，但勃起时间较短，甚至刚触及阴道即射精，阴茎继而迅速疲软，导致性交过早结束。早泄患者能够进行性交，但不能使女方达到性高潮；阳痿患者阴茎不能勃起或勃起力度极差，不能进行性交。二者临床表现具有共同点又有不同点。

**3. 阳缩**

阳缩多突然发病，以阴茎内缩抽痛，伴少腹拘急、疼痛剧烈、畏寒肢冷为特征，可影响性交。阳痿特点是阴茎疲软，不能勃起，但不出现阴茎内缩、疼痛等症状。

### 三、治疗原则

治疗阳痿前明确其基础疾病、诱发因素、危险因素及潜在病因，对患者进行全面的医学检查后确定适当的治疗方案。阳痿的治疗应基于患者及其伴侣的预期值、性生活满意度、总体健康满意度等要求。由于阳痿的影响因素众多，治疗方法的选择也应该考虑到患者的经历、社会背景、家庭状况等社会因素，对不同患者制订个体化的方案。

### 四、一般治疗

形成良好的生活方式（戒烟、适量有氧运动及规律性生活等）；积极治疗基础疾病；对于有明显心理问题的患者，应进行心理疏导或治疗，部分患者可能需要辅助药物治疗。

### 五、药物处方

**处方①**：适用于无心血管疾病的阳痿患者。

西地那非（万艾可、伟哥），口服，50～100mg/次，性生活前30～60min服用。

【注意事项】

（1）心血管疾病患者慎用。

（2）正在服用硝酸酯类药物患者禁用。

（3）青光眼患者慎用。

**处方②**：适用于口服药物治疗无效的阳痿患者。

前列地尔，2～80μg/次，性生活前5～20min阴茎海绵体内注射。

【注意事项】

（1）应在海绵体侧方避开血管区，斜进针45°注射。

（2）注射时或注射后可引起短暂的疼痛。

（3）若注射后阴茎勃起超过1h应立即就医处理。

（张　冬　薛天朗　陈荣全）

# 早　泄

早泄（PE）是射精障碍中最常见的类型，发病率占成人男性的35%～50%。关于早泄的定义至今没有达成一个共识。普遍共识都包含三个要素：①射精潜伏期短，出现轻微性刺激后（插入阴道之前、之时或者刚刚插入）即射精；②或者主观感到过早地射精；③控制射精能力差，性满足程度低。目前临床上推荐使用的且具有循证医学基础的定义是：早泄是一种男性射精功能障碍，应包括以下三点：①射精，总是或几乎总是发生于插入前或插入后1min内；②性交时，阴茎部分或完全进入阴道后，从未或几乎从未能延缓射精；③对患者及其配偶造成情感伤害，如苦恼、烦扰、挫折或回避亲热等。

## 一、诊断要点

主要依据患者及其伴侣对性生活史的描述、早泄的起始原因及病程、射精控制能力程度、阴道内射精潜伏时间、是否伴发疾病（如勃起功能障碍等）、对患者及其伴侣的影响等。若考虑早泄，再以原发性或继发性归类，留意是情境性的（在特定环境下或与特定伴侣）还是一贯性的、对性生活和生活质量（QoL）的影响及药物使用或滥用情况等。部分勃起功能障碍（ED）患者会因难以获得和维持勃起而产生焦虑，进而罹患继发性早泄，即早泄往往伴有勃起不足。这种情况甚是常见。

早泄定义包括三项基本要素：依据阴道内射精潜伏期（IELT）评价的射精时间，自我控制感，苦恼、射精功能障碍相关人际交往困难。所以其诊断具有多维性。

（1）阴道内射精潜伏期（IELT） 早泄和非早泄男性 IELT 有部分重叠，单独采用 IELT 并不足以界定早泄。另外，IELT 还会对射精自我控制感产生显著的直接影响，但却不会对射精相关个人苦恼或性交满意度产生显著的直接影响。此外，射精自我控制力对射精相关个人苦恼和性交满意度均有显著的直接影响（两者均可直接影响射精相关人际交往困难）。在临床实践中，医师采用自我估算 IELT 法。自我估算和秒表测定 IELT 可互换，可准确判定早泄状态的敏感性为 80%，特异性为 80%。而秒表测定 IELT 仍是临床试验所必需的。

（2）评价问卷 由于评价早泄的需要，多项问卷应运而生，并基本能够鉴别出早泄患者和非早泄人群，主要包括早泄诊断工具、阿拉伯早泄指数及中国早泄问卷调查表。尽管这些问卷工具使早泄药物研究方法学简化了许多，却仍需开展更多的跨文化研究来验证其有效性。

（3）体格检查和辅助检查 早泄患者的体格检查包括血管、内分泌和神经系统，以筛查与早泄或其他性功能障碍相关的基础疾病，如慢性疾病、内分泌病、自主神经病、Peyronie 病（阴茎硬结症）、尿道炎、慢性前列腺炎等。因为阴茎的感觉和射精的欲望在疲软时和勃起时会有不同，实验室检查或神经生理检查并不一定常规推荐采用。一般凭主诉和问卷即可诊断。

常用检查方法如下：

① 阴茎体感诱发电位测定法。是用电刺激阴茎背神经末梢，并在头皮记录脑电波变化，以评价阴茎背神经向心性传导功能和脑神经中枢之兴奋的比较客观性检查方法。

② 其他检查。如阴茎神经电生理检查、阴茎交感皮肤反应测定和球海绵体肌反射潜伏期测定等。

**二、鉴别诊断**

**1. 射精过快**

患者对性生活时长不满意，要求延长射精潜伏期。一般无需治疗。特殊病例可以采用简便的早泄治疗方法。

**2. 勃起功能障碍**

勃起不好时易伴发早泄或射精过快，两者会同时存在。治早泄宜先治勃起。

**三、治疗原则**

早泄一般是患者的主诉，有的是自己不满意，要求延长时间，所以在诊断上如果按严格的定义，可能许多患者不够标准，治疗上则要把握好使用的方法，以解决患者诉求为目的的早泄诊治已成为临床原则。

## 四、一般治疗

主要是心理行为治疗。

## 五、药物处方

**处方①**：盐酸达泊西汀片（必利劲），性交前 2h 服用 1 片（30mg），可餐后服，宜多喝水。

【注意事项】

（1）达泊西汀的不良反应有恶心、腹泻、头痛及眩晕，服用后宜多饮水。

（2）服用 1 片（30mg）效果不理想的话可服用 2 片（60mg），不建议继续加量。

（3）注意勃起功能是否良好。治疗早泄必须先治勃起。必要时可与西地那非或他达拉非合用。

（4）禁用于同时服用酮康唑、伊曲康唑、利托那韦、沙奎那韦、泰利霉素、奈法唑酮、萘芬纳韦、阿扎那韦等细胞色素 P450 3A4 抑制剂的患者。

（5）禁用于中度和重度肝损伤患者。

**处方②**：盐酸利多卡因乳膏，适量涂抹于龟头表面，性交前提前 10min 使用。

【注意事项】

（1）局部应用麻醉药的理论基础是阴茎对性刺激的过度敏感性，可以通过龟头敏感度检测而评估。对于中枢性早泄则效果欠佳。

（2）用药后需戴安全套或性交前清洗（不带套），可能影响性生活的随意性、自然性，降低性唤起能力。

**处方③**：奥布卡因凝胶，适量涂抹于龟头表面，性交前提前 10min 使用。

【注意事项】

参见盐酸利多卡因乳膏。

**处方④**：利多卡因＋丙胺卡因合剂，适量涂抹于龟头表面，性交前提前 10min 使用。

【注意事项】

参见盐酸利多卡因乳膏。

**处方⑤**：SS 霜，适量涂抹于龟头表面，性交前提前 30min 使用。

【注意事项】

参见盐酸利多卡因乳膏。

**处方⑥**：枸橼酸西地那非片，口服 25～100mg，性交前 1～2h 空腹服用。

【注意事项】

（1）PDE5 抑制药（如枸橼酸西地那非片）可以单独使用，也可与 SSRI

（如盐酸达帕西汀片）合用治疗早泄和（或）射精过快，延长射精潜伏时间。

（2）PDE5 抑制药更适用于继发于 ED 或伴发 ED 的早泄患者。这些药物可通过改善勃起功能而减少患者对性功能减退的焦虑感，并使勃起的性刺激阈值下调至较低水平，而要达到射精阈值则需较高的性刺激水平。

（3）其他注意事项见阳痿中西地那非。

**处方⑦**：他达拉非片，口服 10～20mg，性交前半小时服用。

**【注意事项】**

（1）PDE5 抑制药（如枸橼酸西地那非片）可以单独使用，也可与 SSRI（如盐酸达帕西汀片）合用治疗早泄和（或）射精过快，延长射精潜伏时间。

（2）PDE5 抑制药更适用于继发于 ED 或伴发 ED 的早泄患者。这些药物可通过改善勃起功能而减少患者对性功能减退的焦虑感，并使勃起的性刺激阈值下调至较低水平，而要达到射精阈值则需较高的性刺激水平。

（3）其他注意事项见阳痿中西地那非。

（刘德忠）

# 阴茎异常勃起

阴茎异常勃起是一种可发生于任何年龄段，与性欲和性刺激无关，勃起时间持续 4h 以上的病理性勃起状态。可分为缺血型和非缺血型。缺血型阴茎异常勃起是临床最常见的类型，其特点是阴茎海绵体静脉血流出量减少，血液滞留，海绵体内压力增高，动脉血流入量减少，甚至停滞，阴茎海绵体出现缺氧和酸中毒，临床表现为阴茎持续坚硬勃起和疼痛，需紧急处理，预后较差。非缺血型阴茎异常勃起是一种较少见的类型，多由阴茎海绵体动脉或分支损伤形成的动脉-海绵体瘘引起，一般不出现组织缺氧或酸中毒，阴茎呈持续性部分勃起状态，通常无勃起疼痛或轻微疼痛，预后相对较好。

## 一、诊断要点

阴茎异常勃起的主要症状为非性刺激下持续 4h 以上的疼痛或无明显疼痛的阴茎勃起，通过问诊和体检基本可以明确诊断。

（1）详细询问病史　阴茎异常勃起的持续时间及变化情况；疼痛的性质及程度；以往异常勃起的发作次数、发作原因、治疗方法和疗效；与阴茎异常勃起相关的药物使用情况，如抗高血压、抗抑郁药物；骨盆、生殖器或会阴部外伤，特别是会阴部骑跨伤史；其他病史，如肿瘤病史、神经系统病史；既往阴茎勃起功能状态。

（2）体格检查

① 阴茎检查。阴茎硬度、温度、触痛程度和颜色变化等是阴茎异常勃起的重要体征。查体要特别注意是否可触及海绵体搏动。缺血型阴茎异常勃起时，阴茎完全勃起，硬度坚硬，皮温较低，颜色暗紫，疼痛明显，很少触及海绵体搏动；非缺血型的阴茎异常勃起，阴茎不完全勃起，硬度一般，皮温稍高，可触及海绵体搏动，疼痛不明显。

② 腹部、会阴部和肛门指诊检查。偶尔可发现这些部位的创伤或恶性肿瘤的证据。

## 二、鉴别诊断

应注意病理性阴茎异常勃起与生理性勃起相鉴别。通常，已婚正常男性在性生活时阴茎能自然勃起，一般在射精后阴茎自然变软，这种情况属于生理性勃起，即使部分人性欲较强，射精后很快又能勃起，甚至性交，但从射精到重复勃起，一般应有短暂的"不应期"，并没有阴茎的疼痛。阴茎异常勃起则是性交后无论射精与否阴茎仍不疲软，同时还可以出现许多病理改变。

## 三、治疗原则

（1）缺血型阴茎异常勃起一旦确诊需要立即治疗。最初的治疗应为阴茎海绵体减压和阴茎海绵体内注射拟交感神经药物，并可重复进行；当海绵体减压和海绵体注射治疗无效时，可选择手术治疗。

（2）非缺血型阴茎异常勃起首先应保守治疗并密切观察病情变化。对保守治疗无效，并明确有阴茎海绵体动脉病变者，可行高选择性阴茎海绵体动脉栓塞术，或开放性手术治疗。

## 四、一般治疗

镇静、镇痛、阴茎局部冷敷、口服拟交感神经药物收缩血管等对症治疗，能使少部分患者的病情得到缓解或完全解除，同时视病情需要进行全身治疗和专科治疗。

## 五、药物治疗

间羟胺，10mg，0.9%氯化钠注射液 10 倍稀释，取 0.5～1mL 海绵体内注射，若无效可每间隔 5～10min 重复注射，总剂量不超过 6mg。

【注意事项】

阴茎海绵体内药物注射治疗期间建议密切观察病情，急性血压升高、头痛、面色苍白、反射性心动过速、心律失常是主要不良反应。

（张　冬　薛天朗　陈荣全）

# 男性不育症

世界卫生组织（WHO）规定，夫妇未采用任何避孕措施同居生活 1 年以上，由于男方因素造成女方不育者，称为男性不育症。男性不育症是由一种或多种病因或环境等因素干扰影响到生殖生理活动的一个或几个环节造成的临床结果。

## 一、诊断要点

（1）性交和（或）射精功能障碍及勃起功能障碍；射精功能障碍引起的不育又包括不射精症、逆行射精和严重早泄。

（2）精子和精浆异常

① 医源性因素。药物或者手术等原因引起的精子异常。

② 全身性因素。全身性疾病、酗酒、吸毒、生殖腺毒素接触等导致的精子异常。

③ 先天性异常。睾丸下降不全、先天性输精管缺如、精囊发育不全、染色体核型异常等遗传性因素导致的精子质量异常或无精子症。

④ 睾丸损伤。结核、梅毒、腮腺炎、睾丸肿瘤、睾丸外伤导致的男性生育能力下降。

⑤ 精索静脉曲张。

⑥ 附属性腺感染。关于前列腺炎对男性不育的影响仍有待研究。

⑦ 内分泌因素。下丘脑-垂体-性腺轴的任何一个环节异常均可导致性腺功能低下，从而引起精液异常。

（3）特发性因素

① 特发性少精子症。精子密度$<20\times10^6/mL$。

② 特发性弱精子症。精子密度正常而快速向前运动的精子$<25\%$。

③ 特发性畸形精子症。精子密度和活力正常，但精子头部正常形态$<30\%$。

④ 特发性无精子症。病因不明的精液中无精子，诊断往往依靠排除法。

## 二、鉴别诊断

### 1. 睾丸损伤

（1）精索扭转严重鞘膜积液和精索静脉曲张都能引起睾丸病理改变，从而影响睾丸产生精子能力，导致不育。

（2）睾丸受伤和切除有明显外伤史，受伤后睾丸疼痛肿大、阴囊血肿。或被手术切除阴囊，触诊可见睾丸萎缩、粘连，或有粘连性块状物，或阴囊内无睾丸。单侧睾丸损伤或切除，仅影响生育能力。

**2. 睾丸炎症**

睾丸发生炎性变化后，使生发上皮不能重新恢复或再生，因而睾丸感染后发生萎缩。检查时可发现睾丸萎缩变小，质地变软。患者在幼儿期感染流行性腮腺炎病毒，若引起睾丸红肿热痛等炎症性变化，婚后可出现不育。

**3. 先天性睾丸畸形和发育不良**

（1）隐睾症 睾丸在下降途中滞留在某一处未降入阴囊或者睾丸异位。检查时可见阴囊发育不良，一侧或两侧无睾丸。大多可在阴囊根部、腹股沟部或股三角、内环处触及未降入阴囊的睾丸，单侧隐睾一般仅影响生育能力，双侧隐睾才能导致不育。

（2）先天性两性畸形 患者发育呈现男女中间型，生殖器显示异常，体内既有男性性腺又有女性性腺。

（3）无睾症 非常少见，主要表现是无青春发育期、无第二性征，呈"天阉"形外貌与性格，化验检查性激素水平异常。

**4. 输精道梗阻**

先天性精道畸形，如附睾发育不全、附睾与睾丸不连接、盲端输精管、输精管缺如或输精管闭塞等，患者体型、性征和性生活均正常。触诊可触及附睾与睾丸不连接和输精管缺如的体征。可进行精液检查，如精液量少无精子。果糖测定阴性提示有输精管梗阻，可做输精管造影以显示梗阻的形态学改变。

### 三、治疗原则

全面分析和诊断以明确病因，对症治疗。并且需取得夫妇双方的理解和配合。

### 四、一般治疗

（1）不育夫妇共同治疗。

（2）进行生殖健康知识教育。

（3）对于需要手术治疗的应及时手术，如精索静脉曲张、梗阻性无精子症、生殖器畸形或发育异常、器质性性功能障碍等。

### 五、药物治疗

处方①：适用于促性腺激素低下型性腺功能减退症。

人绒毛膜促性腺激素（HCG），5000U，肌内注射，1次/周，连续用8周，8周后HCG及人类绝经期促性腺激素（HMG）联合应用，HCG，5000U，肌内注射，1次/周；HMG，75U，3次/周，连续用13周。

【注意事项】

（1）长期大量应用HCG/HMG，会导致垂体和睾丸上受体数量减少，削弱对外源性促性腺激素的敏感性。

（2）长期大量应用 HCG/HMG 的副作用是性欲改变、痤疮。

**处方②**：适用于特发性精子减少症。

克罗米芬，50mg/日，口服。

**【注意事项】**

须监测促性腺激素和睾酮水平。

**处方③**：适用于原发或继发性睾丸功能减退症。

十一酸睾酮（安雄），80mg/次，口服，2 次/日。

**【注意事项】**

禁用于确诊或怀疑前列腺癌患者、孕妇、肝功能减退及心脏衰竭患者。

**处方④**：适用于生殖系统感染的男性不育症。

氧氟沙星，0.2g/次，口服，2 次/日。

**【注意事项】**

肝肾功能障碍者慎用或减量，服用本药前 2h 不应服用抗酸药。

（张　冬　薛天朗　陈荣全）

# 尖锐湿疣

　　尖锐湿疣又称生殖器疣，是由人类乳头瘤病毒（HPV）感染引起的好发于外阴及肛门的性传播疾病，主要有 HPV6、HPV11 等型引起，多数通过性接触而传播，少数可通过日常生活用品如内裤、浴巾、浴盆而传染。由于引起尖锐湿疣的某些 HPV 亚型与生殖器癌如宫颈癌有密切的关系，因此已引起人们格外的关注。尖锐湿疣的潜伏期长短不一，为 2 周至 8 个月，平均 3 个月。男性好发于龟头、冠状沟、包皮内侧、包皮系带、尿道口及阴茎体，同性恋患者好发于肛周及直肠部，有包茎的患者尤宜感染或复发。初发损害为小而柔软的红色或褐色疣状丘疹；逐渐增大增多成为湿润柔软呈乳头状、菜花状及鸡冠状的赘生物；如不及时治疗，疣体可逐渐增大，可融合成团块状，易发生糜烂、渗液，带有恶臭。

## 一、诊断要点

（1）有不洁性交史，配偶有感染史或间接感染史。

（2）有尖锐湿疣形态学表现。

（3）大部分患者无自觉表现，仅少数患者有瘙痒感、异物感、压迫感、疼痛感或出血。

（4）醋酸白试验或甲苯胺蓝试验阳性。

（5）核酸杂交可检出 HPV DNA 相关序列，聚合酶链反应（PCR）检测可见特异性 HPV DNA 扩增区带。

## 二、鉴别诊断

### 1. 扁平湿疣

为二期梅毒疹，是发生于生殖器部位的丘疹或斑块，表面扁平而潮湿，可呈颗粒状或菜花状，暗视野检查可见梅毒螺旋体，梅毒血清学反应阳性。

### 2. 珍珠样阴茎丘疹

位于龟头冠状沟缘部位，呈现珍珠状、圆锥状或不规则形白色、黄白色或肤色丘疹，半透明，表面光滑，质较硬，彼此间互不融合，沿冠状沟规则地排列成一至数行。醋酸白试验阴性。

### 3. 鲍恩样丘疹病

皮损为灰褐色或红褐色扁平丘疹，大多为多发，呈圆形或不规则形，丘疹表面可呈天鹅绒样外观，或轻度角化呈疣状。男性多好发于阴茎、阴囊和龟头，女性好发于小阴唇及肛周。一般无自觉症状。组织病理学检查有助于鉴别。

### 4. 多毛状小阴唇

又名假性湿疣。好发于年轻女性小阴唇内侧、阴道前庭和尿道口周围，为呈对称密集分布、直径 $1 \sim 2mm$ 的白色或淡红色小丘疹，表面光滑，有些可呈绒毛状、鱼子状或息肉状。无明显自觉症状，偶有瘙痒。醋酸白试验阴性。

### 5. 皮脂腺异位症

龟头、包皮内或小阴唇等部位可见粟粒大小、孤立而稍隆起、成群或成片的黄白色或淡黄色丘疹，无自觉症状。组织学特征为每个丘疹均由一组小的成熟的皮脂腺小叶组成，小叶包绕皮脂腺导管。醋酸白试验阴性。

### 6. 阴茎系带旁丘疹性纤维瘤

对称发生于阴茎系带两旁的白色或黄白色的粟粒大小的丘疹，单个或数枚，质软，表面光滑，但互不融合。

### 7. 光泽苔藓

发生于阴茎干部位的、发亮的多角形或圆形的平顶丘疹，针尖至粟粒大小，可密集分布，但互不融合。

### 8. 汗管瘤

表现为小而硬固的肤色或棕褐色丘疹，直径约数毫米，多发，通常无自觉症状。

## 三、治疗原则

注意患者是否同时有淋球菌、衣原体、支原体、滴虫、真菌等病原体感染，如有，应同时治疗；患者配偶与性伴若有尖锐湿疣或其他性病，应同时治疗；治疗期间避免性生活；根据病情选用合适的治疗方法，防止复发。

### 四、一般治疗

（1）注意个人卫生，特别应注意性生活卫生。保持外阴清洁，勤换内裤、浴巾、保证浴盆、浴巾卫生。

（2）物理疗法适用于多发性疣及尿道内疣，包括激光治疗、液氮冷冻治疗及电灼治疗。

（3）手术治疗适用于单发或巨大的尖锐湿疣。

### 五、药物处方

**处方①**：适用于任何部位的尖锐湿疣。

0.5%足叶草酯毒素酊，外用，2次/日，连用3日，停药4日，为一个疗程，根据病变连续应用1~3个疗程。

【注意事项】

（1）具有致畸作用。

（2）避免药液沾到正常皮肤上。

**处方②**：50%三氯醋酸溶液，外用，每周或隔周使用1次，连续用药不宜超过6周。

【注意事项】

（1）当涂药局部组织发白时，可涂硫代硫酸钠溶液中和原溶液。

（2）50%三氯醋酸溶液具有腐蚀性，应注意保护皮损周围正常皮肤。

**处方③**：适用于控制急性症状及预防复发。

5%氟尿嘧啶软膏，外用，1次/日。

【注意事项】

局部可出现轻中度刺激症状。

（张　冬　薛天朗　陈荣全）

# 尿路结石

尿路结石是尿路各部位结石的总称，是尿路的常见疾病。根据结石所在部位可分为肾结石、输尿管结石、膀胱结石、尿道结石。其典型的临床表现为突发的腹部或腰部绞痛，有会阴部放射痛，常伴有恶心、呕吐，多有轻重不等的血尿，可伴有尿频、尿急、尿痛等尿路梗阻和感染的症状。

### 一、诊断要点

（1）肾结石的患者部分仅有腰或腹部隐痛、钝痛，少数患者无疼痛感，血尿是此类患者的主要症状。

（2）输尿管结石多数患者有典型的肾绞痛病史，突发的腹部或腰部疼痛，并向同侧阴囊和大腿方向放散，常有恶心、呕吐，患者辗转不安、大汗淋漓，多有轻重不等的血尿，可伴有尿频、尿急和尿痛。查体患侧肾区叩击痛及输尿管走行区压痛，但无肌紧张，症状与体征不相符是其特点。

（3）膀胱结石的典型症状是排尿困难和排尿痛，常伴有尿频、尿急和终末血尿，排尿时常发生尿线中断，须改变体位方能继续排出，排尿终末时往往有阴茎和尿道外口疼痛。

（4）尿道结石常表现为会阴或阴茎疼痛及尿线变细，甚至发生急性尿潴留，有时出现滴尿、血尿和分泌物排出。

（5）腹部正位 X 线片多可发现泌尿系结石，B 超是诊断肾、输尿管结石的首选检查，膀胱结石也可通过膀胱镜直接见到。

（6）尿液常规检查可见红细胞、白细胞或结晶。

## 二、鉴别诊断

### 1. 非特异性尿道炎

可出现尿频、尿急、尿痛、尿道分泌物。慢性非特异性尿道炎可出现尿道狭窄、排尿困难等症状。

### 2. 尿道损伤

可有尿道外口出血、尿道内疼痛、排尿困难、尿潴留，并发感染时可有尿道分泌物，需要时进行尿道造影详细检查。

### 3. 尿路狭窄

主要症状是排尿困难，尿流变细、无力及中断，并发感染时出现尿频、尿急、尿痛、尿道分泌物。外伤性尿路狭窄可出现尿道硬结。

## 三、治疗原则

调整饮食结构，多饮水，治疗原发疾病，预防和治疗尿路感染，结石较大时体外碎石或手术治疗。

## 四、一般治疗

（1）调整膳食结构，少摄入富含草酸盐的食物，限制高蛋白食物摄入。

（2）多饮水，多运动，多做原地跳跃运动。

（3）中草药和针灸治疗。

（4）存在感染者治疗尿路感染。

（5）解痉镇痛。

（6）手术治疗 肾、输尿管结石多通过利尿排出结石，如结石过大或并发梗阻和明显感染时，可采用手术治疗。肾结石可经脊肋角肾穿刺、扩张，经内镜或超声波碎石后取出。膀胱结石可经膀胱镜碎石后吸出。嵌顿于后尿道的结石可用尿道探子将其推入膀胱，按膀胱结石处理。嵌顿于舟状窝的结石可用止血钳夹碎或经尿道外口切开取出。位于阴茎部的结石可注入润滑油促使其排出，必要时可做尿道切开取石。

（7）体外聚焦冲击波碎石、输尿管-肾盂镜取石也可用于治疗上尿路结石。

**五、药物治疗**

**处方①**：盐酸消旋山莨菪碱注射液，10mg，肌内注射。

**【注意事项】**

（1）主要不良反应有口干、便秘、视物模糊、口鼻咽喉及皮肤干燥、排尿困难等，偶见眼压升高、过敏性皮疹等。

（2）前列腺肥大、青光眼患者禁用，哺乳期妇女禁用，高血压、冠心病、甲状腺功能亢进症、溃疡性结肠炎患者慎用。

**处方②**：适用于合并尿路感染者。

左氧氟沙星氯化钠注射液，0.5g，静脉滴注，每日1次。

甲硝唑氯化钠注射液，100mL，静脉滴注，每日1次。

**【注意事项】**

（1）左氧氟沙星氯化钠注射液不良反应主要有恶心、呕吐、腹泻、腹胀、消化不良等；偶有震颤、麻木感、视觉异常、耳鸣、嗜睡、头晕等；过敏反应，如斑丘疹、荨麻疹等；还可引起中性粒细胞减少、血小板减少、嗜酸性粒细胞增加等；偶可见血尿素氮升高、一过性肝功能异常等；其他反应有罕见全血细胞减少、中毒性表皮坏死松解症、多形性红斑、急性重型肝炎等。对喹诺酮类药物过敏者禁用；妊娠、哺乳期妇女及18岁以下患者禁用。

（2）甲硝唑氯化钠注射液的主要不良反应有恶心、呕吐、腹泻、口腔中金属味等；可逆，停药后自行恢复；过敏反应，如荨麻疹等；头痛、晕厥、共济失调、神经错乱等中枢神经系统症状。有活动性中枢神经系统疾病和血液病者禁用，孕妇及哺乳期妇女禁用，有肝脏疾病患者慎用。

**处方③**：排石颗粒，每次1袋，水冲服，每日3次。

**【注意事项】**

（1）服药期间忌辛辣、鱼腥等食物。

（2）尽量避免与其他药同服。

（李振凯　董茂盛　许小亚）

# 颅骨骨髓炎

颅骨骨髓炎（osteomyelitis of skull）是致病菌侵入颅骨引起的非特异性炎性反应，以青少年多见，常有头部外伤史，多为头部伤口受到污染或头部邻近部位感染灶蔓延引起，少数为通过血行播散所致。少有急性炎症表现，多见局限性慢性病变，部分可有慢性伤口窦道，颅底骨髓炎还可有受累脑神经麻痹的症状和体征。急性者早期症状不明显，当表浅感染向深层扩散时出现局部红、肿、热、痛等炎性反应，逐渐出现头皮下波动，引流有脓汁，或自行破溃排出脓液，反复发作，经久不愈，甚至有死骨排出；多数患者无发热，开颅术后感染多在术后1～2周发生。

## 一、诊断要点

根据患者的症状和体征，特别是局部伤口的红、肿、热、痛和化脓即可诊断，颅骨平片和其他神经影像学检查可明确颅骨骨髓炎的诊断。

## 二、鉴别诊断

**1. 黄素瘤**

颅骨呈地图状骨破坏，边缘锐利，少有骨质硬化。

**2. 颅骨肿瘤浸润或转移瘤**

多呈骨质破坏，无坏死骨和脓腔。

**3. 颅骨结核**

骨质破坏，边缘锐利，硬化增生少，死骨少。

## 三、治疗原则

（1）全身抗生素治疗。

（2）手术去除死骨或将颅骨瓣去掉，保留完好骨膜。

## 四、一般治疗

（1）外科彻底清创和清除死骨，联合使用对细菌敏感的抗生素是目前最有效的治疗方法，急性颅骨骨髓炎更需足量、足时抗感染治疗，全身应用抗生素至少6周，口服8周以上。

（2）一般根据患者的症状、体征的改善，红细胞沉降率恢复至正常水平和连续扫描恢复正常等指标来判断治疗效果。

**五、药物处方**

**处方①**：阿莫西林克拉维酸钾分散片，每次 2～4 片，口服，每日 2 次。

【注意事项】

（1）必须进行青霉素皮试，阴性后方可使用。

（2）长期使用需定期检查肝肾及造血功能。

（3）治疗期间有出现由真菌和细菌引起的双重感染可能。

（4）用餐时服用本品可减轻胃肠道副作用。

（5）本品对胎儿有致畸作用，故孕妇慎用。

**处方②**：头孢克肟分散片，每次 200mg，每日 2 次。

【注意事项】

（1）由于有可能出现休克，给药前应充分询问病史。

（2）为防止耐药菌株出现，使用前原则上应确认敏感性。

（3）对于严重肾功能不全患者，应根据肾功能状况适当减量。

（4）服用本品后禁止饮用含酒精成分的饮料。

**处方③**：克林霉素磷酸酯片，每次 0.15g，口服，每日 3～4 次。

【注意事项】

（1）对林可霉素过敏者，可能对本品过敏。

（2）服药后氨基转移酶可有升高。

（3）肠道疾病、肝功能减退、肾功能严重减退患者慎用。

（4）本品偶可引起对本品不敏感的微生物过度增生，特别是真菌，应避免二重感染发生。

**处方④**：氧氟沙星片，每次 0.2g，口服，每日 2 次。

【注意事项】

（1）对本品及氟喹诺酮类药物过敏者禁用。

（2）服用本品宜多饮水，保持 24h 排尿量在 1200mL 以上。

（3）肾功能减退者，需根据肾功能调整给药剂量。

（4）肝功能减退时慎用。

（5）有中枢性神经系统疾病患者，如癫痫患者，应避免应用。

（何永垣　黄　潞　陈卫丰）

# 颅内压增高

颅内压增高（increased intracranial pressure）是神经外科常见临床病理综合征，是颅脑损伤、脑肿瘤、脑出血、脑积水和颅内炎症等所共有征象，由于上述疾病使颅腔内容物体积增加，导致颅内压持续在 2.0kPa(200mm $H_2O$) 以上，从而引起相应的综合征。颅内压增高会引发脑疝危象，可使患者因呼吸循环衰竭而死亡，因此对颅内压增高及时诊断和正确处理十分重要。

## 一、诊断要点

通过全面而详细地询问病史和认真地做神经系统检查，可发现许多颅内疾病在引起颅内压增高之前已有一些局灶性症状与体征，由此可做出初步诊断。应及时做以下辅助检查，以尽早诊断和治疗。

（1）电子计算机 X 线断层扫描（CT）　目前 CT 是诊断颅内占位性病变的首选辅助检查措施。它不仅能对绝大多数占位性病变做出定位诊断，而且还有助于定性诊断。CT 具有无创伤性特点，易于被患者接受。

（2）磁共振成像（MRI）　在 CT 不能确诊的情况下，可进一步行 MRI 检查，以利于确诊。MRI 同样也具有无创伤性。

（3）数字减影血管造影（DSA）　不仅使脑血管造影术的安全性大大提高，而且图像清晰，使疾病的检出率提高。

（4）头颅 X 线摄片　颅内压增高时，可见颅骨骨缝分离，指状压迹增多，鞍背骨质稀疏及蝶鞍扩大等。但单独作为诊断颅内占位性病变的辅助检查手段现已少用。

（5）腰椎穿刺　腰穿测压对颅内占位性病变患者有一定的危险性，有时可引发脑疝，故应当慎重进行。

## 二、鉴别诊断

颅内压增高是一临床症状，很多病因都会引起颅内压增高，如颅脑外伤、脑血管性疾病、高血压脑病、颅内肿瘤、脑脓肿、脑病感染、脑积水、假性肿瘤及其他全身性疾病等，均需进行相应病因检查，进一步明确颅内压增高的根源，若无法找到原因，则考虑原发性颅内压增高。

## 三、治疗原则

（1）病因治疗　颅内占位性病变，首先应考虑做病变切除术。若有脑积水者，可行脑脊液分流术，颅内压增高已引起急性脑病时，应分秒必争进行紧急抢救或手术处理。

（2）降低颅内压治疗　适用于颅内压增高但暂时尚未查明原因或虽已查明原因但仍不需要手术治疗的病例。

（3）激素治疗　口服或静脉注射地塞米松、氢化可的松、泼尼松等激素。

（4）冬眠低温疗法或亚低温疗法　有利于降低脑的新陈代谢率，减少脑组织的氧耗量，防止脑水肿的发生与发展，对降低颅内压亦起一定作用。

（5）辅助过度换气　目的是使体内 $CO_2$ 排出。当动脉血的 $CO_2$ 分压每下降 1mmHg 时，可使脑血流量递减 2%，从而使颅内压相应下降。

### 四、一般治疗

凡有颅内压增高的患者，应留院观察。密切观察神志、瞳孔、血压、呼吸、脉搏及体温的变化，以掌握病情发展的动态。

### 五、药物处方

**处方①**：氢氯噻嗪片，每次 25mg，口服，每日 3 次。

【注意事项】

（1）交叉过敏　与磺胺类药物、呋塞米、布美他尼、碳酸酐酶抑制剂有交叉反应。

（2）下列情况慎用　无尿、严重肾功能减退、糖尿病、高尿酸血症、痛风病史、严重肝功能损害、高钙血症、低钠血症、系统性红斑狼疮、胰腺炎等患者。

（3）随诊检查　血电解质、血糖、血尿酸、血清肌酸激酶、血尿素氮、血压。

（4）应从最小有效剂量开始用药，以减少副作用发生。

（5）有低钾血症倾向患者，需酌情补钾。

**处方②**：乙酰唑胺片，每次 250mg，口服，每日 3 次。

【注意事项】

（1）磺胺类药物过敏者，对本品也可能过敏。

（2）与食物同服可减少胃肠道反应。

（3）糖尿病患者慎用。

（4）酸中毒、肝肾功能不全者慎用。

**处方③**：呋塞米（速尿），每次 20~40mg，口服，每日 3 次。

【注意事项】

（1）运动员慎用。

（2）对磺胺类药物和噻嗪类利尿药过敏者，对本品可能过敏。

（3）无尿、严重肾功能损害者，注意耳毒性等副作用。

（4）糖尿病、高尿酸血症、痛风病史、严重肝功能损害、急性心肌梗死、胰腺炎、有低钾倾向者、系统性红斑狼疮、前列腺增生等患者慎用。

（5）定期检查血电解质、血压、肾功能、肝功能、血糖、血尿酸、酸碱平衡、听力等指标。

**处方④**：50％甘油盐水，每次 60mL，口服，每日 2～4 次。

【注意事项】

（1）严重心力衰竭患者慎用。

（2）胃肠道不适反应。

**处方⑤**：20％甘露醇注射液，每次 125～250mL，快速静脉滴注，每日 2～4 次。

【注意事项】

（1）用于控制高颅压症状，根据症状可从每 12h 一次增加到每 6h 一次。

（2）有潜在的增加出血的风险。

（3）长期应用可堵塞肾小管，引起肾功能不全。

（4）药物外渗可导致组织水肿和皮肤坏死。

**处方⑥**：山梨醇注射液，每次 200mL，静脉滴注，每日 2～4 次。

【注意事项】

（1）用后偶有头昏或血尿。

（2）心脏功能不全，或因脱水所致尿少患者慎用。

（3）有活动性脑出血患者，除在手术中外，不宜应用。

（4）注射不宜太快，否则可引起头痛、视物模糊、眩晕、注射部位疼痛等。

（5）注射时注意药液不可漏出血管。

**处方⑦**：氢化可的松注射液，每次 100mg，静脉注射，每日 1～2 次。

【注意事项】

（1）有严重的精神病史者不宜使用。

（2）活动性胃、十二指肠溃疡，新近胃肠吻合术后不宜使用。

（3）较重的骨质疏松患者不宜使用。

（4）严重糖尿病、高血压患者不宜使用。

（5）未能用抗菌药物控制的病毒、细菌、真菌感染者不宜使用。

**处方⑧**：泼尼松片，每次 5～10mg，口服，每日 1～3 次。

【注意事项】

（1）结核病、急性细菌性或病毒性感染患者慎用，使用时必须给予有效抗感染治疗。

（2）长期服药后，停药时应逐渐减量。

（3）糖尿病、骨质疏松症、肝硬化、肾功能不全、甲状腺功能低下者慎用。

（4）未能用抗菌药物控制的病毒、细菌、真菌感染者不宜使用。

（何永垣　梁永俊　陈卫丰）

# 颅内血肿

由于创伤等原因，当脑内的或者脑组织和颅骨之间的血管破裂之后，血液集聚于脑内或者脑与颅骨之间，并对脑组织产生压迫时，颅内血肿（Intracranial hematomas）因而形成。颅内血肿是颅脑损伤中常见且严重的继发性病变。发生率占闭合性颅脑损伤的 10％和重型颅脑损伤的 40％～50％。按血肿的来源和部位可分为硬脑膜外血肿（epidural hematoma）、硬脑膜下血肿（subdural hematoma）及脑内血肿（intracerebral hematoma）等。血肿常与原发性脑损伤相伴发生，也可在没有明显原发性脑损伤情况下单独发生。按血肿引起颅内压增高或早期脑瘤症状所需时间，将其分为三型，即 72h 以内者为急性型，3 日以后到 3 周以内为亚急性型，超过 3 周为慢性型。

## 一、诊断要点

根据病史、临床症状和影像学检查资料可以确诊。

（1）硬脑膜外血肿　CT 检查，若发现颅骨内板与脑表面之间有双凸镜形或弓形密度增高影，可有助于确诊。CT 检查还可明确血肿定位、计算出血量、了解脑室受压及中线结构移位、脑挫裂伤、脑水肿以及多个或多种血肿并存等情况。

（2）硬脑膜下血肿　硬脑膜下血肿是指出血积聚于硬脑膜下腔。是颅内血肿中最常见者，常呈多发性或与多种血肿合并发生。

① 急性硬脑膜下血肿。CT 检查，颅骨内板与脑表面之间出现高密度、等密度或混合密度的新月形或半月形影，可有助于确诊。

② 慢性硬膜下血肿。CT 检查，如发现颅骨内板下低密度的新月形、半月形或双凸镜形影像，可有助于确诊；少数也可呈现高密度、等密度或混合密度，与血肿腔内的凝血机制和病程有关，还可见到脑萎缩以及包膜的增厚与钙化等。

（3）脑内血肿　CT 检查，在脑挫裂伤灶附近或脑深部白质内见到圆形或不规则高密度血肿影，有助于确诊，同时亦可见血肿周围的低密度水肿区。

（4）脑室内出血与血肿　CT 检查，如发现脑室扩大，脑室内有高密度凝血块影或血液与脑脊液混合的中等密度影，有助于确诊。

（5）迟发性颅内血肿　指颅脑损伤后首次 CT 检查时无血肿，而在以后的 CT 检查中发现了血肿，或在原无血肿的部位发现了新的血肿，此种现象可见于各种外伤性颅内血肿。确诊须依靠多次 CT 检查的对比。

## 二、鉴别诊断

需与外伤引起脑震荡、弥漫性轴索损伤等颅脑外伤疾病鉴别，根据受伤原理、症状、体征、头颅 CT 及 MR 有助于鉴别。

### 三、治疗原则

重点是处理继发性脑损伤，着重于脑疝的预防和早期发现，特别是颅内血肿的早期发现和处理，以争取最好的疗效。对原发性脑损伤的处理除了病情观察以外，主要是对已产生的昏迷、高热等病症进行护理和对症治疗，预防并发症，以避免对脑组织和机体造成进一步的危害。

### 四、一般治疗

（1）脑损伤的分级　分级的目的是便于制订诊疗常规、评价疗效和预后，并对伤情进行鉴定。按伤情轻重分级为：

① 轻型（Ⅰ级）。主要指单纯脑震荡，有或无颅骨骨折，昏迷在 30min 以内，有轻度头痛、头晕等自觉症状，神经系统和脑脊液检查无明显改变。

② 中型（Ⅱ级）。主要指轻度脑挫裂伤或较少的颅内出血，有或无颅骨骨折及蛛网膜下腔出血，无脑疝表现，昏迷在 6h 以内，有轻度的神经系统阳性体征，有轻度生命体征改变。

③ 重型（Ⅲ级）。主要指广泛颅骨骨折，广泛脑挫裂伤，脑干损伤或颅内血肿，昏迷在 6h 以上，意识障碍逐渐加重或出现再昏迷，有明显的神经系统阳性体征，有明显生命体征改变。

（2）急诊处理要求

① 轻型（Ⅰ级）。留急诊室观察 24h；观察患者意识、瞳孔、生命体征及神经系体征变化；颅骨 X 线摄片，必要时做头颅 CT 检查；对症处理；向家属交代有迟发性颅内血肿形成的可能。

② 中型（Ⅱ级）。意识清楚者留急诊室或住院观察 48～72h，有意识障碍者须住院治疗；观察患者意识、瞳孔、生命体征及神经系体征变化；做颅骨 X 线摄片、头部 CT 检查；对症处理；有病情变化时，立即进行头部 CT 检查，没有变化，也需要在 4～6h 进行首次头部 CT 复查，并做好随时手术的准备工作。

③ 重型（Ⅲ级）。须住院或在重症监护病房；观察患者意识、瞳孔、生命体征及神经系体征变化；选用头部 CT 监测、颅内压监测或脑诱发电位监测；积极处理高热、躁动、癫痫等，有颅内压增高表现者，给予脱水等治疗，维持良好的周围循环和脑灌注压；注重昏迷的护理与治疗，尤其是要保证呼吸道通畅；有手术指征者尽早手术；已有脑疝时，在排除休克后，先予以甘露醇及呋塞米静脉推注，然后立即手术。

### 五、药物处方

**处方①**：20%甘露醇，每次 125～250mL，快速静脉滴注，每日 2～4 次。

**【注意事项】**

（1）用于控制高颅压症状，根据症状可从每12h一次增加到每6h一次。

（2）有潜在的增加出血的风险。

（3）长期应用可堵塞肾小管，引起肾功能不全。

（4）药物外渗可导致组织水肿和皮肤坏死。

**处方②**：氨甲环酸片，每次1～1.5g，口服，每日3～4次。

**【注意事项】**

（1）应用本品要注意血栓形成的可能性，对有血栓形成倾向者需慎用。

（2）本品一般不单独用于弥散性血管内凝血所致的继发性纤溶性出血。

（3）如与其他凝血因子合用，应警惕血栓形成，一般认为在凝血因子使用后8h再用较为妥善。

（4）由于本品可导致继发性肾盂和输尿管凝血，血友病或肾盂实质病变发生大量血尿时要慎用。

（5）慢性肾功能不全时酌情减量。

**处方③**：氢氯噻嗪片，每次25mg，口服，每日3次，根据血压情况服药，监控血压及电解质。

**【注意事项】**

（1）交叉过敏　与磺胺类药物、呋塞米、布美他尼、碳酸酐酶抑制剂有交叉反应。

（2）下列情况慎用　无尿、严重肾功能减退、糖尿病、高尿酸血症、痛风病史、严重肝功能损害、高钙血症、低钠血症、系统性红斑狼疮、胰腺炎等患者。

（3）随诊检查　血电解质、血糖、血尿酸、血清肌酸激酶、血尿素氮、血压。

（4）应从最小有效剂量开始用药，以减少副作用发生。

（5）有低钾血症倾向患者，需酌情补钾。

**处方④**：奥美拉唑肠溶胶囊，每次20mg，口服，每日1次，2～4周。

**【注意事项】**

（1）肝肾功能不全者慎用。

（2）本品为肠溶胶囊，服用时注意不要咬碎，以免在胃内过早释放而影响疗效。

**处方⑤**：铝镁加混悬液，每次1包，每日3次，2～4周。

**【注意事项】**

（1）避免与四环素类药物合用。

（2）存放于儿童不能触及的地方，以免其乱服用。

处方⑥：丙戊酸钠缓释片，每次 0.5g，口服，每日 2 次。

【注意事项】

（1）用于控制癫痫发作，适用于合并癫痫发作患者。

（2）最常见的副作用为肝肾毒性，应定期复查氨基转移酶、肌酐等指标。

（3）有一定的过敏发生率，多见于首次应用的患者。轻微过敏可通过调整药物剂量处理，严重者应停药。

（4）在出现癫痫症状后，应至少口服 3~6 个月。如用药期间无癫痫发作，可考虑逐渐减量。如再次出现发作，应调整药物剂量或者药物种类。

（5）本类药物对肝药酶有诱导作用，因此与其他药物联合应用时，应注意相互作用。

（6）妊娠或哺乳期妇女慎用，儿童应用时遵照医嘱。

（7）应定期监测血药浓度，特别是用药期间症状控制不佳者。

（8）因与血浆蛋白结合率高，与华法林、地高辛合用时可影响他们的药代动力学而出现不良反应。

处方⑦：甲钴胺片，每次 0.5mg，口服，每日 3 次。

【注意事项】

（1）用于营养神经治疗

（2）偶有食欲缺乏、恶心、呕吐及腹泻。

（3）过敏少见。

（4）偶有皮疹。

处方⑧：胞磷胆碱片，每次 0.2g，每日 3 次。

【注意事项】

（1）偶见胃肠道反应，轻微，持续时间短。

（2）本品不可与有甲氯芬酯的药物合用。

（何永垣　黄　潞　陈卫丰）

# 颅骨骨折

颅骨骨折是指头部骨骼中的一块或多块发生部分或完全断裂的疾病，多由于钝性冲击引起。颅骨结构改变大多不需要特殊处理，但如果伴有受力点附近的颅骨内的组织结构损伤，如血管破裂、脑神经损伤、脑膜撕裂等，则需要及时处理，否则可引起颅内血肿、神经功能受损、颅内感染及脑脊液漏等严重并发症，影响预后。颅骨骨折约占颅脑损伤的 15%~20%，可发生于颅骨任何部位，以顶骨最多，额骨次之，颞骨和枕骨又次之。凹陷骨折或粉碎骨折的骨折片，既可损伤脑膜及脑又可损伤脑血管和脑神经。一般骨折线不跨过颅缝，如暴力过大，亦可波及邻骨。由于骨折位置和形态不同，其治疗及预后亦各不相同。骨折所造成的继发性损伤比骨折本身严重得多。

## 一、诊断要点

（1）颅盖骨折的诊断　对闭合性颅盖骨折，若无明显凹陷仅为线形骨折时，单靠临床征象难以确诊，常须行 X 线检查始得明确。即使对开放性骨折，如欲了解骨折的具体情况，特别是骨折碎片进入颅内的位置和数目，仍有赖于 X 线检查。

（2）颅底骨折的诊断　颅底骨折绝大多数都是由颅盖部骨折线延伸至颅底而致，少数可因头颅挤压伤所造成。颅底骨折的诊断主要依靠临床表现，X 线片不易显示颅底骨折，对诊断无所益。CT 扫描可利用窗宽和窗距的调节清楚显示骨折的部位，不但对眼眶及视神经管骨折的诊断有帮助，还可了解有无脑损伤，故有重要诊断价值。对脑脊液漏有疑问时，可收集流出液做葡萄糖定量检测来确定。有脑脊液漏存在时，实际属于开放性脑损伤。

## 二、鉴别诊断

### 1. 头皮血肿

皮下血肿一般体积小，有时因血肿周围组织肿胀隆起，中央反而凹陷，易误认为凹陷性颅骨骨折，需用颅骨 X 线片作鉴别。

### 2. 眼眶损伤

眼眶损伤可以引起眶周瘀斑，也可表现为"熊猫眼"，应注意与颅骨骨折相鉴别。有眼部外伤史，眶内、结膜下出血及眼球内陷或眼球运动障碍等均提示眶周（上颌骨、颧骨等）骨折。可行 CT 予以鉴别。

### 3. 中耳炎及鼻炎

中耳炎，尤其是慢性中耳炎可有耳流脓的表现，鼻炎常有流清水涕的表现，这些都应与颅骨骨折引起的脑脊液耳漏和鼻漏鉴别。鉴别的要点包括是否有外伤史、是否发热以及流出液体性状的区别等。

## 三、治疗原则

（1）颅盖骨折的治疗　颅盖骨折的治疗原则是手术复位。手术指征：

① 骨折片陷入颅腔的深度在 1cm 以上。

② 大面积的骨折片陷入颅腔，因骨性压迫或并发出血等引起颅内压增高者。

③ 因骨折片压迫脑组织，引起神经系统体征或癫痫者。位于大静脉窦部的凹陷骨折如引起神经系统体征或颅内压增高者也应手术整复或摘除陷入的骨折片。若缺损过大，则应留待日后择期修补。术前必须作好充分的输血设备，以防止骨折整复时大出血。术后应密切观察以防出血。

（2）颅底骨折的治疗　颅底骨折多数无需特殊治疗，而要着重处理合并的脑损伤和其他并发损伤。耳鼻出血和脑脊液漏，不可堵塞或冲洗，以免引起颅内感染。多数脑脊液漏能在两周左右自行停止。持续四周以上或伴颅内积气经久不消时，应及时手术，进行脑脊液漏修补，封闭漏口。对碎骨片压迫引起的视神经或面神经损伤，应尽早手术去除骨片。伴脑脊液漏的颅底骨折属于开放伤，需给予抗生素治疗。

### 四、一般治疗

要警惕颅内血肿，48h内应注意观察病情。若病情加重，应及早行头颅CT检查，及时发现颅内血肿。若骨折片插入脑内或压迫功能区，引起癫痫发作，应及早手术。

### 五、药物处方

**处方①**：破伤风抗毒素针，1500IU，肌内注射，伤后注射1次，注射前需要皮试。

【注意事项】

（1）过敏试验为阳性者慎用。

（2）过敏试验阳性仍需注射者，需严格按脱敏注射法执行。

（3）门诊患者注射抗毒素后，需观察30min方可离开。

**处方②**：头孢克肟分散片，每次200mg，每日2次。

【注意事项】

（1）由于有可能出现休克，给药前应充分询问病史。

（2）为防止耐药菌株出现，使用前原则上应确认敏感性。

（3）对于严重肾功能不全患者，应根据肾功能状况适当减量。

（4）服用本品后禁止饮用含酒精成分的饮料。

**处方③**：克林霉素磷酸酯片，每次0.15g，口服，每日3～4次。

【注意事项】

（1）对林可霉素过敏者，可能对本品过敏。

（2）服药后氨基转移酶可有升高。

（3）肠道疾病、肝功能减退、肾功能严重减退患者慎用。

（4）本品偶可引起对本品不敏感的微生物过度增生，特别是真菌，应避免二重感染发生。

**处方④**：甲钴胺片，每次0.5mg，口服，每日3次。

【注意事项】

（1）用于营养神经治疗。

（2）偶有食欲缺乏、恶心、呕吐及腹泻。

（3）过敏少见。

（4）偶有皮疹。

**处方⑤**：胞磷胆碱片，每次 0.2g，每日 3 次。

**【注意事项】**

（1）偶见胃肠道反应，轻微，持续时间短。

（2）本品不可与有甲氯芬酯的药物合用。

**处方⑥**：吡拉西坦片，每次 0.8mg，口服，每日 3 次。

**【注意事项】**

（1）肝肾功能障碍者慎用并应适当减少剂量。

（2）椎体外系疾病、亨廷顿病患者禁用本品，以免症状加重。

（何永垣　梁永俊　陈卫丰）

# 脑　疝

正常颅腔内某一分腔有占位性病变时，该分腔的压力比邻近分腔的压力高，脑组织从高压区向低压区移位，被挤到附近的生理孔道或非生理孔道，使部分脑组织、神经及血管受压，脑脊液循环发生障碍而产生相应的症状群，称为脑疝。脑内任何部位占位性病变发展到一定程度均可导致颅内各分腔因压力不均而诱发脑疝。

## 一、诊断要点

病史及临床体征。注意询问是否有颅内压增高症的病史或由慢性脑疝转为急性脑疝的诱因。颅内压增高症患者神志突然昏迷或出现瞳孔不等大，应考虑为脑疝。颅内压增高患者呼吸突然停止或腰椎穿刺后出现危象，应考虑可能为枕骨大孔疝。

小脑幕裂孔疝的瞳孔改变应注意下列各种情况：

（1）患者是否应用过散瞳或缩瞳剂，是否有白内障等疾病。

（2）脑疝患者如两侧瞳孔均已散大，不仅检查瞳孔，尚可检查两眼提睑肌肌张力是否有差异，肌张力降低的一侧，往往提示为动眼神经首先受累的一侧，常为病变侧。

（3）脑疝患者两侧瞳孔散大，如经脱水剂治疗和改善脑缺氧后，瞳孔改变为一侧缩小，一侧仍散大，则散大侧常为动眼神经受损侧，可提示为病变侧。

（4）脑疝患者，如瞳孔不等大，若瞳孔较大侧对光反射灵敏，眼外肌无麻痹现象，而瞳孔较小侧提睑肌张力低，这种情况往往提示瞳孔较小侧为病变侧。这是由于病侧动眼神经的副交感神经纤维受刺激而引起的改变。

（5）腰椎穿刺　脑疝患者一般禁止腰椎穿刺。即使有时腰椎穿刺所测椎管内压力不高，也并不能代表颅内压力，由于小脑扁桃体疝可以梗阻颅内及椎管内的脑脊液循环。

（6）CT 小脑幕裂孔疝时可见基底池（鞍上池）、环池、四叠体池变形或消失。下疝时可见中线明显不对称和移位。

（7）MRI 可观察脑疝时脑池的变形、消失情况，直接观察到脑内结构如钩回、海马旁回、间脑、脑干及小脑扁桃体。

## 二、鉴别诊断

脑疝一般有意识、瞳孔改变，头颅 CT 及 MR 可帮助脑疝诊断，与其他疾病（如药物中毒、低血糖及乙型脑炎等）引起的昏迷，均有不同的病理特征。

## 三、治疗原则

脑疝是由于急剧的颅内压增高造成的，在做出脑疝诊断的同时应按颅内压增高的处理原则快速静脉输注高渗降颅内压药物，以缓解病情，争取时间。当确诊后，根据病情迅速完成开颅术前准备，尽快手术去除病因，如清除颅内血肿或切除脑肿瘤等。如难以确诊或虽确诊而病因无法去除时，可选用下列姑息性手术，以降低高颅压和抢救脑疝。

（1）脑室外引流术 可在短期内有效地降低颅内压，暂时缓解病情。对有脑积水的病例效果特别显著。

（2）减压术 小脑幕裂孔疝时可做颞肌下减压术，枕骨大孔疝时可做枕下减压术。这种减压术常造成脑组织的大量膨出，对脑的功能损害较大，故非迫不得已不宜采用。

（3）脑脊液分流术 适用于有脑积水的病例，根据具体情况及条件可选用：①脑室脑池分流术；②脑室腹腔分流术；③脑室心房分流术等。

（4）内减压术 在开颅术中遇到脑组织大量膨出，无法关闭脑腔时，不得不做部分脑叶切除以达到减压目的。但这只能作为一种最后的方法来考虑。

## 四、一般治疗

当出现急性脑疝时，一般治疗无效，需紧急行手术治疗解除脑疝挽救患者生命。

## 五、药物处方

当脑疝出现时，一般口服药物治疗无效，需紧急脱水降颅内压争取时间手术治疗。慢性脑疝时，可对症用药治疗。

**处方①**：甘露醇，125～250mL，快速静脉滴注。

**【注意事项】**

（1）用于控制高颅压症状，根据症状可从每12h一次增加到每6h一次。

（2）有潜在增加出血的风险。

（3）长期应用可堵塞肾小管，引起肾功能不全。

（4）药物外渗可导致组织水肿和皮肤坏死。

**处方②**：呋塞米注射液，40mg，快速静脉注射。

**【注意事项】**

（1）运动员慎用。

（2）对磺胺类药物和噻嗪类利尿药物过敏者，对本品可能过敏。

（3）无尿、严重肾功能损害者，注意耳毒性等副作用。

（4）糖尿病、高尿酸血症、痛风病史、严重肝功能损害、急性心肌梗死、胰腺炎、有低钾倾向者、系统性红斑狼疮、前列腺增生等患者慎用。

（5）定期检查血电解质、血压、肾功能、肝功能、血糖、血尿酸、酸碱平衡、听力等指标。

**处方③**：氢氯噻嗪片，每次25mg，口服，每日3次。

**【注意事项】**

（1）交叉过敏　与磺胺类药物、呋塞米、布美他尼、碳酸酐酶抑制剂有交叉反应。

（2）下列情况慎用　无尿、严重肾功能减退、糖尿病、高尿酸血症、痛风病史、严重肝功能损害、高钙血症、低钠血症、系统性红斑狼疮、胰腺炎等患者。

（3）随诊检查　血电解质、血糖、血尿酸、血清肌酸激酶、血尿素氮、血压。

（4）应从最小有效剂量开始用药，以减少副作用发生。

（5）有低钾血症倾向患者，需酌情补钾。

**处方④**：螺内酯片，每次20mg，口服，每日3次。

**【注意事项】**

（1）高钾血症患者禁用。

（2）无尿、肝肾功能不全、低钠血症、酸中毒、乳房增大、月经失调等患者慎用。

（3）给药个体化，应从最小有效剂量开始使用。

（4）本品起作用较慢，而维持时间较长，故首剂可增致常规剂量的2～3倍，以后酌情调整。

（5）用药期间如出现高钾血症，因立刻停药。

（6）应于进食时或餐后服药，以减少胃肠道反应。

（何永垣　黄　潞　陈卫丰）

# 脑　震　荡

脑震荡指头部遭受外力打击后，即刻发生短暂的脑功能障碍。病理改变无明显变化。临床表现为短暂性昏迷、逆行性遗忘以及头痛、恶心和呕吐等，神经系统检查无阳性体征发现。脑震荡是最轻的一种脑损伤，经治疗后大多可以治愈。其可以单独发生，也可以与其他颅脑损伤如颅内血肿合并存在，应注意及时作出鉴别诊断。脑震荡的发生机制至今尚有争议，一般认为脑震荡引起的意识障碍主要是脑干网状结构受损的结果，这种损害与颅脑损伤时脑脊液的冲击（脑脊液经脑室系统骤然移动）、外力打击瞬间产生的颅内压力变化、脑血管功能紊乱、脑干的机械性牵拉或扭曲等因素有一定关系。传统观念认为，脑震荡仅是中枢神经系统暂时的功能障碍，并无可见的器质性损害。但近年来研究发现，受力部位的神经元线粒体、轴突肿胀，间质水肿，脑脊液中乙酰胆碱和钾离子浓度升高，影响轴突传导或脑组织代谢的酶系统紊乱。临床资料也证实，有半数脑震荡患者的脑干听觉诱发电位检查提示有器质性损害。有学者提出，脑震荡有可能是一种最轻的弥散性轴索损伤。

## 一、诊断要点

（1）头伤后立即发生短暂性昏迷，时间在 30min 内，清醒后常有近事遗忘、头痛、头晕、恶心、厌食、呕吐、耳鸣、注意力不集中等症状，血压、呼吸和脉搏基本正常。

（2）神经系统检查无阳性体征，腰椎穿检查脑脊液压力和成分正常。

（3）颅骨 X 线检查　无骨折发现。

（4）颅脑 CT 扫描　颅骨及颅内无明显异常改变。

（5）脑电图检查　伤后数月脑电图多属正常。

（6）脑血流检查　伤后早期可有脑血流量减少。

## 二、鉴别诊断

与脑震荡需要鉴别诊断的主要有外伤引起的脑挫裂伤、硬膜外血肿、硬膜下血肿、脑内血肿等，CT 表现均有其形态特点，可供鉴别。

## 三、治疗原则

伤后一定时间内可在急诊室观察，密切注意患者意识、瞳孔、肢体活动和生命体征的变化，若一旦发现颅内继发性病变或其他并发症，可得到及时的诊治。

### 四、一般治疗

脑震荡急性期患者应注意卧床休息，避免外界不良刺激，减少脑力活动，适当给予镇静及改善自主神经功能药物等治疗，并注意患者的心理调节和治疗。

### 五、药物处方

症状较轻者，无须药物治疗，症状较重者，可适当给予药物对症治疗，下列药物主要为对症治疗用药。

**处方①**：布洛芬片，每次 0.1g，口服，每日 3～4 次。

**【注意事项】**

（1）本品不宜长期或大量使用，用于镇痛不宜超过 5 天，用于解热不宜超过 3 天。

（2）不能同时服用其他含有解热镇痛药的药品。

（3）服用本品期间不能服用含有酒精的饮料。

（4）有消化性溃疡、胃肠道出血病史患者慎用。

**处方②**：谷维素片，每次 20mg，口服，每日 3 次。

**【注意事项】**

（1）使用本品 7 天症状未缓解，需咨询医师。

（2）胃及十二指肠溃疡患者慎用。

（3）对本品过敏者禁用。

**处方③**：倍他司汀口服液，每次 10mL，口服，每日 3 次。

**【注意事项】**

（1）消化性溃疡、支气管哮喘、褐色细胞瘤及孕妇慎用。

（2）老年人使用注意调节剂量。

（3）勿与组胺类药物配用。

（4）儿童忌用。

**处方④**：甲钴胺片，每次 0.5mg，口服，每日 3 次。

**【注意事项】**

（1）用于营养神经治疗。

（2）偶有食欲缺乏、恶心、呕吐及腹泻。

（3）过敏少见。

（4）偶有皮疹。

**处方⑤**：胞磷胆碱片，每次 0.2g，每日 3 次。

**【注意事项】**

（1）偶见胃肠道反应，轻微，持续时间短。

（2）本品不可与有甲氯芬酯的药物合用。

处方⑥：吡拉西坦片，每次 0.8mg，口服，每日 3 次。

**【注意事项】**

（1）肝肾功能障碍者慎用并应适当减少剂量。

（2）椎体外系疾病、亨廷顿病患者禁用本品，以免症状加重。

（何永垣 梁永俊 陈卫丰）

# 脑 梗 死

脑梗死旧称脑梗塞，又称缺血性脑卒中（cerebral ischemic stroke），中医称为卒中或中风，是指因脑部血液供应障碍，缺血、缺氧所导致的局限性脑组织的缺血性坏死或软化。脑梗死的临床常见类型有脑血栓形成、腔隙性脑梗死和脑栓塞等，脑梗死占全部脑卒中的 80%。与其关系密切的疾病有糖尿病、肥胖、高血压、风湿性心脏病、心律失常、各种原因的脱水、各种动脉炎、休克、血压下降过快过大等。临床表现以猝然昏倒、不省人事、半身不遂、言语障碍、智力障碍为主要特征。脑梗死不仅给人类健康和生命造成极大威胁，而且给患者、家庭及社会带来极大的痛苦和沉重的负担。

脑梗死作为一种突发性脑部疾病可发生于任何年龄段，坏死程度因血栓部位及大小不同而有差别。发病较急，多无前驱症状，局灶性神经体征在数分钟至数小时达到高峰，并且多表现完全性脑卒中，意识清楚或轻度意识障碍。颈内动脉或大脑中动脉主干栓塞导致大面积脑梗死，可发生严重脑水肿、颅内压增高，甚至脑疝和昏迷，少见痫性发作；椎-基底动脉系统栓塞常发生昏迷，个别病例局灶性体征稳定或一度好转后又出现加重提示梗死再发或继发出血等。

## 一、诊断要点

（1）CT 检查 头颅 CT 检查显示脑梗死病灶的大小和部位准确率为 66.5%～89.2%，显示初期脑出血的准确率为 100%。因此，早期 CT 检查有助于鉴别诊断，可排除脑出血。当脑梗死发病在 24h 内，或梗死灶小于 8mm，或病变在脑干和小脑处，头颅 CT 检查往往不能提供正确诊断。必要时应在短期内复查，以免延误治疗。

头颅 CT 显示梗死灶为低密度，可以明确病变的部位、形状及大小，较大的梗死灶可使脑室受压、变形及中线结构移位，但脑梗死起病 4～6h 内，只有部分病例可见边界不清的稍低密度灶，而大部分的病例在 24h 后才能显示边界较清的低密度灶，且小于 5mm 的梗死灶。颅后窝梗死时 CT 影像上不易显现，皮质表面的梗死也常常不易在 CT 影像上显现。增强扫描能够提高病变的检出率和定性诊断率。出血性梗死 CT 表现为大片低密度区内有不规则斑片状高密度区，与脑血肿的不同点为低密度区较宽广及出血灶呈散在小片状。

（2）MRI 检查　MRI 对脑梗死的检出极为敏感，对脑部缺血性损害的检出优于 CT，能够检出较早期的脑缺血性损害，可在缺血 1h 内显示。起病 6h 后大梗死几乎都能被 MRI 显示，表现为 T1 加权低信号，T2 加权高信号。

（3）常规检查　血、尿、粪常规、肝功能、肾功能、凝血功能、血糖、血脂、心电图等作为常规检查，有条件者可进行动态血压监测。胸片应作为常规检查，以排除癌栓，也作为吸入性肺炎的诊断依据。

（4）特殊检查　经颅多普勒超声（TCD）、颈动脉彩色 B 超、磁共振、血管造影（MRA），数字减影血管造影（DSA）、颈动脉造影，可明确有无颅内外动脉狭窄或闭塞。

## 二、鉴别诊断

### 1. 脑出血

发病更急，数分钟或数小时内出现神经系统局灶定位症状和体征，常有头痛、呕吐等颅内压增高症状及不同程度的意识障碍，血压增高明显。但大面积脑梗死和轻型脑出血与一般脑血栓形成症状相似。可行头颅 CT 以鉴别。

### 2. 脑栓塞

脑栓塞起病急骤，数秒钟或数分钟内症状达到高峰，常有心脏病史。特别是心房颤动、细菌性心内膜炎、心肌梗死或有其他栓子来源时应考虑脑栓塞。脑梗死发病较急，多无前驱症状，局灶性神经体征在数分钟至数小时达到高峰，以猝然昏倒、不省人事、半身不遂、言语障碍、智力障碍为主要特征。

### 3. 颅内占位性病变

某些硬膜下血肿、颅内肿瘤、脑脓肿等发病也较快，出现偏瘫等症状及体征，需与本病鉴别。可行头颅 CT 或 MRI 鉴别。

## 三、治疗原则

脑梗死属于急症，也是一种高致残率及高致死率的疾病。本病的治疗原则是：争取超早期治疗，在发病 4～5h 内尽可能静脉溶栓治疗，在发病 6～8h 内有条件的医院可进行适当的急性期血管内干预；确定个体化和整体化治疗方案，依据患者自身的危险因素、病情程度等采用对应针对性治疗，结合神经外科、康复科及护理部分等多个科室的努力实现一体化治疗，以最大程度提高治疗效果和改善预后。

## 四、一般治疗

主要包括维持生命体征和预防治疗并发症。其中控制脑血管病危险因素，启动规范化二级预防措施为重要内容。戒烟限酒，调整不良生活饮食方式。对脑梗死患者及家属均应普及健康生活饮食方式对改善疾病预后和预防再发的重要性。

（1）**控制血压**　在参考高龄、基础血压、平时用药、可耐受性的情况下，降压目标一般应该达到≤140/90mmHg，理想应达到≤130/80mmHg。糖尿病合并高血压患者严格控制血压在130/80mmHg以下，降血压药物以血管紧张素转换酶抑制剂、血管紧张素Ⅱ受体拮抗剂类在降低心脑血管风险方面获益明显。在急性期血压控制方面应当注意以下几点：

①准备溶栓者，应使收缩压<180mmHg、舒张压<100mmHg。

②脑梗死后24h内血压升高的患者应谨慎处理。应先处理紧张焦虑、疼痛、恶心呕吐及颅内压增高等情况。血压持续升高，收缩压≥200mmHg或舒张压≥110mmHg，或伴有严重心功能不全、主动脉夹层、高血压脑病，可予谨慎降压治疗，并严密观察血压变化，必要时可静脉使用短效药物（如拉贝洛尔、尼卡地平等），最好应用微量输液泵，避免血压降得过低。

③有高血压病史且正在服用降压药者，如病情平稳，可于脑梗死24h后开始恢复使用降压药物。

④脑梗死后低血压的患者应积极寻找和处理原因，必要时可采用扩容升压的措施。

（2）**控制血糖**　空腹血糖应<7mmol/L(126mg/dL)，糖尿病血糖控制的靶目标为糖化血红蛋白（HbA1c）<6.5%，必要时可通过控制饮食、口服降糖药物或使用胰岛素控制高血糖。在急性期血糖控制方面应当注意以下两点：

①血糖超过11.1mmol/L时可给予胰岛素治疗。

②血糖低于2.8mmol/L时可给予10%～20%葡萄糖口服或注射治疗。

（3）**调脂治疗**　对脑梗死患者的血脂调节药物治疗的几个推荐意见如下：

①胆固醇水平升高的脑梗死和短暂性脑缺血发作（TIA）患者，应该进行生活方式的干预及药物治疗。建议使用他汀类药物，目标是使低密度脂蛋白胆固醇（LDL-C）水平降至2.59mmol/L以下或使LDL-C下降幅度达到30%～40%。

②伴有多种危险因素（冠心病、糖尿病、未戒掉的吸烟、代谢综合征、脑动脉粥样硬化病变但无确切的易损斑块或动脉栓塞证据或外周动脉疾病之一者）的脑梗死和TIA患者，如果LDL-C>2.07mmol/L，应将LDL-C降至2.07mmol/L以下或使LDL-C下降幅度>40%。

③对于有颅内外大动脉粥样硬化易损斑块或动脉栓塞证据的脑梗死和TIA患者，推荐尽早启动强化他汀类药物治疗，建议目标LDL-C<2.07mmol/L或使LDL-C下降幅度>40%。

④长期使用他汀类药物总体上是安全的。他汀类药物治疗前及治疗中，应定期监测肌痛等临床症状及肝酶（谷氨酸和天冬氨酸氨基转移酶）、肌酶（肌酸激酶）

变化，如出现监测指标持续异常并排除其他影响因素，应减量或停药观察（供参考：肝酶＞3倍正常上限，肌酶＞5倍正常上限时停药观察）；老年患者如合并重要脏器功能不全或多种药物联合使用时，应注意合理配伍并监测不良反应。

⑤ 对于有脑出血病史或脑出血高风险人群应权衡风险和获益，建议谨慎使用他汀类药物。

### 五、特殊治疗

主要包括溶栓治疗、抗血小板聚集及抗凝药物治疗、神经保护剂、血管内介入治疗和手术治疗等。

（1）溶栓治疗，静脉溶栓和动脉溶栓的适应证及禁忌证基本一致。现以静脉溶栓为例介绍其相关注意问题。

① 对脑梗死发病 3h 内和 3～4.5h 的患者，应根据适应证严格筛选患者，尽快静脉给予重组组织型纤溶酶原激活物（rt-PA）溶栓治疗。使用方法：rt-PA剂量为 0.9mg/kg（最大剂量为 90mg）静脉滴注，其中 10% 在最初 1min 内静脉推注，其余持续滴注 1h，用药期间及用药 24h 内应如前述严密监护患者。

② 发病 6h 内的脑梗死患者，如不能使用 rt-PA 可考虑静脉给予注射用尿激酶，应根据适应证严格选择患者。使用方法：注射用尿激酶 100 万～150 万 IU，溶于 0.9% 氯化钠注射液 100～200mL，持续静脉滴注 30min，用药期间应如前述严密监护患者。

③ 发病 6h 内由大脑中动脉闭塞导致的严重脑卒中且不适合静脉溶栓的患者，经过严格选择后可在有条件的医院进行动脉溶栓。

④ 发病 24h 内由后循环动脉闭塞导致的严重脑卒中且不适合静脉溶栓的患者，经过严格选择后可在有条件的单位进行动脉溶栓。

⑤ 溶栓患者的抗血小板或特殊情况下溶栓后还需抗血小板聚集或抗凝药物治疗者，应推迟到溶栓 24h 后开始。

⑥ 临床医师应该在实施溶栓治疗前与患者及家属充分沟通，向其告知溶栓治疗可能的临床获益和相应风险。

a. 溶栓适应证

- 年龄 18～80 岁。
- 发病 4.5h 以内（rt-PA）或 6h 内（注射用尿激酶）。
- 脑功能损害的体征持续存在超过 1h，且比较严重。
- 头颅 CT 已排除颅内出血，且无早期大面积脑梗死的影像学改变。
- 患者或家属签署知情同意书。

b. 溶栓禁忌证

- 既往有颅内出血，包括可疑蛛网膜下腔出血；近 3 个月有头颅外伤史；近

3周内有胃肠或泌尿系统出血；近2周内进行过大的外科手术；近1周内有在不易压迫止血部位的动脉穿刺。

•近3个月内有脑梗死或心肌梗死史，但不包括陈旧小腔隙梗死而未遗留神经功能体征。

•严重心、肝、肾功能不全或严重糖尿病患者。

•体检发现有活动性出血或外伤（如骨折）的证据。

•已口服抗凝药，且INR＞15；48h内接受过肝素治疗（APTT超出正常范围）。

•血小板计数低于$100\times10^9$/L，血糖＜27mmol/L。

•收缩压＞180mmHg，或舒张压＞100mmHg。

•妊娠。

•患者或家属不合作。

•其他不适合溶栓治疗的条件。

（2）抗血小板聚集治疗。急性期（一般指脑梗死发病6h后至2周内，进展性脑卒中稍长）的抗血小板聚集推荐意见如下：

① 对于不符合溶栓适应证且无禁忌证的脑梗死患者应在发病后尽早给予口服阿司匹林150～300mg/d。急性期后可改为预防剂量50～150mg/d。

② 溶栓治疗者，阿司匹林等抗血小板药物应在溶栓24h后开始使用。

③ 对不能耐受阿司匹林者，可考虑选用氯吡格雷等抗血小板治疗。

此外，在抗血小板聚集二级预防的应用中需要注意以下几点：

① 对于非心源性栓塞性脑梗死或TIA患者，除少数情况需要抗凝治疗，大多数情况均建议给予抗血小板药物预防脑梗死和TIA复发。

② 抗血小板药物的选择以单药治疗为主，氯吡格雷（75mg/d）、阿司匹林（50～325mg/d）都可以作为首选药物；有证据表明氯吡格雷优于阿司匹林，尤其对于高危患者获益更显著。

③ 不推荐常规应用双重抗血小板药物。但对于有急性冠状动脉疾病（例如不稳定型心绞痛，无Q波心肌梗死）或近期有支架成形术的患者，推荐联合应用氯吡格雷和阿司匹林。

（3）抗凝治疗。主要包括肝素、低分子肝素和华法林。其应用指征及注意事项如下：

① 对大多数急性脑梗死患者，不推荐无选择的早期进行抗凝治疗。

② 关于少数特殊患者（如主动脉弓粥样硬化斑块、基底动脉梭形动脉瘤、卵圆孔未闭伴深静脉血栓形成或房间隔瘤等）的抗凝治疗，可在谨慎评估风险、效益比后慎重选择。

③ 特殊情况下溶栓后还需抗凝治疗的患者，应在24h后使用抗凝剂。

④ 无抗凝禁忌证的动脉夹层患者发生脑梗死或者 TIA 后，首先选择静脉肝素，维持活化部分凝血活酶时间 50～70s 或低分子肝素治疗；随后改为口服华法林抗凝治疗（INR2.0～3.0），通常使用 3～6 个月；随访 6 个月如果仍然存在动脉夹层，需要更换为抗血小板药物长期治疗。

（4）神经保护剂。如自由基清除剂、电压门控性钙通道阻滞剂、兴奋性氨基酸受体阻滞剂等，对急性期脑梗死患者可试用此类药物治疗。

（5）其他特殊治疗。如血管内干预治疗和外科手术治疗，有条件的医院可对合适的脑梗死患者进行急性期血管内干预和外科手术治疗，如对发病 6h 内的脑梗死病例可采用动脉溶栓及急性期支架或机械取栓治疗；对大面积脑梗死病例必要时可采用去骨瓣减压术治疗。

### 六、药物处方

**处方①**：苯磺酸氨氯地平片，5～10mg，口服，每日 1 次，长期服药，需监控血压。

**【注意事项】**

（1）低血压　症状性低血压可能发生，特别是在严重的主动脉狭窄患者中。

（2）心绞痛加重或心肌梗死　极少数患者特别是伴有严重冠状动阻塞性疾病的可出现。

（3）β 受体阻滞剂停药　合用时，突然停药可能出现危险，任何一种 β 受体阻滞剂均应逐步停药。

（4）肝功能受损患者的使用　用于重度肝功能不全患者时应缓慢增量。

**处方②**：厄贝沙坦片，150mg，口服，每日 1 次，长期服药，需要监控血压。

**【注意事项】**

（1）开始治疗前应纠正血容量不足和（或）钠的缺失。

（2）肾功能不全的患者可能需要减量，并注意血尿素氮、血清肌酐和血钾的变化。

（3）过量服用后出现低血压、心动过速或心动过缓，应采用催吐、洗胃及支持疗法。本品不能通过血液透析排出体外。

（4）本品与氢氯噻嗪、地高辛、华法林之间无明显相互作用，与利尿药合用注意血容量不足及低钠血症，与保钾利尿药合用注意血钾升高。

（5）肝功能不全、轻中度肾功能不全及老年患者使用时不需调节剂量。

（6）没有 18 岁以下患者用药安全性的资料。

**处方③**：二甲双胍片，每次 0.5g，口服，每日 2～3 次，长期服药，需要监控血糖。

【注意事项】

（1）定期检查肾功能，减少乳酸中毒的发生。

（2）有肝功能损害患者避免使用。

（3）在发热、昏迷、感染和外科手术时，口服降糖药时易控制不良，建议改用胰岛素。

（4）应定期进行血液学检查。

**处方④：** 氯吡格雷片，75mg，口服，每日 1 次，长期服药，需要监控凝血功能。

【注意事项】

（1）出血及血液学异常　一旦出现出血临床症状，就应进行血液学检查。

（2）在需要进行择期手术的患者，如抗血小板治疗并非必须，则应在术前 7 天停药本品。

（3）应告诉患者，当服用本品或与阿司匹林合用时，止血时间会比往常长。

（4）应用本品极少会出现血栓性血小板减少性紫癜，但出现则需紧急治疗，包括血浆置换。

（5）肝肾功能损害患者用药经验有限，应慎用本品。

**处方⑤：** 阿司匹林肠溶片，100mg，口服，每日 1 次，长期服药，需要监控凝血功能。

【注意事项】

（1）对镇痛药、抗炎药、抗风湿药过敏患者慎用。

（2）有胃、十二指肠溃疡病史患者慎用。

（3）对肾功能或心血管循环受损的患者，有可能进一步增加肾脏受损和急性肾衰竭的风险。

（4）对于严重葡萄糖-6-磷酸脱氢酶（G-6-PD）缺乏患者，可增加溶血风险的因素，如发热、急性感染等。

（5）肝功能损害患者慎用。

（6）本品对血小板聚集的抑制作用可持续数天，可能导致术中或术后增加出血的风险。

（7）布洛芬可能干扰本品的作用。

（8）低剂量本品减少尿酸的消除，可诱发痛风。

**处方⑥：** 阿托伐他汀钙片，10mg，口服，每日 1 次，长期服药。

【注意事项】

（1）开始治疗前应做肝功能检查并定期复查，如氨基转移酶持续升高 3 倍以上，建议减量或停药本品。

（2）可能会引起肌肉疼痛、肌炎和肌病，可导致横纹肌溶解症，导致肾衰竭。

(3) 定期检查肾功能及甲状腺功能。

(4) 定期性肌酸激酶测定。

**处方⑦：**甲钴胺片，每次 0.5mg，口服，每日 3 次。

**【注意事项】**

(1) 用于营养神经治疗。

(2) 偶有食欲缺乏、恶心、呕吐及腹泻。

(3) 过敏少见。

(4) 偶有皮疹。

**处方⑧：**丁苯酞软胶囊，每次 0.2g，口服，每日 3 次，20 天为 1 个疗程。

**【注意事项】**

(1) 餐后服用影响药物吸收，应餐前服用。

(2) 肝肾功能受损者慎用。

(3) 用药过程中需注意氨基转移酶的变化。

(4) 有精神症状患者慎用。

（何永垣　黄　潞）

# 脑 出 血

脑出血（cerebral hemorrhage）是指非外伤性脑实质内血管破裂引起的出血，占全部脑卒中的 20%～30%，急性期病死率为 30%～40%。发生的原因主要与脑血管的病变因素有关，即与高血脂、糖尿病、高血压、血管的老化、吸烟等密切相关。脑出血的患者往往由于情绪激动、用力时突然发病，早期死亡率很高，幸存者中多数留有不同程度的运动障碍、认知障碍、言语吞咽障碍等后遗症。脑内血肿的患者会出现剧烈头痛、呕吐及不同程度的意识障碍等症状，常经过几分钟至几小时的平稳期后出现进行性加重。常见病因是高血压合并小动脉硬化，微动脉瘤或者微血管瘤，其他包括脑血管畸形、硬脑膜动静脉畸形、脑淀粉样血管病、囊状血管瘤、颅内静脉血栓形成、特异性动脉炎、真菌性动脉炎、烟雾病、动脉解剖变异、血管炎、瘤卒中等。此外，血液因素有抗凝、抗血小板或溶栓治疗、嗜血杆菌感染、白血病、血栓性血小板减少症，其他因素有颅内肿瘤、酒精中毒及交感神经兴奋药物等。用力过猛、气候变化、不良嗜好（吸烟、酗酒、食盐过多，体重过重）、血压波动、情绪激动、过度劳累等为诱发因素。

高血压性脑出血常发生于 50～70 岁，男性略多，冬春季易发，通常在活动和情绪激动时发病，出血前多无预兆，半数患者出现头痛并很剧烈，常见呕吐，出血后血压明显升高，临床症状常在数分钟至数小时达到高峰，临床表现因出血部位及出血量不同而异，基底核、丘脑与内囊出血引起轻偏瘫是常见的早期症状；少数病例出现痫性发作，常为局灶性；重症者迅速转入意识模糊或昏迷。

### 一、诊断要点

中老年患者在活动中或情绪激动时突然发病，迅速出现局灶性神经功能缺损症状以及头痛、呕吐等高颅压症状时应考虑脑出血的可能，结合头颅 CT 检查，可以迅速明确诊断。脑出血的诊断主要依据：

（1）大多数为 50 岁以上，较长期的高血压、动脉硬化病史。

（2）体力活动或情绪激动时突然发病，有头痛、呕吐、意识障碍等症状。

（3）发病快，在几分钟或几小时内出现肢体功能障碍及颅内压增高的症状。

（4）查体有神经系统定位体征。

（5）头颅 CT 扫描检查可见脑内血肿呈高密度区域，对直径＞1.5cm 的血肿均可精确显示，可确定出血的部位、血肿大小、是否破入脑室、有无脑水肿和脑疝形成，确诊以头颅 CT 扫描见到出血病灶为准，CT 对脑出血几乎 100％ 诊断。

（6）腰穿可见血性脑脊液，目前已很少根据脑脊液诊断脑出血。

### 二、鉴别诊断

**1. 蛛网膜下腔出血**

起病急，多见于青少年，常有意识障碍、颈强直、克尼格征阳性，可有动眼神经瘫痪，脑脊液压力增高且呈血性，脑血管造影可发现有动脉瘤等，可助诊断。

**2. 脑栓塞**

起病急，多见于风湿性心脏病患者，可突然发生意识丧失，但恢复较快，脑脊液检查正常，头颅 CT 扫描可见低密度影，可资以鉴别。

**3. 脑血栓形成**

发病较缓慢，多见于老年人，常有动脉粥样硬化病史，一般发生在休息或睡眠中，起病之初常无意识障碍，脑脊液压力不高、透明，头颅 CT 扫描可见低密度影，可助鉴别。

**4. 脑肿瘤**

起病缓慢，常有头痛、呕吐且进行性加重症状，体检可有视盘水肿及局灶性神经体征等，可助鉴别。

**5. 其他原因所致昏迷**

如药物中毒、低血糖及流行性乙型脑炎等，均有各自临床特征，一般可与脑出血昏迷区别开来。

### 三、治疗原则

治疗原则为安静卧床、脱水降颅压、调整血压、防止继续出血、加强护理维持生命功能。防治并发症，以挽救生命，降低死亡率、残疾率，减少复发。

### 四、一般治疗

（1）一般应卧床休息 2～4 周，保持安静，避免情绪激动和血压升高。严密观察患者体温、脉搏、呼吸和血压等生命体征，注意瞳孔变化和意识改变。

（2）保持呼吸道通畅，清理呼吸道分泌物或吸入物。必要时及时行气管插管或切开术；有意识障碍、消化道出血者禁食 24～48h，必要时应排空胃内容物。

（3）保证水、电解质平衡和营养，每日入液量可按尿量＋500mL 计算，如有高热、多汗、呕吐，维持中心静脉压在 5～12mmHg 水平。注意防止水电解质紊乱，以免加重脑水肿。每日补钠、补钾、糖类、补充热量，必要时给脂肪乳剂注射液（脂肪乳）、人血白蛋白、氨基酸或能量合剂等。

（4）调整血糖，血糖过高或过低者，应及时纠正，维持血糖水平在 6～9mmol/L。

（5）明显头痛、过度烦躁不安者，可酌情适当给予镇静镇痛剂；便秘者可选用缓泻剂。

（6）降低颅内压 脑出血后脑水肿约在 48h 达到高峰，维持 3～5 天后逐渐消退，可持续 2～3 周或更长。脑水肿可使颅内压增高，并致脑疝形成，是影响脑出血死亡率及功能恢复的主要因素。积极控制脑水肿、降低颅内压是脑出血急性期治疗的重要环节。

（7）一般来说，病情危重致颅内压过高出现脑疝，内科保守治疗效果不佳时，应及时进行外科手术治疗。

（8）康复治疗 脑出血后，只要患者的生命体征平稳、病情不再进展，宜尽早进行康复治疗。早期分阶段综合康复治疗对恢复患者的神经功能，提高生活质量有益。

### 五、药物处方

**处方①**：苯磺酸氨氯地平片，5～10mg，口服，每日 1 次，长期服药，监控血压。

【注意事项】

（1）低血压 症状性低血压可能发生，特别是在严重的主动脉狭窄患者中。

（2）心绞痛加重或心肌梗死 极少数患者特别是伴有严重冠状动阻塞性疾病的可出现。

（3）β 受体阻滞剂停药 合用时，突然停药可能出现危险，任何一种 β 受体阻滞剂均应逐步停药。

（4）肝功能受损患者的使用　用于重度肝功能不全患者时应缓慢增量。

**处方②**：厄贝沙坦片，150mg，口服，每日1次，长期服药，监控血压。

**【注意事项】**

（1）开始治疗前应纠正血容量不足和（或）钠的缺失。

（2）肾功能不全的患者可能需要减量，并注意血尿素氮、血清肌酐和血钾的变化。

（3）过量服用后出现低血压、心动过速或心动过缓，应采用催吐、洗胃及支持疗法。本品不能通过血液透析排出体外。

（4）本品与氢氯噻嗪、地高辛、华法林之间无明显的相互作用，与利尿药合用注意血容量不足及低钠血症，与保钾利尿药合用注意血钾升高。

（5）肝功能不全、轻中度肾功能不全及老年患者使用时不需调节剂量。

（6）没有18岁以下患者用药安全性的资料。

**处方③**：氢氯噻嗪片，每次25mg，口服，每日3次，根据血压情况服药，监控血压及电解质。

**【注意事项】**

（1）交叉过敏　与磺胺类药物、呋塞米、布美他尼、碳酸酐酶抑制剂有交叉反应。

（2）下列情况慎用　无尿、严重肾功能减退、糖尿病、高尿酸血症、痛风病史、严重肝功能损害、高钙血症、低钠血症、系统性红斑狼疮、胰腺炎等患者。

（3）随诊检查　血电解质、血糖、血尿酸、血清肌酸激酶、血尿素氮、血压。

（4）应从最小有效剂量开始用药，以减少副作用发生。

（5）有低钾血症倾向患者，需酌情补钾。

**处方④**：奥美拉唑肠溶胶囊，每次20mg，口服，每日1次，连用2～4周。

**【注意事项】**

（1）肝肾功能不全者慎用。

（2）本品为肠溶胶囊，服用时注意不要咬碎，以免在胃内过早释放而影响疗效。

**处方⑤**：铝镁加混悬液，每次1包，每日3次，连用2～4周。

**【注意事项】**

（1）避免与四环素类药物合用。

（2）存放于儿童不能及的地方，以免其乱服用。

**处方⑥**：丙戊酸钠缓释片，每次0.5g，口服，每日2次。

**【注意事项】**

（1）用于控制癫痫发作，适用于合并癫痫发作患者。

（2）最常见的副作用为肝肾毒性，应定期复查氨基转移酶、肌酐等指标。

（3）有一定的过敏发生率，多见于首次应用的患者。轻微过敏可通过调整药物剂量处理，严重者应停药。

（4）在出现癫痫症状后，应至少口服 3～6 个月。如用药期间无癫痫发作，可考虑逐渐减量。如再次出现发作，应调整药物剂量或者药物种类。

（5）本类药物对肝药酶有诱导作用，因此与其他药物联合应用时，应注意相互作用。

（6）妊娠或哺乳期妇女慎用，儿童应用时遵照医嘱。

（7）应定期监测血药浓度，特别是用药期间症状控制不佳者。

（8）因与血浆蛋白结合率高，与华法林、地高辛合用时可影响他们的药代动力学而出现不良反应。

**处方⑦**：甲钴胺片，每次 0.5mg，口服，每日 3 次。

**【注意事项】**

（1）用于营养神经治疗。

（2）偶有食欲缺乏、恶心、呕吐及腹泻。

（3）过敏少见。

（4）偶有皮疹。

**处方⑧**：胞磷胆碱片，每次 0.2g，每日 3 次。

**【注意事项】**

（1）偶见胃肠道反应，轻微，持续时间短。

（2）本品不可与有甲氯芬酯的药物合用。

（何永垣　梁永俊　陈卫丰）

# 头皮损伤

头皮损伤是原发性颅脑损伤中最常见的一种，它的范围可由轻微擦伤到整个头皮的撕脱伤，其意义在于医师据此可判断颅脑损伤的部位及轻重。头皮损伤往往都合并有不同程度的颅骨及脑组织损伤，可成为颅内感染的入侵门户，引起颅内的继发性病变。

## 一、诊断要点

（1）头皮裂伤　头皮属特化的皮肤，含有大量的毛囊、汗腺和皮脂腺，容易隐藏污垢、细菌，招致感染。头皮血液循环十分丰富，虽然头皮发生裂伤，只要能够及时施行彻底的清创，感染并不多见。在头皮各层中，帽状腱膜是一层坚韧的腱膜，它不仅是维持头皮张力的重要结构，也是防御浅表感染侵入颅内的屏障。当头皮裂伤较浅，未伤及帽状腱膜时，裂口不易张开，血管断端难以退缩止血，出血反而较多。若帽状腱膜断裂，则伤口明显裂开，损伤的血管断端随伤口退缩、自凝，故而较少出血。

① 头皮单纯裂伤。常因锐器的刺伤或切割伤，裂口较平直，创缘整齐无缺损，伤口的深浅多随致伤因素而异，除少数锐器直接穿戳或劈砍进入颅内，造成开放性颅脑损伤者外，大多数单纯裂伤仅限于头皮，有时可深达骨膜，但颅骨常完整无损，也不伴有脑损伤。

② 头皮复杂裂伤。常为钝器损伤或因头部碰撞在外物上所致，裂口多不规则，创缘有挫伤痕迹，创内裂口间尚有纤维相连，没有完全断离，即无"组织挫灭"现象，在法医鉴定中，头皮挫裂伤创口若出现"组织挫灭"，常暗示系金属类或有棱角的凶器所致。伤口的形态常能反映致伤物的大小和形状。这类创伤往往伴有颅骨骨折或脑损伤，严重时亦可引起粉碎性凹陷骨折或孔洞性骨折穿入颅内，故常有毛发、布屑或泥沙等异物嵌入，易致感染。检查伤口时慎勿移除嵌入颅内的异物，以免引起突发出血。

③ 头皮撕裂伤。大多为斜向或切线方向的暴力作用在头皮上所致，撕裂的头皮往往是舌状或瓣状，常有一蒂部与头部相连。头皮撕裂伤一般不伴有颅骨和脑损伤，但并不尽然，偶尔亦有颅骨骨折或颅内出血。这类患者失血较多，但较少达到休克的程度。

（2）头皮撕脱伤 头皮撕脱伤是一种严重的头皮损伤，几乎都是留有发辫的妇女不慎将头发卷入转动的机轮而致。由于表皮层、皮下组织层与帽状腱膜紧密相接在一起，故在强力的牵扯下，往往将头皮自帽状腱膜下间隙全层撕脱，有时连同部分骨膜也被撕脱，使颅骨裸露。头皮撕脱的范围与受到牵扯的发根面积有关，严重时可达整个帽状腱膜的覆盖区，前至上眼睑和鼻根，后至发际，两侧累及耳郭甚至面颊部。患者大量失血，可致休克，但较少合并颅骨骨折或脑损伤。

（3）头皮血肿 头皮富含血管，遭受钝性打击或碰撞后，可使组织内血管破裂出血，而头皮仍属完整。头皮出血常在皮下组织中、帽状腱膜下或骨膜下形成血肿，其所在部位和类型有助于分析致伤机制，并能对颅骨和脑的损伤作出估计。

① 皮下血肿。头皮的皮下组织层是头皮的血管、神经和淋巴汇集的部位，伤后易于出血、水肿。由于血肿位于表层和帽状腱膜之间，受皮下纤维隔限制而有其特殊表现，即体积小、张力高，疼痛十分显著，触诊时中心稍软，周边隆起较硬，往往误为凹陷骨折。

② 帽状腱膜下血肿。帽状腱膜下层是一疏松的蜂窝组织层，其间有连接头

皮静脉和颅骨板障静脉以及颅内静脉窦的导血管。当头部遭受斜向暴力时，头皮发生剧烈的滑动，引起层间的导血管撕裂，出血较易扩散，常致巨大血肿。故其临床特点是血肿范围宽广，严重时血肿边界与帽状腱膜附着缘一致，前至眉弓，后至枕外隆凸与上项线，两侧达颧弓部，恰似一顶帽子顶在患者头上。血肿张力低，波动明显，疼痛较轻，有贫血外貌。婴幼儿巨大帽状腱膜下血肿，可引起休克。

③ 骨膜下血肿。颅骨骨膜下血肿，除婴儿因产伤或胎头吸引助产所致者外，一般都伴有颅骨线形骨折。出血来源多为板障出血或因骨膜剥离而致，血液集积在骨膜与颅骨表面之间，其临床特征是血肿边界止于骨缝，这是因为颅骨在发育过程中，骨膜夹嵌在骨缝之内，故鲜有骨膜下血肿超过骨缝者，除非骨折线跨越两块颅骨时，但血肿仍将止于另一块颅骨的骨缝。

**二、鉴别诊断**

需与头部外伤引起的颅骨骨折、颅内血肿等合并损伤相鉴别，头颅 CT 及 MR 可进一步明确诊断。

**三、治疗原则**

（1）头皮擦伤、头皮挫伤及皮下血肿　无须特殊处理，1～2 周可自行消散。

（2）头皮裂伤　因头皮血供丰富，加之头皮收缩能力差，出血不易停止，很小的裂伤也需要缝合。头皮抗感染能力强，只要在 48～72h 内清创彻底、缝合，可一期愈合。缝合应将帽状腱膜与皮肤分两层缝合。

（3）头皮血肿　需加压包扎，待血肿自行吸收。巨大的血肿可在严密消毒下穿刺吸血并加压包扎。

（4）头皮撕脱伤　部分性撕脱伤，彻底清创后将皮瓣复位缝合；完全性撕脱伤，可采用显微外科技术吻合头皮动脉，再植头皮，污染严重者需应用抗生素。

**四、一般治疗**

（1）头皮裂伤

① 头皮单纯裂伤。处理的原则是尽早施行清创缝合，即使伤后超过 24h，只要没有明显的感染征象，仍可进行彻底清创并一期缝合，同时应给予抗菌药物及破伤风抗毒素（TAT）注射。清创缝合方法：剃光裂口周围至少 8cm 以内的头发，在局麻或全麻下，用灭菌清水冲洗伤口，然后用消毒软毛刷蘸肥皂水刷净创部和周围头皮，彻底清除可见的毛发、泥沙及异物等，再用至少 500mL 0.9% 氯化钠注射液冲净肥皂泡沫。继而用灭菌干纱布拭干创面，以碘酒消毒伤口周围皮肤，对活跃的出血点可用压迫或钳夹的方法暂时控制，待清创时再一一彻底止血。常规铺巾后由外及里分层清创，创缘修剪不可过多，以免增加缝合时的张力。残存的异物和失去活力的组织均应清除，术毕缝合帽状腱膜和皮肤。若直接

缝合有困难时可将帽状腱膜下疏松层向周围行分离，施行松解术之后缝合。必要时亦可将裂口做 S 形、三叉形或瓣形延长切口，以利缝合，一般不放皮下引流条。伤口较大且污染明显者，缝合后应做低位戳口置引流条，并于 24h 后拔除。伤后 2～3 天也可一期清创缝合或部分缝合加引流。术后抗菌治疗并预防性肌内注射破伤风抗毒素（TAT，皮试阴性后使用）。

②　头皮复杂裂伤。处理的原则是应及早施行清创缝合，并常规用抗生素及 TAT。清创缝合方法：术前准备和创口的冲洗清创方法如上所述。由于头皮挫裂伤清创后常伴有不同程度的头皮残缺，应注意头皮小残缺的修补方法。对复杂的头皮裂伤进行清创时应做好输血的准备。机械性清洁冲洗应在麻醉后进行，以免因剧烈的疼痛刺激引起心血管的不良反应。对头皮裂口应按清创需要有计划地适当延长，或做附加切口，以便创口能够一期缝合或经修补后缝合。创缘修剪不可过多，但必须将已失去血供的挫裂皮缘切除，以确保伤口的愈合能力。对残缺的部分，可采用转移皮瓣的方法，将清创面闭合，供皮区保留骨膜，以中厚断层皮片植皮覆盖。

③　头皮撕裂伤。由于撕裂的皮瓣并未完全撕脱，常能维持一定的血液供应，清创时切勿将相连的蒂部扯下或剪断。有时看来十分窄小的残蒂，难以提供足够的血供，但却出乎意料地使整个皮瓣存活。清创缝合方法已如前述，原则上除小心保护残蒂之外，应尽量减少缝合时的张力，可采用帽状腱膜下层分离，松解裂口周围头皮，然后予以分层缝合。若张力过大，应首先保证皮瓣基部的缝合，而将皮瓣前端部分另行松弛切口或转移皮瓣加以修补。

（2）头皮血肿

①　皮下血肿。头皮下血肿多在数天后自行吸收，无需特殊治疗，早期给予冷敷以减少出血和疼痛，24～48h 之后改为热敷以促进血肿吸收。

②　帽状腱膜下血肿。对较小的血肿可采用早期冷敷、加压包扎，24～48h 后改为热敷，待其自行吸收。若血肿巨大，则应在严格皮肤准备和消毒下，分次穿刺抽吸后加压包扎，尤其对婴幼儿患者，须间隔 1～2 天穿刺 1 次，并根据情况给予抗生素。血肿不消失或继续增大者，在排除颅骨骨折及颅内损伤后，可经套管针置入引流管引流数天，也可切开清除血肿并止血，严密缝合伤口，加压包扎，并应用抗生素预防感染。血肿合并感染者应切开引流。婴幼儿的帽状腱膜下血肿可导致全身有效循环血量不足，必要时尚需补充血容量。

③　骨膜下血肿。早期仍以冷敷为宜，但忌用强力加压包扎，以防血液经骨折缝流向颅内，引起硬脑膜外血肿。血肿较大者应在严格备皮和消毒情况下施行穿刺，抽吸积血 1～2 次即可恢复。若反复积血则应及时行 CT 扫描或其他辅助检查。对较小的骨膜下血肿，亦可采用先冷敷、后热敷，待其自

行吸收的方法。婴幼儿骨膜下血肿，往往为时较久，即有钙盐沉着，形成骨性包壳，难以消散。对这种血肿宜及时穿刺抽吸，在密切观察下小心加压包扎。

（3）头皮撕脱伤  首先应积极采取镇血、镇痛、抗休克等措施。用无菌敷料覆盖创面加压包扎止血，并保留撕脱的头皮备用，争取在12h内送往有条件的医院清创。根据患者就诊时间的早晚、撕脱头皮的存活条件、颅骨是否裸露以及有无感染迹象而采用不同的方法处理。

① 头皮瓣复位再植。将撕脱的头皮经过清创后行血管吻合，原位再植。此仅适用于伤后2～3h，最长不超过6h，头皮瓣完整、无明显污染和血管断端整齐的病例。分组行头部创面和撕脱头皮冲洗、清创，然后将主要头皮供应血管、颞浅动静脉或枕动静脉剥离出来，行小血管吻合术。若能将其中一对动静脉吻合成功，头皮瓣即能成活。由于头皮静脉菲薄，断端不整，吻合术常有一定困难。

② 清创后自体植皮。适用于头皮撕脱后不超过6～8h、创面尚无明显感染、骨膜亦较完整的病例。将头部创面冲洗清创后，切取患者腹部或腿部中厚断层皮片进行植皮。也可将没有严重挫裂和污染的撕脱皮瓣仔细冲洗、清创、剃去头发、剔除皮下组织（包括毛囊在内），留下表皮层，作为皮片回植到头部创面上，也常能成活。

③ 晚期创面植皮。头皮撕脱伤为时过久，头皮创面已有感染存在，则只能行创面清洁及交换敷料，待肉芽组织生长后再行晚期邮票状植皮。若颅骨有裸露区域，还需行外板多处钻孔，间距约1cm，使板障血管暴露，以便肉芽生长。覆盖裸露的颅骨后再行种子式植皮，消灭创面。近年来推广应用皮肤扩张技术，将硅胶制皮肤在扩张囊时期埋藏在伤口邻近的正常头皮，间隔几天向囊内注入水，使囊逐渐扩大，头皮随之缓缓扩张。一般经1～2个月，利用扩张的皮肤覆盖修复缺损。采用这种方法修复大的头皮缺损效果较好。

**五、药物处方**

**处方①**：破伤风抗毒素，1500IU，肌内注射，伤后注射1次，注射前需要皮试。

**【注意事项】**

（1）过敏试验为阳性者慎用。

（2）过敏试验阳性仍需注射者，需严格按脱敏注射法执行。

（3）门诊患者注射抗毒素后，需观察30min方可离开。

**处方②**：头孢克肟分散片，每次200mg，口服，每日2次。

**【注意事项】**

（1）有可能出现休克，给药前应充分询问病史。

（2）为防止耐药菌株出现，使用前原则上应确认敏感性。

（3）对于严重肾功能不全患者，应根据肾功能适当减量。

（4）服用本品后禁止饮用含酒精成分的饮料。

**处方③**：克林霉素磷酸酯片，每次0.15g，口服，每日3～4次。

【注意事项】

（1）对林可霉素过敏者，可能对本品过敏。

（2）服药后氨基转移酶可有升高。

（3）肠道疾病、肝功能减退、肾功能严重减退患者慎用。

（4）本品偶可引起对本品不敏感的微生物过度增生，特别是真菌，应避免二重感染发生。

**处方④**：甲钴胺片，每次0.5mg，口服，每日3次。

【注意事项】

（1）用于营养神经治疗。

（2）偶有食欲缺乏、恶心、呕吐及腹泻。

（3）过敏少见。

（4）偶有皮疹。

**处方⑤**：胞磷胆碱片，每次0.2g，每日3次。

【注意事项】

（1）偶见胃肠道反应，轻微，持续时间短。

（2）本品不可与有甲氯芬酯的药物合用。

**处方⑥**：吡拉西坦片，每次0.8mg，口服，每日3次。

【注意事项】

（1）肝肾功能障碍者慎用并应适当减少剂量。

（2）椎体外系疾病、亨廷顿病患者禁用本品，以免症状加重。

（何永垣　黄　潞　陈卫丰）

# 肋间神经痛

　　肋间神经痛是指肋间神经由于不同原因的损害，出现的肋骨与肋软骨交界处呈弓状，疼痛呈钝痛、刺痛、烧灼样痛，甚至刀割样痛，并沿肋间神经分布，有时放射至肩背部、腋部、颈胸部，有时胸闷憋气，休息或侧卧时疼痛缓解，深呼吸、咳嗽、平卧、挺胸与疲劳后疼痛加重。

## 一、诊断要点

（1）肋间神经痛的常见病因有病毒感染、毒素刺激、机械性压迫或由胸椎退变、胸椎结核、胸椎损伤、胸椎硬脊膜炎、肿瘤、强直性脊柱炎等疾病继发。

（2）肋间神经痛发病时，可见疼痛由后向前，沿相应的肋间隙放射呈半环形，疼痛呈刺痛或烧灼样痛。咳嗽、深呼吸或打喷嚏时疼痛加重。疼痛多发于一侧的一支神经。

（3）查体可发现受累神经的分布区常有感觉过敏或感觉减退等神经功能损害表现。

### 二、鉴别诊断

需与肺炎、胸膜炎、心绞痛等疾病相鉴别，通过找出引起肋间神经痛的原发疾病，根据病史、症状、体征及相关检查进行确诊。可进一步明确肋间神经痛原因。

### 三、治疗原则

去除各种导致肋间神经痛原因，积极治疗原发病及对症治疗。

### 四、一般治疗

去除病因，适当休息、理疗。

### 五、药物处方

处方①：塞来昔布，一般使用剂量200mg，口服，每日1次。急性疼痛，推荐剂量为第1天首剂400mg；随后根据需要，每日2次，每次200mg。

或　依托考昔片，30～60mg，口服，每日1次，最大推荐剂量为每天不超过120mg。

或　洛索洛芬钠片，每次60mg，口服，每日3次。

或　布洛芬缓释胶囊，每次1粒，口服，每日2次。

【注意事项】

（1）禁用于对上述药物过敏者，塞来昔布不可用于已知对磺胺类药物过敏者。

（2）非甾体抗炎药不可用于服用阿司匹林或其他非甾体抗炎药后诱发哮喘、荨麻疹或过敏反应的患者。

（3）非甾体抗炎药禁用于冠状动脉搭桥手术（CABG）围手术期疼痛的治疗。

（4）非甾体抗炎药禁用于有活动性消化性溃疡/出血的患者。

（5）非甾体抗炎药禁用于严重肝肾功能损害者及重度心力衰竭患者。

（6）非甾体抗炎药可能使严重心血管血栓事件、心肌梗死和中风的风险增加，其后果可能是致命的。所有非甾体抗炎药（NSAIDs）可能都具有相似的风险。这种风险可能随药物使用时间的延长而增加。有心血管疾病或心血管疾病危险因素的患者，其风险更大。

（7）非甾体抗炎药可使严重胃肠道不良事件的风险增加，包括胃或肠道的出血、溃疡和穿孔，其后果可能是致命的，这些事件可以发生在用药期间的任何时间。并且可以没有警示症状。老年患者发生严重胃肠道事件的风险更大。

（8）避免与其他任何非甾体抗炎药或者阿司匹林合并用药。

（9）对晚期肾脏疾病患者，不推荐用依托考昔片治疗。

（10）非甾体抗炎药的长期使用可致肝肾功能损害，应定期进行临床检验（尿检查、血液检查及肝功能检查等）。

（11）相比非选择性 NSAIDs，长期应用选择性 COX-2 抑制剂对胃肠道损伤较小，具有较好的全胃肠道安全性。

**处方②：**双氯芬酸二乙胺乳胶剂（扶他林），适量，抹患处，每日 3～4 次。

或　布洛芬凝胶适量，抹患处，每日 3 次。

**【注意事项】**

（1）对非甾体抗炎药过敏者禁用。

（2）孕妇禁用。

（3）不得用于破损皮肤或感染伤口。

（4）避免接触眼睛或其他黏膜。

（5）避免长期大面积使用。

**处方③：**氨酚羟考酮片，成人常规剂量为每 6h 服用 1 片，或每 8h 服用 1 片，可根据疼痛程度调整剂量。

**【注意事项】**

（1）对羟考酮、对乙酰氨基酚过敏者禁用。

（2）在任何禁用阿片样药物的情况下禁用羟考酮，包括患有严重呼吸抑制（在没有监测装置或缺少复苏设备情况下）、急性或严重支气管性哮喘、高碳酸血症的患者。

（3）对疑似或已知患有麻痹性肠梗阻者禁用羟考酮。

（4）应警惕药物的误用、滥用和倒卖。

（5）与所有阿片样激动剂一样，服用羟考酮后会带来呼吸抑制的危险。年老体弱患者和不能耐受的患者在给予较大初始剂量的羟考酮或当羟考酮与其他抑制呼吸的药物联合使用时，发生呼吸抑制的危险性更高。对于患有急性哮喘，慢性阻塞性肺疾病（COPD）、肺源性心脏病或呼吸损伤的患者在使用羟考酮时应当给予高度关注，此类患者即使给予普通治疗剂量也可导致呼吸抑制，甚至呼吸暂停。

（宋迪煜　乔　林）

# 周围神经损伤

周围神经损伤是指由于外伤、产伤、放射性损伤、骨发育异常及铅和酒精中毒等因素造成外周神经损害，引起受该神经支配的区域出现感觉障碍、运动障碍、营养改变及畸形。周围神经损伤主要包括臂丛神经损伤、腋神经损伤、肌皮神经损伤、正中神经损伤、桡神经损伤、尺神经损伤、股神经损伤、坐骨神经损伤及腓总神经损伤，上肢神经损伤较下肢神经损伤多见。周围神经损伤通常可分为开放性损伤及闭合性损伤，按严重程度分为轻度、中度及重度损伤。

**一、诊断要点**

（1）病史中一般均有明显致伤因素，常见的有外伤，包括锐器伤、撕裂伤、牵拉伤、挫伤及挤压伤等。

（2）临床症状主要表现为同某一外周神经支配区较为一致的感觉、运动功能障碍，查体亦可发现相关功能障碍。

（3）神经电生理检查可有异常发现，如运动神经传导速度、感觉神经传导速度异常等。

**二、鉴别诊断**

需与周围神经损伤部位有无合并其他骨折及其他脏器损伤相鉴别，有时神经损伤会被合并损伤所掩盖，需进行相应神经检查进一步明确有无神经损伤情况。

**三、治疗原则**

（1）必须根据神经具体损伤情况，决定采取手术或非手术治疗。

（2）闭合性神经损伤多为牵拉伤，损伤早期一般不做探查手术，密切观察有无功能恢复，一般观察期为3～6个月。

（3）开放性神经损伤，如条件允许，一般情况均需一期探查、修复。

**四、一般治疗**

（1）可选择适当支具保护患肢，防止瘫痪肌肉过度牵拉、畸形发生或加重。

（2）适当行患肢的主被动功能锻炼，防止关节僵硬、挛缩。

（3）适当理疗、按摩，防止肌肉萎缩，促进功能恢复。

（4）保护伤肢，使其避免烫伤、冻伤、压伤及其他伤害。

（5）观察期结束时如无明显神经功能恢复，需及时行手术治疗。

**五、药物处方**

**处方①**：甲钴胺，片剂，通常成人每次 0.5mg，口服，每日 3 次。针剂，

500μg＋0.9％氯化钠注射液 100mL，静脉滴注，每日 1 次，每周 3 次，使用时间视病情决定。

**【注意事项】**

（1）甲钴胺注射液使用时需避光。

（2）禁用于对甲钴胺有过敏史的患者。

（3）从事汞及其化合物的工作人员，不宜长期大量服用甲钴胺。

**处方②**：鼠神经生长因子，肌内注射，每日 1 次，每次 1 支，4 周为 1 个疗程。

**【注意事项】**

（1）对本品过敏者禁用，过敏体质者慎用。

（2）本品加注射用水振荡后即可完全溶解，如有不溶的沉淀、浑浊或絮状物则不可使用。

（3）使用前应仔细检查药瓶，如有裂缝或破损等异常情况时不可使用。

（4）本品对神经细胞有促进生长、发育的作用，建议孕妇及哺乳期妇女慎用。

**处方③**：氨酚羟考酮片，成人常规剂量为每 6h 服用 1 片，或每 8h 服用 1 片，可根据疼痛程度调整剂量。

**【注意事项】**

（1）可用于有神经痛症状患者。

（2）对羟考酮、对乙酰氨基酚过敏者禁用。

（3）在任何禁用阿片样药物的情况下禁用羟考酮，包括患有严重呼吸抑制（在没有监测装置或缺少复苏设备情况下）、急性或严重支气管性哮喘、高碳酸血症的患者。

（4）对疑似或已知患有麻痹性肠梗阻者禁用羟考酮。

（5）应警惕药物的误用、滥用和倒卖。

（6）与所有阿片样激动剂一样，服用羟考酮后会带来呼吸抑制的危险。年老体弱患者和不能耐受的患者在给予较大初始剂量的羟考酮或当羟考酮与其他抑制呼吸的药物联合使用时，发生呼吸抑制的危险性更高。对于患有急性哮喘、慢性阻塞性肺疾病（COPD）、肺源性心脏病或呼吸损伤的患者在使用羟考酮时应当给予高度关注，此类患者即使给予普通治疗剂量也可导致呼吸抑制，甚至呼吸暂停。

（宋迪煜　乔　林）

# 第六章　肛肠外科

## 急性阑尾炎

急性阑尾炎是最常见的急腹症，典型的腹痛发作开始于上腹部，逐渐移向脐部，数小时（6～8h）后转移并固定于右下腹，不同位置的阑尾炎脐腹痛部位也有区别，如盲肠后位阑尾炎疼痛在右侧腰部，盆腔位阑尾炎腹痛在耻骨上区，肝下区阑尾炎可引起右上腹部疼痛。极少数阑尾炎呈左下腹疼痛。发病早期可能有厌食、恶心、呕吐发生，有的患者可表现为腹泻，全身症状表现为早期乏力，心率快，发热（体温达到38℃左右，阑尾穿孔时体温会更高，达到39～40℃）。如发生门静脉炎时可出现寒战、高热和轻度黄疸。

### 一、诊断要点

（1）腹痛　典型的急性阑尾炎开始有中上腹或脐周疼痛，数小时后腹痛转移并固定于右下腹。单纯性阑尾炎常呈阵发性或持续性胀痛和钝痛，持续性剧痛往往提示为化脓性或坏疽性阑尾炎。持续剧痛波及中下腹或两侧下腹，常为阑尾坏疽穿孔的征象。

（2）胃肠道症状　单纯性阑尾炎的胃肠道症状并不突出，在早期可能有恶心、呕吐。盆腔位阑尾炎或阑尾坏疽穿孔可因直肠周围炎而排便次数增多。并发腹膜炎、肠麻痹则出现腹胀和持续性呕吐。

（3）发热　一般只有低热，无寒战，化脓性阑尾炎体温一般也不超过38℃，当阑尾出现坏疽、穿孔或已并发腹膜炎可有高热，若并发化脓性门静脉炎，可出现寒战和黄疸。

（4）压痛和反跳痛　阑尾压痛点通常位于麦氏（McBurney）点，即右髂前上棘与脐连线的中外1/3交界处。但随阑尾解剖位置的变异，压痛点可相应改变，但关键是右下腹有一固定的压痛点，压痛程度和范围往往与炎症的严重程度相关。反跳痛也称Blumberg征，在肥胖或盲肠后位阑尾炎的患者，压痛可能较轻，但有明显的反跳痛。

（5）腹肌紧张　阑尾化脓即有此体征，坏疽穿孔并发腹膜炎时腹肌紧张尤为显著。但老年或肥胖患者腹肌较弱，须同时检查对侧腹肌，进行对比，才能判断有无腹肌紧张。

（6）结肠充气试验　也称Rovsing征，先以一手压住左下腹降结肠区，再用另一手反复按压其上端，患者诉右下腹痛为阳性，只有阳性结果才有诊断价值。

（7）腰大肌试验　患者左侧卧位，右下肢向后过伸，引起右下腹痛者为阳性，有助于盲肠后位阑尾炎的诊断。

（8）闭孔肌试验　仰卧位，右腿前屈90°，引起右下腹痛为阳性，有助于盆腔位阑尾炎的诊断。

（9）直肠指诊　位于盆腔位阑尾炎症时腹部可无明显压痛，但在直肠右前壁处有触痛，如坏疽穿孔、直肠周围积脓时，不仅触痛明显，而且直肠周围有饱满感，直肠指诊尚有助于除外盆腔及子宫附件炎性病变。

## 二、鉴别诊断

需与胃十二指肠溃疡穿孔、右侧输尿管结石、盆腔炎、异位妊娠、急性肠系膜淋巴结炎、急性胃肠炎、克罗恩病等疾病相鉴别，通过分析患者临床症状、体征以及辅助 B 超、CT 等进行确诊。

## 三、治疗原则

绝大多数急性阑尾炎一旦确诊，应早期实行阑尾切除术，对于青壮年患者，可根据患者情况采取非手术治疗。

## 四、一般治疗

主要为卧床休息、禁食水，补充水、电解质及热量，对于疼痛明显且确诊为阑尾炎的患者，可给予镇痛治疗，对于胃肠道反应严重的患者，可给予止吐等处理，必要时放置胃减压管等。

## 五、药物处方

处方①：适用于单纯性或化脓性阑尾炎患者。

0.9％氯化钠注射液100mL＋注射用青霉素钠400万U（需皮试阴性），静脉滴注，每日2次。

甲硝唑氯化钠注射液100mL，静脉滴注，每日1次。

或　0.9％氯化钠注射液100mL＋注射用头孢呋辛钠1.5g（需皮试阴性），静脉滴注，每日2次。

甲硝唑氯化钠注射液100mL，静脉滴注，每日1次。

【注意事项】

（1）不良反应主要有胃肠道反应，如恶心、呕吐等；过敏反应，如斑丘疹、荨麻疹等；还可引起中性粒细胞减少、血红蛋白减少、血小板减少等；其他反应有头痛、发热、寒战、注射部位疼痛、静脉炎、菌群失调等。

（2）对青霉素及头孢菌素类药物过敏者禁用；合并严重胆囊炎患者、严重肾功能不全患者慎用；用药期间禁酒及禁服含酒精药物。

**处方②**：适用于阑尾坏疽穿孔。

0.9%氯化钠注射液 100mL＋注射用头孢哌酮舒巴坦钠 1.5g（需皮试阴性），静脉滴注，每 12h 1 次。

甲硝唑氯化钠注射液 100mL，静脉滴注，每日 1 次。

或　0.9%氯化钠注射液 100mL＋注射用头孢曲松钠 1g（需皮试阴性），静脉滴注，每日 2 次。

甲硝唑氯化钠注射液 100mL，静脉滴注，每日 1 次。

**【注意事项】**

(1) 不良反应主要有胃肠道反应，如恶心、呕吐等；肝功能异常；过敏反应，如斑丘疹、荨麻疹等；还可引起中性粒细胞减少、血红蛋白减少、血小板减少等；其他反应有头痛、发热、寒战、注射部位疼痛及静脉炎、菌群失调等。

(2) 对任何成分过敏者禁用，对 β-内酰胺类药物过敏者慎用；合并严重胆囊炎患者，严重肝、肾功能不全患者慎用；有溃疡性结肠炎、抗生素相关性肠炎患者慎用；用药期间禁酒及禁服含酒精药物。

**处方③**：适用于合并门静脉炎者。

0.9%氯化钠注射液 250mL＋注射用哌拉西林钠他唑巴坦钠 4.5g，静脉滴注，每 8h 1 次。

**【注意事项】**

(1) 不良反应主要有胃肠道反应，如恶心、呕吐等；皮肤瘙痒、静脉炎等；过敏反应，如斑丘疹、荨麻疹等；还可引起中性粒细胞减少、血红蛋白减少、血小板减少等；其他反应有头晕、烦躁、鼻炎等。

(2) 对 β-内酰胺类药物过敏者禁用；严重肝、肾功能不全患者慎用；有溃疡性结肠炎、抗生素相关性肠炎患者慎用；有出血病史患者慎用。

**处方④**：适用于青霉素、头孢菌素类药物过敏者。

左氧氟沙星氯化钠注射液，0.5g，静脉滴注，每日 1 次。

甲硝唑氯化钠注射液，100mL，静脉滴注，每日 1 次。

**【注意事项】**

(1) 不良反应主要有恶心、呕吐、腹泻、腹胀、消化不良等；偶有震颤、麻木感、视觉异常、耳鸣、嗜睡、头晕等；过敏反应，如斑丘疹、荨麻疹等；还可引起中性粒细胞减少、血小板减少、嗜酸性粒细胞增加等；偶可见血尿素氮升高、一过性肝功能异常等；其他反应有罕见全血细胞减少、中毒性表皮坏死松解症、多形性红斑、急性重型肝炎等。

(2) 对喹诺酮类药物过敏者禁用；妊娠、哺乳期妇女及 18 岁以下患者禁用。

（李振凯　董茂盛　董钦生）

# 慢性阑尾炎

慢性阑尾炎是指阑尾急性炎症消退后而遗留的阑尾慢性炎症病变，如管壁纤维结缔组织增生、管腔狭窄或闭塞、阑尾扭曲，与周围组织粘连等。慢性阑尾炎分为原发性和继发性两种。原发性慢性阑尾炎起病隐匿，症状发展缓慢，间断发作，病程持续较长，几个月到几年，病初无典型的急性发作史，病程中也无反复急性发作的现象。继发性慢性阑尾炎是首次急性阑尾炎发病后，经非手术治疗而愈或自行缓解，其后遗留有临床症状，久治不愈，病程中可再次或多次急性发作。

**一、诊断要点**

（1）症状

① 腹部疼痛。右下腹部疼痛，其特点是间断性隐痛或胀痛，时重时轻，部位比较固定。多数患者在饱餐、运动、劳累、受凉和长期站立后，诱发腹痛发生。病程中可能有慢性阑尾炎急性发作。

② 胃肠道反应。患者常有轻重不等的消化不良、食欲下降。病程较长者可出现消瘦、体重下降。一般无恶心和呕吐，也无腹胀，但老年患者可伴有便秘。

（2）体征　腹部压痛。压痛是唯一的体征，主要位于右下腹部，一般范围较小，位置恒定，重压时才能出现。无肌紧张和反跳痛，一般无腹部包块，但有时可触到胀气的盲肠。

（3）辅助检查

① X线钡剂灌肠检查。钡剂灌肠检查不仅可明确压痛点是否位于阑尾处，重要还在于排除可与慢性阑尾炎相混淆的其他疾病，如溃疡病、慢性结肠炎、盲肠结核、癌肿或内脏下垂等。该检查对无典型发作史的患者有重要意义。

② 超声检查。用以排除最易与慢性阑尾炎相混淆的慢性胆囊炎、慢性肠系膜淋巴结炎、慢性附件炎（女性患者）、慢性尿路感染、尿路结石等。

**二、鉴别诊断**

需与第三腰椎横突综合征、右侧输尿管结石、慢性尿路感染、克罗恩病、溃疡性结肠炎、盲肠憩室炎等鉴别，通过比较临床症状、体征以及辅助检查（X线、B超）进行确诊。

**三、治疗原则**

诊断明确后需手术切除阑尾，并行病理学检查证实此诊断。急性阑尾炎保守治疗后的慢性阑尾炎常粘连较重，手术操作应细致。慢性阑尾炎急性发作时应按照急性阑尾炎诊治标准尽早手术治疗。与初次急性阑尾炎发作相比，慢性阑尾炎急性发作保守治疗，以后再次急性发作可能性增大。

### 四、一般治疗

（1）非手术治疗　指征：主观或客观条件不许可；伴存其他严重器质性疾病或有手术禁忌证者。方法：解痉、理疗等处理。

（2）手术治疗　手术方式：开放手术及腹腔镜阑尾切除术。目前腹腔镜手术已超过开放手术成为主流方式。

### 五、药物处方

**处方①**：盐酸屈他维林片，每次 40mg，口服，每天 3 次。

**【注意事项】**

（1）对活性成分或任何其他成分过敏者禁用。

（2）严重的肝功能、肾脏功能衰竭的患者禁用。

（3）严重的心功能不全的患者（低输出综合征）禁用。

（4）1 岁以下的儿童禁用。

**处方②**：匹维溴铵片，每次 50mg，每天 3 次。

**【注意事项】**

（1）为避免可能的药物相互作用，请告诉医师或药剂师正在接受的其他医学治疗。

（2）孕期不适用本品。

（3）如在服药期间发现妊娠，请向医师咨询。由医师判断是否继续治疗。

（4）哺乳期间，不建议使用本品。

**处方③**：奥硝唑片，成人每次 500mg，每日 2 次。

**【注意事项】**

（1）对硝基咪唑类药物过敏的患者对此药也过敏。

（2）禁用于对此药过敏的患者。

（3）禁用于脑和脊髓发生病变、癫痫及各种器官硬化症患者。

**处方④**：独一味片，口服，每次 3 片，每日 3 次。

**【注意事项】**

（1）严格按照药品说明书规定的功能主治及用法用量使用。

（2）目前尚无儿童应用本品的系统研究资料，不建议儿童使用。

（3）用药后一旦出现潮红、皮疹、瘙痒、心悸、胸闷、憋气、血压下降等可能与严重不良反应有关的症状时，应立即停药并就医。

**处方⑤**：头孢呋辛酯片，每次 250mg，口服，每天 2 次。

**【注意事项】**

（1）该品与青霉素类或头霉素类有交叉过敏反应，因此对青霉素类、青霉素衍生物、青霉胺及头霉素类过敏者慎用。

（2）肾功能减退及肝功能损害者慎用。

（3）有胃肠道疾病史者，特别是溃疡性结肠炎、局限性肠炎或抗生素相关性肠炎者慎用。

（4）长期服用该品可致菌群失调，引发继发性感染。如发生轻度假膜性小肠结肠炎，停药即可恢复，但对于中、重度假膜性小肠结肠炎患者，须对症处理并给予抗艰难梭菌的抗菌药物。

（5）该品应于餐后服用，以增加吸收，提高血药浓度，并减少胃肠道反应。

（6）该品应吞服，不可嚼碎。

**处方⑥**：注射用头孢呋辛钠，每次 1.5g，静脉滴注，每天 2 次。

**【注意事项】**

（1）本品与青霉素类有交叉过敏反应。对青霉素类药过敏者，慎用本品。有青霉素过敏性休克者，不宜再选用本品。

（2）使用本品时，应注意监测肾功能，特别是对接受高剂量的重症患者。

（3）肾功能不全者应减少每日剂量。合并应用强效利尿药或氨基糖苷类抗生素治疗的患者应特别注意，因为曾有合并治疗引起肾功能损害的报道。对于这些患者，最好进行肾功能监测。

（4）本品能引起假膜性小肠结肠炎，对有胃肠道疾病史者，特别是溃疡性结肠炎、局限性肠炎或抗生素相关性肠炎患者，应警惕。假膜性小肠结肠炎诊断确立后，应给予适宜的治疗。轻度者停药即可，中、重度者应给予液体、电解质、蛋白质补充，并需选用对梭状芽孢杆菌有效的抗生素类药物治疗。

（5）有报道少数患儿使用本品时出现轻、中度听力受损。

**处方⑦**：甲硝唑片，口服，每日 0.6～1.2g(3～6 片)，分 3 次服，7～10 日为 1 个疗程。

**【注意事项】**

（1）对诊断的干扰 本品的代谢产物可使尿液呈深红色。

（2）原有肝脏疾病患者剂量应减少。出现运动失调或其他中枢神经系统症状时应停药。重复一个疗程之前，应做白细胞计数。厌氧菌感染合并肾功能衰竭者，给药间隔时间应由 8h 延长至 12h。

（3）本品可抑制酒精代谢，用药期间应戒酒，饮酒后可能出现腹痛、呕吐、头痛等症状。

**处方⑧**：甲硝唑注射液，静脉给药，首次按 15mg/kg，维持量按 7.5mg/kg，每 6～8h 静脉滴注一次。

**【注意事项】**

(1) 若遇药液浑浊、异物、瓶身破裂、轧口松动等，请勿使用。

(2) 一次使用不完，禁止再用。

余参见本病处方⑦注意事项 (1)～(3)。

(罗喜俊 关玉峰)

# 肠 梗 阻

肠内容物不能正常运行、顺利通过肠道，称为肠梗阻，是外科常见的病症。肠梗阻不但可引起肠管本身解剖与功能上的改变，并可导致全身性生理上的紊乱，临床病象复杂多变。按照肠梗阻发生的基本原因可以分为机械性肠梗阻、动力性肠梗阻和血运性肠梗阻三类。机械性肠梗阻最常见，是由于各种原因引起肠腔变狭小，使肠内容物通过发生障碍。动力性肠梗阻是由于神经反射或毒素刺激引起肠壁肌功能紊乱，使肠蠕动丧失或肠管痉挛，以致肠内容物不能正常运行，但无器质性的肠腔狭窄。血运性肠梗阻是由于肠系膜血管栓塞或血栓形成，使肠管血运障碍，继而发生肠麻痹而使肠内容物不能运行。肠梗阻又可按肠壁有无血运障碍，分为单纯性肠梗阻和绞窄性肠梗阻两类。单纯性肠梗阻只是肠内容物通过受阻，而无肠管血运障碍。绞窄性肠梗阻是指梗阻并伴有肠壁血运障碍，可因肠系膜血管受压、血栓形成或栓塞等引起。肠梗阻还可按梗阻的部位分为高位和低位肠梗阻两种；根据梗阻的程度，可分为完全性和不完全性肠梗阻；按发展过程的快慢可分为急性和慢性肠梗阻。倘若一段肠袢两端完全阻塞，如肠扭转、结肠肿瘤等，则称闭袢性肠梗阻。结肠肿瘤引起肠梗阻，由于其近端存在回盲瓣，也易致闭袢性肠梗阻。尽管由于肠梗阻的原因、部位、病变程度、发病急慢的不同，可有不同的临床表现，但肠内容物不能顺利通过肠腔则是一致具有的，其共同表现是腹痛、呕吐、腹胀及停止自肛门排气排便。

## 一、诊断要点

(1) 肠梗阻典型四大症状 腹痛、呕吐、腹胀、停止自肛门排气排便。腹部查体见腹胀蠕动波或肠型，肠鸣音亢进等，一般可作出诊断。如患者有以下表现提示有绞窄性肠梗阻。腹痛发作急骤，起始即为在阵发性加重之间仍有持续性疼痛，或持续性剧烈疼痛；呕吐出现早、剧烈而频繁；病情发展迅速，早期出现休克；有明显腹膜刺激征，体温上升、脉率增快、白细胞计数增高；腹胀不对称，腹部触及有压痛的肿块或有局部隆起；呕吐物、胃肠减压抽出液、肛门排出物为血性，或腹腔穿刺抽出血性液体；经积极非手术治疗而症状体征无明显改善。

(2) 腹部立位 X 线平片检查 腹平片上即可见胀气的肠袢及多数气液平面。

如立位腹平片表现为孤立、突出胀大的肠袢，不因时间而改变位置；或有假肿瘤状阴影，或肠间隙增宽，提示有腹腔积液，为绞窄性肠梗阻。

（3）腹部 CT 检查　可提示梗阻原因，梗阻部位等重要信息。腹部增强 CT 扫描还能鉴别有无肠系膜血管栓塞或血栓形成。

### 二、鉴别诊断

需要和输尿管结石、卵巢囊肿蒂扭转、急性坏死性胰腺炎等相互鉴别。输尿管结石时患者有腰背部绞痛，腹部 X 线平片或 B 超提示输尿管结石。卵巢囊肿蒂扭转主要以一侧下腹部疼痛为主，X 线平片、CT 检查或 B 超可以鉴别诊断。急性胰腺炎时可有腹胀、肛门停止排气排便，但患者血淀粉酶升高可用于鉴别诊断。

### 三、治疗原则

肠梗阻的治疗原则是矫正因肠梗阻所引起的全身生理紊乱和解除梗阻。具体治疗方法要根据肠梗阻的类型、部位和患者的全身情况而定。

### 四、一般治疗

（1）基础疗法　即不论采用非手术或手术治疗，均需应用的基本处理。

① 胃肠减压是治疗肠梗阻的重要方法之一。通过胃肠减压，吸出胃肠道内的气体和液体，可以减轻腹胀，降低肠腔内压力，减少肠腔内的细菌和毒素，改善肠壁血液循环，有利于改善局部病变和全身情况。

② 矫正水、电解质紊乱和酸碱失衡。不论采用手术和非手术治疗，纠正水、电解质紊乱和酸碱失衡是极重要的措施。输液所需容量和种类需根据呕吐情况、缺水体征、血液浓缩程度、尿排出量和比重，并结合血清钾、钠、氯和血气分析监测结果而定。单纯性肠梗阻，特别是早期，上述生理紊乱较易纠正。而在单纯性肠梗阻晚期和绞窄性肠梗阻，尚需输给血浆、全血或血浆代用品，以补偿丧失至肠腔或腹腔内的血浆和血液。

③ 防治感染和中毒。应用抗肠道细菌药物，包括抗厌氧菌的抗生素。一般单纯性肠梗阻可不应用，但对单纯性肠梗阻晚期，特别是绞窄性肠梗阻以及手术治疗的患者，应该使用。

此外，还可应用镇静剂、解痉剂等一般对症治疗，镇痛剂的应用则应遵循急腹症治疗的原则。

（2）解除梗阻　主要是通过各种手术方法解除梗阻，恢复肠道通畅性。各种类型的绞窄性肠梗阻、肿瘤及先天性肠道畸形引起的肠梗阻，以及非手术治疗无效的患者，适应手术治疗。手术大体可归纳以下述四种：

① 解决引起梗阻的原因。如粘连松解术、肠切开取除异物、肠套叠或肠扭转复位术等。

② 肠切除吻合术。如肠管因肿瘤、炎症性狭窄等，或局部肠祥已经失活坏死，则应做肠切除吻合术。

③ 短路吻手术。当引起梗阻的原因既不能简单解除，又不能切除时，如晚期肿瘤已浸润固定，或肠粘连成团与周围组织分界不清，则可做梗阻近端与远端肠祥的短路吻合术。

④ 肠造口或肠外置术。如患者情况极严重，或局部病变所限，不能耐受和进行复杂手术，可用这类术式解除梗阻。

**五、药物处方**

**处方①**：盐酸消旋山莨菪碱注射液，每次 10～20mg，肌内注射或静脉注射，每日 1～2 次。

**【注意事项】**

（1）急腹症诊断未明确时，不宜轻易使用。

（2）夏季用药时，因其闭汗作用，可使体温升高。

（3）静脉滴注过程中若出现排尿困难，对于成人可肌内注射新斯的明 0.5～1.0mg 或氢溴酸加兰他敏 2.5～5mg，对于小儿可肌内注射新斯的明 0.01～0.02mg/kg，以解除症状。

（4）如遇变色、结晶、浑浊、异物应禁用。

**处方②**：间苯三酚注射液，每次 40～80mg，肌内注射或静脉注射，每日 1～2 次。

**【注意事项】**

（1）对该药过敏者禁用。

（2）妊娠期及哺乳期妇女用药请遵医嘱。

（3）由于物理化学反应，该注射液不能与安乃近在同一注射针筒混合使用（可引起血栓性静脉炎）。

（4）避免与吗啡及其衍生物类药同用，因这类药物有致痉作用。

**处方③**：液状石蜡，每次 20～30mL，口服，每天 1～3 次。

**【注意事项】**

（1）不宜长期服用。

（2）久服可干扰维生素 A、维生素 D、维生素 K 及钙、磷的吸收，导泻时可致肛门瘙痒。

（3）老年患者服药不慎，偶可致脂性肺炎。

（4）完全性肠梗阻患者慎用。

**处方④**：奥曲肽注射液，每次 0.1mg，皮下注射，每日 3 次。

**【注意事项】**

（1）可出现胃肠道症状、神经系统症状、肝胆疾病、代谢和营养功能紊乱。

（2）局部反应包括疼痛或注射部位的针刺、麻刺或烧灼感，可伴有红肿。这些作用极少持续 15min 以上，而且可以采取注射前让药液达到室温或减少溶剂用量提高药物浓度的方法来减轻局部不适。

（3）长期接受奥曲肽治疗的患者，应注意监测甲状腺功能。

**处方⑤**：注射用生长抑素，每次 3mg，静脉推注，每 12h 1 次。

**【注意事项】**

（1）对该药过敏者禁用。

（2）不建议妇女使用。

（3）少数患者用药后产生恶心、眩晕、脸红等反应。

（4）当滴注本品的速度高于每分钟 $50\mu g$ 时，患者会出现恶心和呕吐现象。

（5）在治疗初期会引起血糖水平短暂下降。

**处方⑥**：奥美拉唑，静脉滴注，每次 40mg，每日 1～2 次。

**【注意事项】**

（1）当怀疑和治疗胃溃疡时，应先排除胃癌可能性再使用本药品。

（2）肝肾功能不全者慎用。

（3）本药品具有酶抑制作用，可延缓经肝脏细胞色素 P450 代谢的药物（如双香豆素、地西泮、苯妥英钠、华法林、硝苯定）在体内的消除。当本药品与上述药物一起使用时，应酌情减轻后者用量。

（4）不良反应发生率与雷尼替丁相似，主要有恶心、上腹痛等。皮疹也有发生，一般是轻微和短暂的，大多不影响治疗。

（5）对本品过敏者禁用。

（6）奥美拉唑注射剂只能用于静脉滴注用，不能用于静脉注射。

**处方⑦**：注射用头孢呋辛纳，每次 1.5g，静脉滴注，每日 2 次。

**【注意事项】**

（1）本品与青霉素类有交叉过敏反应。对青霉素类药过敏者，慎用本品。有青霉素过敏性休克者，不宜再选用本品。

（2）使用本品时，应注意监测肾功能，特别是对接受高剂量的重症患者。

（3）肾功能不全者应减少每日剂量。合并应用强效利尿药或氨基糖苷类抗生素治疗的患者应特别注意，因为曾有合并治疗引起肾功能损害的报道。对于这些患者，最好进行肾功能监测。

（4）本品能引起假膜性小肠结肠炎，对有胃肠道疾病史者，特别是溃疡性结肠炎、局限性肠炎或抗生素相关性肠炎患者，应警惕。

（5）有报道少数患儿使用本品时出现轻、中度听力受损。

**处方⑧**：头孢哌酮钠注射液，静脉注射、肌内注射，成人每次 1～2g，每 12h 1 次，严重感染可增至每次 4g，每 12h 1 次，连续 5～7 天。

儿童每日 50～200mg/kg，分 2～4 次给药，静脉注射或静脉滴注，可用 0.9％氯化钠注射液或 5％葡萄糖注射液溶解稀释供输注。

**【注意事项】**

（1）对青霉素类药物过敏者慎用，对头孢菌素过敏者禁用。

（2）用药期间不宜饮酒及服用含酒精的药物。

（3）肾功能严重减退者慎用。

（4）可干扰体内维生素 K 的代谢，造成出血倾向，大剂量用药时尤应注意。

（5）尚可改变血常规，造成肝、肾损害和导致胃肠道反应。

**处方⑨**：甲硝唑氯化钠注射液，每次 100mL，静脉滴注，每日 2 次，连续 5～7 天。

**【注意事项】**

（1）对诊断的干扰　本品的代谢产物可使尿液呈深红色。

（2）原有肝脏疾病患者，剂量应减少。出现运动失调或其他中枢神经系统症状时应停药。重复一个疗程之前，应做白细胞计数。厌氧菌感染合并肾功能衰竭者，给药间隔时间应由 8h 延长至 12h。

（3）本品可抑制酒精代谢，用药期间应戒酒，饮酒后可能出现腹痛、呕吐、头痛等症状。

（4）孕妇及哺乳期妇女禁用。

（关玉峰）

# 肠　套　叠

肠套叠是指一段肠管套入与其相连的肠腔内，并导致肠内容物通过障碍。肠套叠占肠梗阻的 15％～20％。绝大多数肠套叠是近端肠管向远端肠管内套入，逆性套叠较罕见，不及总例数的 10％。肠套叠可分原发性和继发性两种，原发性肠套叠发生于无病理变化的肠管，多发生于小儿。小儿肠蠕动活跃，在添加辅食的年龄，可因肠蠕动紊乱而发生肠套叠。小儿的上呼吸道或胃肠道感染，常合并肠系膜淋巴结的肿大，也可能影响肠管的正常蠕动而致肠套叠。继发性肠套叠则多见于成人。成人的肠套叠多发生在有病变的肠管，如良性或恶性肿瘤、息肉、结核、粘连以及梅克尔憩室，可影响肠管的正常蠕动，成为肠套叠的诱发因素。有时肠蛔虫症、痉挛性肠梗阻也是发病因素。腺病毒感染与发病有关，在感染时回肠远端呈较显著的肥大和肿胀而作为套叠的起点。少数小儿的肠套叠有明显的机械因素，如梅克尔憩室、息肉、肿瘤、肠壁血肿（如过敏性紫癜）等作为诱因而成为套叠起点。胃肠道的任何部位均可发生肠套叠，根据套叠的部分可以分为空肠套空肠、空肠套回肠、回肠套回肠、回肠套盲肠、回肠套结肠、结肠套结肠（偶见乙状结肠套入直肠）等，其中以回肠套盲肠即回盲型最常见；小肠套小肠即小肠型较少见；结肠套结肠或称结肠型很少见。空肠上端逆行套入胃内，更为罕见。被套入的肠段进入鞘部后，其顶点可继续沿肠管推进，肠系膜也被牵入，肠系膜血管受压迫，造成局部循环障碍，逐渐发生肠管水肿、肠腔阻塞，套入的肠段被绞窄而坏死，鞘部则扩张呈缺血性坏死，甚至穿孔而导致腹膜炎。

## 一、诊断要点

（1）出现肠梗阻症状和体征。

（2）空气或钡剂灌肠 X 线检查可见空气或钡剂在套叠处受阻，套头梗阻端钡剂呈"杯口状"，甚至呈"弹簧"状阴影。

## 二、鉴别诊断

### 1. 急性出血性肠炎

急性出血性肠炎发病急骤，开始以腹痛为主，多在脐周或遍及全腹，为阵发性绞痛或持续性疼痛伴阵发性加重。往往有寒战、发热。多伴腹泻，80%的患者有血便，呈血水样或果酱样，有时为紫黑色血便。60%的患者有恶心、呕吐。约25%的患者病情较严重，可伴有中毒性休克。体检有不同程度的腹胀、腹肌紧张及压痛，肠鸣音一般减弱，有时可触及伴压痛的包块。腹部 X 线检查可见小肠扩张、充气并有液平面，肠间隙增宽显示腹腔内有积液。

### 2. 其他原因所致的慢性腹痛

成人肠套叠往往表现为慢性反复发作，较少发生血便，多呈不完全性肠梗阻，症状较轻，表现为阵发性腹痛发作。需与其他原因所致的慢性腹痛如慢性阑尾炎等相鉴别。

## 三、治疗原则

（1）小儿肠套叠多为原发性，可应用空气或钡剂灌肠法复位，但怀疑有肠坏死者禁忌使用。

（2）灌肠法不能复位或怀疑有肠坏死，或为继发性肠套叠者可行手术疗法。

## 四、一般治疗

（1）非手术治疗　空气或钡剂灌肠法复位。

（2）手术治疗　具体手术方法应根据探查情况决定。无肠坏死者，行手术复位。有困难时，切开外鞘颈部使之复位，然后修补肠壁。已有坏死或合并其他器质性疾病者，可行肠切除吻合术或造瘘术。

## 五、药物处方

**处方①**：头孢哌酮钠，静脉注射或肌内注射，成人每次 1～2g，每 12h 1 次，严重感染可增至每次 4g，每 12h 1 次。连续 5～7 天。

儿童每日 50～200mg/kg，分 2～4 次给药。静脉注射或静脉滴注可用 0.9%氯化钠注射液或 5%葡萄糖注射液溶解稀释供输注。

**【注意事项】**

（1）对青霉素类药物过敏者慎用，对头孢菌素过敏者禁用。

（2）用药期间不宜饮酒及服用含酒精的药物。

（3）肾功能严重减退者慎用。

（4）可干扰体内维生素 K 的代谢，造成出血倾向，大剂量用药时尤应注意。

（5）尚可改变血常规，造成肝、肾损害和导致胃肠道反应。

**处方②**：奥硝唑氯化钠注射液，每次 100mL，静脉滴注，每日 2 次。

**【注意事项】**

（1）肝损伤患者每次用药剂量与正常用量相同，但用药间隔时间要加倍，以免药物蓄积。

（2）使用过程中，如有异常神经症状反应立即停药，并进一步观察治疗。

（3）本品显酸性，与其他药物合用时注意本品低 pH 值对其他药物的影响。

（4）本品与头孢菌素类药及其他半合成抗生素合用时应单独给药，两者不能使用同一稀释液稀释，应分别溶解稀释，分别滴注。

（5）如发现药液浑浊或变色切勿使用。

**处方③**：左氧氟沙星静脉滴注，成人每次 0.5g，每日 1 次。连续 5～7 天。

**【注意事项】**

（1）本制剂专供静脉滴注，滴注时间为每 100mL 至少 60min。本制剂不宜与其他药物同瓶混合静脉滴注，或在同一根静脉输液管内进行静脉滴注。

（2）肾功能减退者应减量或慎用。

（3）有中枢神经系统疾病及癫痫史患者应慎用。

（4）喹诺酮类药物尚可引起少见的光毒性反应。

**处方④**：奥曲肽注射液，每次 0.1mg，皮下注射，每日 3 次。

**【注意事项】**

（1）可出现胃肠道症状、神经系统症状、肝胆疾病、代谢和营养功能紊乱。

（2）局部反应包括疼痛或注射部位的针刺、麻刺或烧灼感，可伴有红肿。这些作用极少持续 15min 以上，而且可以采取注射前让药液达到室温或减少溶剂用量提高药物浓度的方法来减轻局部不适。

（3）长期接受奥曲肽治疗的患者，应注意监测甲状腺功能。

**处方⑤**：盐酸消旋山莨菪碱注射液（654-2），常用量为成人每次肌内注射

5～10mg，小儿 0.1～0.2mg/kg，每日 1～2 次。也可以 0.9％氯化钠注射液 250mL/500mL＋盐酸消旋山莨菪碱注射液（654-2）10mg/20mg，静脉滴注，每日 1～2 次。腹部绞痛缓解可以停用。

**【注意事项】**

（1）急腹症诊断未明确时，不宜轻易使用。

（2）夏季用药时，因其有闭汗作用，可使体温升高。

（3）静脉滴注过程中若出现排尿困难，对于成人可肌内注射新斯的明 0.5～1.0mg 或氢溴酸加兰他敏 2.5～5mg，对于小儿可肌内注射新斯的明 0.01～0.02mg/kg，以解除症状。

**处方⑥：**间苯三酚注射液，每次 40～80mg，肌内注射或静脉注射，每日 1～2 次。

**【注意事项】**

（1）对该药过敏者禁用。

（2）妊娠期及哺乳期妇女用药请遵医嘱。

（3）由于物理化学反应，该注射液不能与安乃近在同一注射针筒混合使用（可引起血栓性静脉炎）。

（4）避免与吗啡及其衍生物类药同用，因这类药物有致痉作用。

**处方⑦：**盐酸屈他维林注射液，40～80mg 盐酸屈他维林静脉内缓慢注射（大约 30s）或与非麻醉镇痛药合用。

**【注意事项】**

血压过低的患者使用本品需要特别注意。静脉途径给予盐酸屈他维林时，患者应取卧位，以防止虚脱。本品含有焦亚硫酸盐，在易感人群中，尤其是对有哮喘和过敏史者能导致过敏反应，出现过敏症状和支气管痉挛。

（1）如果患者对焦亚硫酸钠过敏，应避免胃肠外给药。

（2）对孕妇静脉给药应该特别注意。

（3）胃肠外给予本品，特别是静脉注射，应该避免有潜在危险性的作业，如驾驶和操纵机器。

**处方⑧：**注射用生长抑素，每次 3mg，静脉推注，每 12h 一次。

**【注意事项】**

（1）对该药过敏者禁用。

（2）不建议妇女使用。

（3）少数患者用药后产生恶心、眩晕、脸红等反应。

（4）当滴注本品的速度高于每分钟 50μg 时，患者会出现恶心和呕吐现象。

（5）在治疗初期会引起短暂的血糖水平下降。

（王浩志 关玉峰）

# 痔

痔是一种常见疾病，是肛垫发生病理性肥大、移位，以及肛周皮下血管丛血流瘀滞形成的团块。以坠胀、疼痛、出血或嵌顿等为临床表现。痔的发病率在国内外均较高，我国痔的发病率约为 46.3%，西方国家痔的发病率约为 36.4%。痔分为内痔、外痔、混合痔，内痔常表现为出血和脱垂；外痔常有疼痛、异物感及肛门瘙痒等不适；混合痔具有内、外痔的共同特征。

## 一、诊断要点

（1）内痔

① 便血。无痛性、间歇性、便后有鲜红色血是其特点，也是内痔或混合痔早期常见的症状。便血多因粪便擦破黏膜或排粪用力过猛，引起扩张血管破裂出血。轻者多为大便或便纸上带血，继而滴血，重者为喷射状出血，便血数日后常可自行停止，这对诊断有重要意义。便秘、粪便干硬、饮酒及进食刺激性食物等都是出血的诱因。若长期反复出血，可出现贫血，临床并不少见，应与出血性疾病相鉴别。

② 痔块脱垂。常是晚期症状，多先有便血后有脱垂，因晚期痔体增大，逐渐与肌层分离，排粪时被推出肛门外。轻者只在大便时脱垂，便后可自行回复，重者需用手推回，更严重者是稍加腹压即脱出肛外，以至咳嗽、行走等腹压稍增时，痔状就能脱出，回复困难，无法参加劳动。有少数患者诉述脱垂是首发症状。

③ 疼痛。单纯性内痔无疼痛，少数有坠胀感，当内痔或混合痔脱出嵌顿，出现水肿、感染、坏死时，则有不同程度的疼痛。

④ 瘙痒。晚期内痔、痔块脱垂及肛管括约肌松弛，常有分泌物流出，由于分泌物刺激，肛门周围往往有瘙痒不适，甚至出现皮肤湿疹，患者极为不适。

（2）外痔　外痔以血栓性及结缔组织性多见。

① 血栓性外痔。是外痔最常见一种，常因便秘、排粪、咳嗽、用力过猛或持续剧烈运动后，肛缝静脉破裂，血液在肛缘皮下形成圆形或卵圆形血块。但也可以是无原因的自发性破裂。血块大小可为几毫米至几厘米。主要临床表现为患者突觉肛缘出现一肿块，由于血块将肛门皮肤与皮下组织分开，引起剧痛，行走不便，坐立不安，疼痛在发病后 48h 最剧烈，数日后疼痛减轻，肿块变软，逐渐消散。检查：早期在肛缘皮肤表面可见一暗紫色圆形硬结，界线清楚、较硬、压痛明显。血块可破溃自行排出，伤口自愈或形成脓肿和肛瘘。

② 结缔组织外痔。简称皮垂，大小形状不等，可以单个或多发。常是血栓性外痔或肛门手术的后遗症，多无明显症状，偶有瘙痒、下坠及异物感，如有炎

症则感疼痛。

③ 静脉曲张性外痔。为肛门皮下静脉曲张形成的软性肿块。一般为肛门部肿胀不适，发展缓慢，如有并发症，可出现疼痛、出血。检查见肛门处有肿块，质软，皮下有曲张的静脉。

④ 炎性外痔。为肛门部皮褶发生炎症、水肿。本病表现为局部红肿、疼痛。检查时有触痛，局部充血水肿，并有少量分泌物。

（3）混合痔　是齿状线上下同一痔区的肛垫肥大，相互吻合，括约肌间沟消失，上下连成一个整体。临床表现具有内痔和外痔两种特征，有的单发于右前、右后或左中，有的呈环状，形成环状混合痔。

### 二、鉴别诊断

应注意与直肠癌、直肠息肉及直肠脱垂相鉴别。痔为暗红色圆形柔软的血管团，而直肠癌在直肠指诊时可扪到高低不平的硬块；息肉为圆形、实质性、有蒂、可活动，低位带蒂息肉脱出肛外易误诊为痔脱出；直肠脱垂黏膜呈环形，表面平滑，括约肌松弛，而痔黏膜呈梅花瓣状，括约肌不松弛。

### 三、治疗原则

痔不会转变为其他恶性疾病，偶有出血、脱垂、嵌顿、疼痛等，多经饮食治疗可缓解。对于便秘者应软化大便，排便前后用 1∶5000 高锰酸钾液坐浴，还可根据情况选用痔注射疗法、枯痔钉疗法、胶圈套扎疗法、红外线凝结术、双极透热疗法、肛管扩张术以及手术治疗，手术方式有外剥内扎术、痔环形切除术、吻合器痔环形切除术（PPH）等。痔的治疗是消除症状，而不是消除痔本身，要严格掌握手术适应证，无症状的痔无需治疗，只有当痔有出血、脱垂、嵌顿或血栓形成时才需治疗。

### 四、一般治疗

（1）非手术治疗

① 肠功能调节。保持大便通畅，改变用力屏气排便的习惯。便秘者要找出其病因，如肛管出口梗阻或结肠排空延缓等，要针对性处理。对慢性便秘的患者，建议多食水果及谷类食物，必要时给予轻泻剂，设法运用饮食调节来建立通畅排便。

② 注射方法。用作注射疗法的药物很多，但基本上是硬化剂及坏死剂两大类，由于坏死剂所致并发症较多，目前多主张用硬化剂，但硬化剂若注入量过多，也可发生坏死。注射疗法的目的是将硬化剂注入痔块周围，产生无菌炎性反应，达到小血管闭塞和痔块内纤维增生而硬化萎缩的目的。

③ 枯痔钉疗法。其原理是将枯痔钉插入痔块中心引起异物刺激炎症反应，使痔组织液化、坏死，逐渐愈合而纤维化。适用于 2、3 期内痔或混合痔内痔部分。但在肛管直肠有急性炎症时，不宜用此疗法。

④ 胶圈套扎疗法。其原理是通过器械将小型胶圈套入内痔的根部，利用胶圈较强的弹性阻断内痔的血运，使痔缺血、坏死、脱落而治愈。适用于各期内痔及混合痔的内痔部分，但以 2 期及 3 期的内痔最适宜。不适用于有并发症的内痔。

（2）手术治疗　手术方式有外剥内扎术、痔环形切除术、吻合器痔环形切除术（PPH）等。

**五、药物处方**

**处方①**：适用于急性痔发作。

地奥司明，每次 3 片，口服，每日 2 次（午餐及晚餐时，前四天）；每次 2 片，口服，每日 2 次（午餐及晚餐时，后三天）。

**【注意事项】**

（1）有轻微胃肠道及自主神经紊乱不良反应。

（2）孕妇及哺乳期妇女慎用。

**处方②**：迈芝灵，每次 2 片，口服，每日 2 次。

**【注意事项】**

饭后服用，药片需完整服下。

**处方③**：适用于便秘者。

麻仁软胶囊，每次 2 粒，口服，每日 1 次。

芪蓉润肠口服液，每次 10mL，口服，每日 3 次。

**【注意事项】**

（1）麻仁软胶囊孕妇禁用，青壮年慎用。

（2）芪蓉润肠口服液用于气阴两虚，脾肾不足者。

**处方④**：槐角丸，每次 1 丸，口服，每日 1 次。

**【注意事项】**

（1）忌烟酒及油腻、刺激性食物。

（2）保持大便通畅。

（3）儿童、孕妇、哺乳期妇女、年老体弱及脾虚大便溏者慎用。

（4）有高血压、心脏病、肝病、糖尿病、肾病等慢性病严重者慎用。

（5）对本品过敏者禁用，过敏体质者慎用。

（李振凯　董茂盛）

# 肛　　裂

肛裂是齿状线以下肛管皮肤全层的小溃疡。其方向与肛管纵轴平行，长 0.5～1.0cm，呈梭形或椭圆形，愈合困难，是中青年人产生肛管处剧痛的常见原因。肛管浅表裂伤因其能很快自愈，且常无症状，故能视为肛裂。肛裂好发于肛管后中处，若肛管侧方有肛裂，或有多个裂口，可能是肠道炎性疾病的早期表现。

### 一、诊断要点

（1）疼痛　肛裂可因排粪引起周期性疼痛，这是肛裂的主要症状。排粪时，粪块刺激溃疡面的神经末梢，患者立刻感到肛门的灼痛，但便后数分钟疼痛缓解，此期称疼痛间歇期。以后因内括约肌痉挛，又产生剧痛，此期可持续半小时至数小时，使患者坐立不安，很难忍受，直至括约肌疲劳后，肌肉松弛，疼痛缓解。但再次排便，又发生疼痛。以上临床称为肛裂疼痛周期。疼痛还可放射到会阴部、臀部、大腿内侧或骶尾部。

（2）便秘　此为肛裂的病因，又是肛裂的后果。肛裂后患者因肛门疼痛不愿排便，久而久之引起便秘，粪便更为干硬，便秘又可使肛裂加重，形成恶性循环，使肛裂难以愈合。

（3）便血　排便时常在粪便表面或便纸上见有少量新鲜血迹，或滴鲜血。大出血少见。

（4）其他　如肛门瘙痒、分泌物、腹泻等。

### 二、鉴别诊断

应注意与其他疾病引起的肛管溃疡相鉴别，如克罗恩病、溃疡性结肠炎、结核、肛周肿瘤、梅毒、软下疳等引起的肛周溃疡相鉴别，必要时可以取活组织做病理学检查以明确诊断。

### 三、治疗原则

软化大便，保持大便通畅，制止疼痛，解除括约肌痉挛，中断恶性循环，促使创面愈合。

### 四、一般治疗

（1）保持大便通畅　口服缓泻剂，使大便松软、润滑，增加多纤维食物摄入和改变排便习惯，逐步纠正便秘的发生。

（2）局部坐浴　排便前后用 1∶5000 温高锰酸钾溶液坐浴，保持局部清洁。

（3）肛管扩张　适用于急性或慢性肛裂不并发乳头肥大及前哨痔者。优点是操作简便，不需要特殊器械，疗效迅速，术后只需每天坐浴即可。

（4）手术治疗　对经久不愈，非手术治疗无效的慢性肛裂患者可采用手术治疗。

（5）激光治疗　主要用于慢性肛裂的治疗。

### 五、药物处方

**处方①**：0.2%硝酸甘油软膏，涂于肛裂处，每日 2 次，共 4～6 周。

**【注意事项】**

（1）年龄小于 18 岁禁用；已知对硝酸盐类药物过敏者禁用；低血压、体位性低血压、低血容量症患者禁用；由脱水或失血引起的脑损伤、颅内出血、脑供血不足、偏头痛、复发性头痛患者禁用；主动脉狭窄、心脏瓣膜狭窄、心包炎、心包积液、阻碍心脏正常跳动患者禁用；重度贫血、闭角型青光眼患者禁用；严重肝脏疾病、心力衰竭、严重肾脏疾病患者禁用。

（2）局部用药，不得口服。

（3）用后请洗手，用药期间从卧位或坐位突然站起须谨慎，以免突发体位性低血压。

（4）避免接触眼睛和其他黏膜（如口、鼻等）。

（5）部分患者首次使用可能导致头晕、头重、视物模糊、头痛或疲劳，驾驶员或机器操作者人员慎用。

**处方②**：肉毒杆菌毒素，5U，肛裂旁经外括约肌注入，每日 1 次。

**【注意事项】**

妊娠、哺乳期妇女禁用；患有神经肌肉系统疾病，如重症肌无力、多发性硬化等疾病者禁用；上睑下垂的患者禁用；服用氨基糖苷类抗生素的患者禁用；非常瘦弱的患者禁用，因肌肉太薄，注射后容易弥散到周围肌肉发生副作用；对白蛋白或对肉毒杆菌毒素过敏的过敏体质患者禁用；患有严重心、肝、肾、肺疾病和患有结缔组织病的患者禁用。

**处方③**：适用于有痔的患者。

地奥司明，每次 2 片（500mg/片），口服，每日 2 次（午餐及晚餐时，前四天）。

**【注意事项】**

（1）有轻微胃肠道及自主神经紊乱不良反应。

（2）孕妇及哺乳期妇女慎用。

**处方④**：适用于便秘者。

麻仁软胶囊，每次 2 粒，口服，每日 1 次。

芪蓉润肠口服液，每次 10mL，口服，每日 3 次。

**【注意事项】**

（1）麻仁软胶囊，孕妇禁用，青壮年慎用。

（2）芪蓉润肠口服液用于气阴两虚、脾肾不足者。

（李振凯　董茂盛）

# 肛　瘘

肛瘘，是指肛管周围的肉芽肿性管道，由内口、瘘管、外口三部分组成。内口常位于肛窦，多为一个；外口在肛周皮肤上，可为一个或多个，经久不愈或间歇性反复发作。任何年龄均可发病，但多见于青壮年男性。大部分肛瘘由直肠肛管周围脓肿引起，脓肿自行破溃或切开引流处形成外口，位于肛周皮肤。由于外口生长较快，脓肿常假性愈合，导致脓肿反复发作破溃或切开，形成多个瘘管和外口，使单纯性肛瘘成为复杂性肛瘘。按瘘管位置高低可以分为低位肛瘘（瘘管位于外括约肌深部以下）和高位肛瘘（瘘管位于外括约肌深部以上），根据瘘管的多少分为单纯性肛瘘（只有一个瘘管）和复杂性肛瘘（有多个瘘口和瘘管）。按瘘管与括约肌的关系分为以下四类：①肛管括约肌间型，约占肛瘘的 70%，多因肛管周围脓肿引起；②经肛管括约肌型，约占 25%，多因坐骨肛管间隙脓肿引起，可为低位或高位肛瘘；③肛管括约肌上型，为高位肛瘘，较为少见，约占 4%；④肛管括约肌外型，最少见，仅占 0.5%。本病的临床表现是以瘘外口流出少量脓性、血性、黏液性分泌物为主要症状。较大的高位肛瘘，因瘘管位于括约肌外，不受括约肌控制，常有粪便及气体排出。由于分泌物的刺激，使肛门部潮湿瘙痒，有时形成湿疹。当外口愈合，瘘管中有脓肿形成时，可感到明显疼痛，同时可伴有发热寒战、乏力等全身感染症状，脓肿穿破或切开引流后，症状缓解。

## 一、诊断要点

（1）瘘外口流出少量脓性、血性、黏液性分泌物。

（2）检查时在肛周皮肤上可见到单个或多个外口，挤压时有脓性或脓血性分泌物排出。若瘘管位置较低，直肠指诊时可触及条索样瘘管。内口的位置至关重要，可用软质探针探查、亚甲蓝注射、彩超、碘油瘘管造影及盆腔核磁共振成像判断内口位置。

（3）核磁共振成像（MRI）　无创，软组织分辨率高，对瘘管显示清楚，T1WI 可显示肛周解剖结构，活动性瘘管内因含脓液而在 T2WI 呈高信号，慢性瘘管因为纤维化而表现为低信号。

## 二、鉴别诊断

对于复染、多次手术的病因不明的患者，应做钡剂灌肠或结肠镜检查，以排除 Crohn 病和溃疡性结肠炎。动态、增强磁共振成像（DCE-MRI）对脓肿、炎性肉芽组织也可进一步鉴别，在 DCE-MRI 序列上脓肿表现为边缘环形强化、中心未强化，炎性肉芽组织表现为不均匀强化。

### 三、治疗原则

肛瘘极少自愈，不治疗会反复发作而形成直肠肛管周围脓肿；肛瘘的治疗目标是尽可能减少括约肌损伤，消除肛瘘内口和任何相通的上皮化瘘管。

### 四、一般治疗

（1）瘘管填塞术　考虑到切开和剔除术都会断开瘘管经过的肛门括约肌，国内外尝试采取一些特殊材料来填塞瘘管，可以不伤及肛门肌肉而治愈肛瘘。方法为 0.5％甲硝唑、0.9％氯化钠注射液冲洗瘘管后，用生物蛋白胶自外口注入。此方法治愈率较低，约为 25％。适用于单纯性肛瘘。

（2）手术治疗　原则是将瘘管切开或切除，形成敞开的创面，促使愈合。手术的关键是尽量减少肛门括约肌的损伤，防止肛门失禁，同时避免瘘的复发。对于复杂性肛瘘，以下不同方法可结合采用。

① 瘘管切开术。将瘘管全部切开开放，靠肉芽组织生长使伤口愈合。适用于低位肛瘘，因瘘管在外括约肌深部以下，切开后只损伤外括约肌皮下部和浅部，不会出现术后肛门失禁。

② 挂线疗法。利用橡皮筋或有腐蚀作用药线的机械性压迫作用，缓慢切开肛瘘。适用于距肛门 3～5cm 内，有内外口的低位或高位单纯性肛瘘，或作为复杂性肛瘘切开、切除的辅助治疗。它的最大优点是不会造成肛门失禁。但缺点是疼痛明显，尤其是还需要二次紧线，疗程相对较长。

③ 肛瘘切除术。切开瘘管并将瘘管壁全部切除至健康组织，创面不予缝合，若创面较大，可部分缝合，部分敞开。适用于低位单纯性肛瘘。

### 五、药物处方

**处方①**：高锰酸钾片，每次 0.1g，坐浴，每日 3 次。

**【注意事项】**

（1）本品仅供外用，切忌口服。

（2）本品水溶液易变质，故应临用前用温水配制，并立即使用。

（3）配制时不可用手直接接触本品，以免被腐蚀或染色，切勿将本品误入眼中。

（4）应严格按用法与用量使用，如浓度过高可损伤皮肤和黏膜。

（5）长期使用，易使皮肤着色，停用后可逐渐消失。

（6）用药部位如有灼烧感、红肿等情况，应停止用药，并将局部药物洗净，必要时向医师咨询。

（7）对本品过敏者禁用，过敏体质者慎用。

（8）本品性状发生改变时禁止使用。

（9）请将本品放在儿童不能接触的地方。

（10）儿童必须在成人监护下使用。

（11）如正在使用其他药品，使用本品前请咨询医师或药师。

**处方②**：注射用头孢唑林钠，静脉缓慢推注、静脉滴注或肌内注射，成人常用剂量为每次 0.5～1g，每日 2～4 次，严重感染可增加至每日 6g，分 2～4 次静脉给予。

**【注意事项】**

（1）对青霉素过敏或过敏体质者慎用。

（2）约 1‰ 的用药患者可出现直接和间接 Coombs 试验阳性及尿糖假阳性反应（硫酸铜法）。

（3）静脉注射发生血栓性静脉炎和肌内注射区疼痛均较头孢噻吩少而轻。

（4）药疹发生率为 1.1‰，嗜酸性粒细胞增高的发生率为 1.7‰，偶有药物热。

（5）个别患者可出现暂时性血清氨基转移酶、碱性磷酸酶升高。

（6）肾功能减退患者应用高剂量（每日 12g）的本品时可出现脑病反应。

（7）白念珠菌二重感染偶见。

**处方③**：甲硝唑注射液，静脉给药，首次按 15mg/kg，维持量按 7.5mg/kg，每 6～8h 静脉滴注一次。

**【注意事项】**

（1）对诊断的干扰　本品的代谢产物可使尿液呈深红色。

（2）原有肝脏疾病患者，剂量应减少。出现运动失调或其他中枢神经系统症状时应停药。重复一个疗程之前，应做白细胞计数。厌氧菌感染合并肾功能衰竭者，给药间隔时间应由 8h 延长至 12h。

（3）本品可抑制酒精代谢，用药期间应戒酒，饮酒后可能出现腹痛、呕吐、头痛等症状。

（4）若遇药液浑浊、异物、瓶身破裂、轧口松动等，请勿使用。一次使用不完，禁止再用。

**处方④**：奥硝唑氯化钠注射液，成人起始剂量为 0.5～1g，然后每 12h 静脉滴注 0.5g，连用 3～6 天。如患者症状改善，建议改用口服制剂。

**【注意事项】**

（1）禁用于对本品及其他硝基咪唑类药物过敏的患者。

（2）禁用于脑和脊髓发生病变、癫痫及各种器官硬化症患者。

（3）禁用于器官硬化症、造血功能低下、慢性酒精中毒患者。

（4）肝损伤患者每次用药剂量与正常用量相同，但用药间隔时间要加倍，以免药物蓄积。

（5）使用过程中，如有异常神经症状反应即停药，并进一步观察治疗。

**处方⑤**：注射用头孢曲松钠，每 24h 1～2g 或每 12h 0.5～1g。最高剂量每日 4g。疗程 7～14 日。

**【注意事项】**

（1）交叉过敏反应　对一种头孢菌素或头霉素过敏者对其他头孢菌素或头霉素也可能过敏。对青霉素类、青霉素衍生物或青霉胺过敏者也可能对头孢菌素或头霉素过敏。对青霉素过敏患者应用头孢菌素时发生过敏反应者达 5%～10%；如做免疫反应测定时，则对青霉素过敏患者对头孢菌素过敏者达 20%。

（2）对青霉素过敏患者应用本品时应根据患者情况充分权衡利弊后决定。有青霉素过敏性休克或即刻反应者，不宜再选用头孢菌素类。

（3）有胃肠道疾病史者，特别是溃疡性结肠炎、局限性肠炎或抗生素相关性肠炎（头孢菌素类很少产生假膜性小肠结肠炎）者应慎用。

（4）由于头孢菌素类毒性低，所以有慢性肝病患者应用本品时不需调整剂量。患者有严重肝肾损害或肝硬化者应调整剂量。

（5）肾功能不全患者肌酐清除大于 5mL/min，每日应用本品剂量少于 2g 时，不需作剂量调整。血液透析清除本品的量不多，透析后无须增补剂量。

（6）对诊断的干扰　应用本品的患者以硫酸铜法测尿糖时可出现假阳性反应，以葡萄糖酶法则不受影响；血尿素氮和血清肌酐可有暂时性升高；血清胆红素、碱性磷酸酶、丙氨酸氨基转移酶（ALT）和天冬氨酸氨基转移酶（AST）皆可升高。

（7）本品作深部臀肌注射时，每侧不可超过 1g。

（8）新鲜配制溶液放于 5℃以下，可维持 24h 有效，而在室温只能保存 6h。

（9）本品与氨基糖苷类药物不能混于同一注射器内注射，必须分别注射。

（10）本品不能加入哈特曼氏以及林格氏等含有钙的溶液中使用。

**处方⑥**：注射用头孢呋辛钠，每次 1.5g，静脉滴注，每天 2 次。

**【注意事项】**

（1）本品与青霉素类有交叉过敏反应。对青霉素类药过敏者慎用本品。有青霉素过敏性休克者，不宜再选用本品。

（2）使用本品时，应注意监测肾功能，特别是对接受高剂量的重症患者。

（3）肾功能不全者应减少每日剂量。合并应用强效利尿药或氨基糖苷类抗生素治疗的患者应特别注意，因为曾有合并治疗引起肾功能损害的报道。对于这些患者，最好进行肾功能监测。

（4）本品能引起假膜性小肠结肠炎，对有胃肠道疾病史者，特别是溃疡性结肠炎、局限性肠炎或抗生素相关性肠炎患者，应警惕。假膜性小肠结肠炎诊断确立后，应给予适宜的治疗。轻度者停药即可，中、重度者应给予液体、电解质、蛋白质补充，并需选用对梭状芽孢杆菌有效的抗生素类药物治疗。

（5）有报道少数患儿使用本品时出现轻、中度听力受损。

**处方⑦**：头孢哌酮钠注射液，静脉注射、肌内注射，成人 1～2g，每 12h 1 次，严重感染可增至 1 次 4g，每 12h 1 次。连续 5～7 天。

儿童每日 50～200mg/kg，分 2～4 次给药。静脉注射或静脉滴注可用 0.9％氯化钠注射液或 5％葡萄糖注射液溶解稀释供输注。

**【注意事项】**

（1）对青霉素类药物过敏者慎用，对头孢菌素过敏者禁用。

（2）用药期间不宜饮酒及服用含酒精的药物。

（3）肾功能严重减退者慎用。

（4）可干扰体内维生素 K 的代谢，造成出血倾向，大剂量用药时尤应注意。

（5）尚可改变血常规，造成肝、肾损害和导致胃肠道反应。

**处方⑧**：甲硝唑片，口服，每日 0.6～1.2g(3～6 片)，分 3 次服，7～10 日为 1 个疗程。

**【注意事项】**

（1）对诊断的干扰　本品的代谢产物可使尿液呈深红色。

（2）原有肝脏疾病患者剂量应减少。出现运动失调或其他中枢神经系统症状时应停药。重复一个疗程之前，应做白细胞计数。厌氧菌感染合并肾功能衰竭者，给药间隔时间应由 8h 延长至 12h。

（3）本品可抑制酒精代谢，用药期间应戒酒，饮酒后可能出现腹痛、呕吐、头痛等症状。

（朱显军　关玉峰）

# 原发性下肢静脉曲张

原发性下肢静脉曲张是指隐静脉、浅静脉伸长、迂曲而呈曲张状态，多见于从事持久站立工作、体力活动强度高或久坐少动者。多由于浅静脉第一对瓣膜（股隐静脉瓣膜）关闭不全导致的浅静脉血流反流，增加下肢静脉压力引起。其次，先天性的静脉壁薄弱也是重要原因，患者常合并有周身或局限性的静脉壁缺陷，在静脉压力增加的情况下，便产生静脉的迂曲、扩张。最后，长期站立、肥胖和腹腔压力等因素因可增加静脉压力均会增加静脉曲张发展发生的可能。

**一、诊断要点**

（1）原发性下肢静脉曲张以大隐静脉曲张为多见，主要表现下肢浅静脉扩张、迂曲，下肢沉重、乏力感。

（2）下肢浅表静脉呈蚯蚓状分布。

（3）下肢静脉曲张可分为以下 6 级：

C1 级：有毛细血管扩张、网状静脉、踝部潮红。

C2 级：有下肢静脉曲张，直径大于 5mm，下肢皮肤表面有静脉隆起。

C3 级：有水肿。

C4 级：有静脉病变引起的皮肤改变，如色素沉着、湿疹和皮肤硬化等。

C5 级：有静脉病变引起的皮肤改变和已愈合的溃疡。

C6 级：有静脉病变引起的皮肤改变和正在发作的溃疡。

**二、鉴别诊断**

**1. 下肢深静脉血栓后遗症**

可出现浅表静脉迂曲、扩张；有深静脉血栓形成病史，下肢肿胀明显，皮温升高。

**2. 动静脉瘘**

患肢皮温升高，局部触及震颤或有血管杂音。

**三、治疗原则**

C1 级可予非手术治疗，C2 级及以上建议微创手术治疗。

#### 四、一般治疗

（1）非手术疗法 患肢穿着医用弹力袜或弹力绷带。应避免久坐、久站或背担重物等高强度体力活动。非手术疗法仅能改善症状。

（2）微创治疗

① 硬化剂注射法。硬化剂常用聚多卡醇、聚桂醇-400、5％鱼肝油酸钠。硬化剂疗法有多种，其中以下肢静脉曲张的泡沫硬化疗法最常见。把液体硬化剂与气体充分混合形成的致密的具有泡沫性质的硬化剂，更好地排空静脉中的血液，更持久地停留在靶静脉内，增大药物的局部浓度，引起靶血管内膜的损伤而逐渐形成肉芽组织，继之纤维化并且在静脉腔内增生重塑，最终形成不可压缩条索状纤维组织。

② 静脉腔内激光闭合术。激光纤维置入浅静脉主干腔内，末端接触静脉壁及血液，产生光热作用，一方面引起静脉内壁损伤，结构破坏，另一方面引起局部血栓形成，从而导致静脉纤维化以及血栓栓塞，进而导致静脉闭合。适用于轻中度静脉曲张。

③ 静脉腔内射频闭合术。基本同激光闭合术，本方法通过射频方法产生热能，进而导致静脉壁内蛋白纤维发生热凝固、结构破坏，进而纤维化、变性、挛缩。

（3）外科手术 大隐或小隐静脉高位结扎及主干与曲张静脉剥脱术。

#### 五、药物处方

**处方①**：草木犀流浸液片，口服，每日 3 次，每次 2～4 片。

**【注意事项】**

（1）平素有胃肠疾病患者改为饭后服用。

（2）儿童和老年患者减少用量。

（3）孕妇慎用。

**处方②**：多磺酸黏多糖乳膏，外用，将 5cm 的乳膏涂在患处并轻轻按摩，每日 2 次。

**【注意事项】**

（1）适用于硬化术后辅助治疗。

（2）不可直接涂抹于破损的皮肤和开放性伤口，避免接触眼睛或黏膜。

（唐郁宽 黄 晨）

# 下肢静脉炎

下肢静脉炎是临床上的多发病、常见病。男女均可发病，以青壮年多见。血栓性浅下肢静脉炎可以发生于身体的各个部位，通常多发于四肢，其次是胸腹壁，少数呈游走性发作。临床特点为沿浅静脉走行突然发生红肿、灼热、疼痛或压痛，出现条索状物或硬结。急性期后，条索状物变硬，局部皮肤色素沉着。

## 一、诊断要点

（1）血栓性深下肢静脉炎早期表现为患肢肿胀，局部皮肤红、肿、热、痛，劳累后加重，休息后缓解，随病情发展，出现患肢营养障碍，皮肤瘙痒、脱屑、色素沉着呈黑色，湿疹样皮炎，可伴有静脉曲张，后期出现经久不愈的皮肤溃疡，长期溃疡可导致皮肤癌变。

（2）游走性浅下肢静脉炎初期表现为局部皮肤红、肿、热、痛，可触及皮下硬结或条索状物，压痛，炎症消退后皮肤色素沉着呈黑色，可反复多次发作，位置不定，呈游走性。

## 二、鉴别诊断

需与以下疾病相鉴别：

### 1. 动脉粥样硬化闭塞症

早期出现下肢疼痛，但该病好发于老年人，大中动脉发病为主，皮温下降，皮肤苍白，足背动脉搏动减弱。

### 2. 血栓闭塞性脉管炎

本病多见于青壮年，好发于下肢，有吸烟病史。患肢不同程度的缺血症状，患肢怕冷，皮肤温度降低，感觉异常及疼痛，患肢末端出现缺血性溃疡或坏疽。足背动脉或胫后动脉搏动减弱或消失。

### 3. 淋巴管炎

伤口近侧出现一条或多条红线，局部硬肿并有压痛，伴有发热、恶寒、乏力等全身临床表现。

## 三、治疗原则

查找病因，消炎去肿，局部热敷理疗，手术治疗。

## 四、一般治疗

（1）卧床休息，下肢抬高。

（2）局部进行湿热敷、红外线照射等。

（3）怀疑导管细菌感染所致者，进行血培养，导管培养。

（4）有脓液者穿刺抽脓，行脓液培养。

## 五、药物处方

**处方①**：0.9％氯化钠注射液 100mL＋注射用青霉素钠 400 万 U（需皮试阴性），静脉滴注，每日 2 次。

甲硝唑氯化钠注射液 100mL，静脉滴注，每日 1 次。

或 0.9％氯化钠注射液 100mL＋注射用头孢呋辛钠 1.5g（需皮试阴性），静脉滴注，每日 2 次。

甲硝唑氯化钠注射液 100mL，静脉滴注，每日 1 次。

**【注意事项】**

（1）不良反应主要有胃肠道反应，如恶心、呕吐等；过敏反应，如斑丘疹、荨麻疹等；还可引起中性粒细胞减少、血红蛋白减少、血小板减少等；其他反应有头痛、发热、寒战、注射部位疼痛及静脉炎、菌群失调等。

（2）对青霉素及头孢类药物过敏者禁用；合并严重胆囊炎患者、严重肾功能不全患者慎用；用药期间禁酒及禁服含酒精药物。

**处方②**：适用于青霉素、头孢菌素类药物过敏者。

左氧氟沙星氯化钠注射液，0.5g，静脉滴注，每日 1 次。

甲硝唑氯化钠注射液，100mL，静脉滴注，每日 1 次。

**【注意事项】**

（1）不良反应主要有恶心、呕吐、腹泻、腹胀、消化不良等；偶有震颤、麻木感、视觉异常、耳鸣、嗜睡、头晕等；过敏反应，如斑丘疹、荨麻疹等；还可引起中性粒细胞减少、血小板减少、嗜酸性粒细胞增加等；偶可见血尿素氮升高、一过性肝功能异常等；其他反应有罕见全血细胞减少、中毒性表皮坏死松解症、多形性红斑、急性重型肝炎等。

（2）对喹诺酮类药物过敏者禁用；妊娠、哺乳期妇女及 18 岁以下患者禁用。

**处方③**：适用于静脉有曲张者。

地奥司明，每次 2 片，口服，每日 2 次（午餐及晚餐时）。

迈芝灵，每次 2 片，口服，每日 2 次。

**【注意事项】**

（1）有轻微胃肠道及自主神经紊乱不良反应。

（2）孕妇及哺乳期妇女慎用。

**处方④**：50％硫酸镁溶液或 0.02％呋喃西林溶液，局部湿敷。

**【注意事项】**

（1）硫酸镁溶液浓度勿过高，高浓度可引起脱水。

（2）呋喃西林溶液可引起过敏性皮炎，过敏体质者慎用。

（李振凯　董茂盛）

# 深静脉血栓形成

深静脉血栓形成（deep venous thrombosis，DVT）是仅次于脑血管和冠状动脉疾病的第三大血管疾病，发病率约为 1‰，且呈逐年上升趋势。深静脉血栓形成以下肢多见。DVT 除导致下肢肿胀、慢性疼痛以及下肢溃疡不愈等症状外，60％以上的患者合并有肺栓塞（PE），病死率约 12％，被称为"隐秘性杀手"。如果 DVT 在早期未得到有效治疗，可能导致血栓后综合征（PTS），将影响患者的工作和生活。

DVT 发病机制被认为与静脉血流缓慢、血液处于高凝状态、血管内膜损伤三要素有关。其中原发性危险因素有抗凝血酶缺乏、血栓调节因子异常、高同型半胱氨酸血症、抗磷脂抗体综合征、纤溶酶原激活物抑制因子过量等。继发性危险因素主要有髂静脉压迫综合征（iliac vein compression syndrome，IVCS）、创伤、骨折、外科手术、肿瘤、长期卧床等。发病高峰在每年的 11 月至次年 4 月；中老年患者居多。下肢深静脉血栓形成分型主要有以下几种。按部位分：①周围型，股浅静脉下段以下的深静脉血栓形成；②中央型，髂股静脉血栓形成；③混合型，全下肢 DVT。临床上的 DVT 可分为：①急性期，指发病 14 天以内；②亚急性期，指发病 15～28 天；③慢性期，指发病 28 天以后；④后遗症期，指出现 PTS 症状；⑤慢性期或后遗症期急性发作，指在慢性期或后遗症期，疾病再次急性发作。

**一、诊断要点**

（1）最常见的主要临床表现是一侧肢体的突然肿胀，局部感疼痛，行走时加剧，轻者局部仅感沉重，站立时症状加重。

（2）皮温升高，局部发红，可出现局部硬结，静脉曲张；随着病情进展，可能出现静脉性溃疡。

（3）疾病体征

① 患者下肢肿胀。

② 静脉血栓部位常有压痛。

③ Homans 征，将足向背侧急剧弯曲时，可引起小腿肌肉深部疼痛。小腿深静脉血栓形成时，Homans 征常为阳性。这是由于腓肠肌及比目鱼肌被动伸长时，刺激小腿血全静脉而引起。

④ 浅静脉曲张。深静脉阻塞可引起浅静脉压升高，发病 1、2 周后可见浅静脉曲张。

⑤ 局部皮肤皮温升高。

⑥ 局部皮肤颜色发红，色素沉着。

⑦ 可出现静脉溃疡。

（4）辅助检查

① 超声检查时，下肢正常静脉被压迫后管腔可消失，含血栓的静脉被压迫后管腔不消失且腔内回声增强。超声检查无创，可作为急性下肢深静脉血栓形成

（LEDVT）筛选和随诊的首选方法。

② CT 检查。血管造影在检出 DVT 的同时，可评估血栓周围组织的情况，是否有外压性因素。

③ 磁共振检查。常用于 DVT 临床诊断的磁共振技术主要有 3 种：对比增强磁共振静脉血管成像技术（contrast enhanced magnetic resonance venography，CE-MRV）、平衡稳态自由进动成像技术（balanced steady-statefree precession，BSSFP）和反转梯度回波磁共振血栓成像技术（magnetic resonance direct thrombusimaging，MRDTI）。其中 CE-MRV 用于判断血栓是否存在及分布区域，其敏感性、准确性均优于超声。

④ 顺行静脉造影仍是目前诊断下肢深静脉血栓的金标准。

## 二、鉴别诊断

**1. 急性动脉栓塞**

本病可出现下肢突然疼痛。患者出现下肢皮温下降，皮肤苍白，足背动脉搏动消失等症状及体征，容易鉴别。

**2. 下肢淋巴管阻塞**

下肢肿胀范围大，出现"象皮腿"，肿胀部位难以按压使其凹陷，消肿药无法缓解。

**3. 心功能不全**

慢性心功能不全容易引起下肢肿胀，但一般为双下肢体同时肿胀。

## 三、治疗原则

下肢深静脉血栓形成的治疗原则包括预防肺栓塞、静脉再通、保留静脉瓣功能等。

## 四、一般治疗

（1）抗凝治疗　即应用肝素或低分子肝素，低分子肝素再与华法林重叠 3～5 天，要求国际标准化比值（INR）在 2～3。这是治疗下肢深静脉血栓形成的标准方法，不管患者处于急性期、亚急性期、慢性期都需要抗凝。

（2）溶栓治疗　血栓处于急性期（0～14 天，现已扩展至 3 周内）可以采取溶栓治疗，现一般采用介入导管溶栓。溶栓应该考虑安全性、时效性和综合性因素。

① 安全性。对急性静脉血栓、反复出现的静脉血栓、肺栓塞风险未能解除、易栓症、不可使用抗凝治疗的患者，应该考虑介入治疗前置入下腔静脉滤器。

② 时效性。如明确诊断的急性 DVT，应尽快实施介入治疗，以缩短病程、提高管腔再通率，确保静脉瓣膜功能良好。

③ 综合性。对于 LEDVT，可采用导管抽吸、机械旋切、支架植入、导管溶栓等多种介入方法。

（3）介入治疗

① 下腔静脉滤器的置入。肺栓塞是 LEDVT 的严重并发症，急性大面积肺栓塞是患者猝死的常见原因之一。下腔静脉滤器用于预防 LEDVT 脱落引起的肺栓塞，目前滤器的种类主要有临时性滤器和永久性滤器等。

② 经导管直接溶栓。经导管直接溶栓（catheterdirected thrombolysis，CDT）是目前临床最常用的一种治疗方法，通过导管直接灌注溶栓药溶解血栓。该技术的优势在于提高直接作用血栓的药物浓度，还能保护患肢近端深静脉瓣膜，减少全身出血并发症的发生率、降低 PTS 的发生率。

③ 经皮机械性血栓清除术。经皮机械性血栓清除术是指将特殊的导管装置送入血管腔内起到消融血栓的作用。

④ 经皮腔内血管成形术（percutaneous transluminal angioplasty，PTA）及支架置入术。各种原因引起的髂静脉压迫综合征（May-Thurner 或 Cockett 综合征）都可采用 PTA 及支架置入术治疗。

**五、药物处方**

**处方①**：低分子肝素，皮下注射，按 0.1mL/10kg 的剂量每 12h 注射一次。血栓处于急性期可连续治疗 10 天，如更换华法林代替，需重叠 5 天后再停用该药。

【注意事项】

（1）不同浓度的低分子肝素可能用不同的单位系统（非标准单位或 mg）表示，使用前要特别注意。

（2）存在发生肝素诱发血小板减少症的可能，在使用低分子肝素的治疗过程中，应全程监测血小板计数。

（3）肝素能抑制肾上腺分泌醛固酮而导致高钾血症，尤其是血浆钾升高或血浆钾有升高风险的患者，如糖尿病患者、慢性肾功能衰竭的患者，对有高钾血症风险的患者应监测血浆钾水平。

（4）部分患者可出现皮肤过敏，有时为迟发型皮肤过敏。

**处方②**：华法林，口服，第 1～3 天每天 3mg（年老体弱及糖尿病患者半量即可），3 天后可给维持量一日 2.5～5mg（可参考凝血时间调整剂量，使 INR 值达 2～3，亚洲人不超过 2.5）。因本品起效缓慢，需要同时应用肝素，待本品充分发挥抗凝效果后再停用肝素。疗程：建议 6～12 个月或更长，对于反复发病的深静脉血栓形成和易栓塞患者，建议长期抗凝，但需定期进行出血风险评估。

【注意事项】

（1）严格掌握适应证。

（2）个体差异较大，治疗期间应严密观察病情，并依据凝血酶原时间、INR值调整用量。治疗期间还应严密观察患者口腔黏膜、鼻腔、皮下出血、大便隐血、血尿等，用药期间应避免不必要的手术操作，择期手术者应停药7天。

（3）若发生轻度出血，或凝血酶原时间已显著延长至正常的2.5倍以上，应立即减量或停药。严重出血可静脉注射维生素 $K_1$ 10～20mg，用以控制出血，必要时可输全血、血浆或凝血酶原复合物。

（4）由于本品系间接作用抗凝药，半衰期长，给药5～7日后疗效才可稳定，因此，维持量足够与否务必观察5～7天后方能定论。

**处方③**：利伐沙班，口服，推荐急性血栓前三周每次15mg，每日2次，之后维持治疗20mg，每日1次。疗程：建议6～12个月或更长，对于反复发病的深静脉血栓形成和易栓患者，建议长期抗凝，但需定期进行出血风险评估。

**【注意事项】**

（1）利伐沙班将使出血的风险升高，且可能引起严重或致死性的出血。

（2）在决定是否为具有较高出血风险的患者应用利伐沙班时，必须权衡血栓栓塞事件的风险与出血的风险。

（3）临床有明显出血倾向的患者禁用。

（唐郁宽　黄　晨）

# 下肢动脉硬化闭塞症

下肢动脉硬化闭塞症是由于下肢动脉粥样硬化斑块形成，引起下肢动脉狭窄、闭塞，进而导致肢体慢性缺血。流行病学调查显示吸烟、糖尿病、高脂血症、高血压病、高同型半胱氨酸血症、高凝状态、血液黏着性增高及高龄等是下肢动脉硬化闭塞症的危险因素。

## 一、诊断要点

（1）最早出现的症状是患肢发凉、麻木和间歇性跛行，随着病情发展，缺血程度加重，出现下肢持续的静息痛，常在肢体抬高位时加重，下垂位时减轻，疼痛在夜间更为剧烈。

（2）患肢皮肤苍白、皮温降低、感觉减退，后期可产生趾、足或小腿的干性坏疽和溃疡。

（3）糖尿病患者常有继发感染。

（4）足背动脉减弱或消失，腘动脉搏动减弱或消失。

（5）对于临床表现的严重程度，可用 Fontine 分期进行划分。

第1期，轻微主诉期。患者仅感觉患肢皮温降低、怕冷，或轻度麻木，活动后易疲劳。血管造影未见血管明显异常。

第2期，间歇性跛行期。当患者在行走时，小腿易产生痉挛、疼痛及疲乏无力，必须停止行走，休息片刻后，症状有所缓解，才能继续活动。如再行走一段距离后，症状又重复出现。小腿间歇性跛行是下肢缺血性病变最常见的症状。

第3期，静息痛期。当病变进一步发展，而侧支循环建立严重不足，使患肢处于相当严重的缺血状态时，那么即使在休息时也会感到疼痛、麻木和感觉异常。

第4期，组织坏死期。主要指病变继续发展至坏疽期，侧支循环十分有限，出现严重缺血症状。在发生溃疡或坏疽以前，皮肤温度降低，色泽为暗紫色。早期坏疽和溃疡往往发生在足趾部，随着病变的进展，感染、坏疽可逐渐向上发展至踝部、小腿或大腿。

### 二、鉴别诊断

**1. 腰椎间盘突出**

可表现为下肢疼痛、麻木，但一般为放射性疼痛，同时肢体动脉搏动正常，可资以鉴别。

**2. 血栓闭塞性脉管炎**

多见于青年男性，有吸烟史，伴游走性血栓性浅静脉炎，以足趾疼痛明显，病变累及末梢血管，造影的典型表现为中小动脉节段性闭塞，而在病变的动脉之间，可见管壁光滑的正常动脉，并可见许多细小的侧支血管。

**3. 动脉栓塞**

急性发病，表现为"5P"征，即突然出现的肢体疼痛、苍白、麻木、运动障碍及动脉搏动减弱或消失，并常具有心房颤动、瓣膜病等易致动脉栓塞的病史。造影示周围血管管壁正常，病变部位突发狭窄或中断。

### 三、治疗原则

动脉硬化是一种全身性疾病，应整体看待和治疗，包括控制血压、血糖、血脂，严格戒烟等，并积极诊治可能伴发的心脑血管疾病。在医师指导下加强锻炼，促进侧支循环形成，并注意足部护理，避免皮肤破损、烫伤，注意保暖等。针对下肢动脉硬化闭塞症的药物治疗，主要用于早、中期患者，或作为手术及介入治疗的辅助。常用药物包括抗血小板药，如阿司匹林、氯吡格雷等；血管扩张及促进侧支循环形成的药物，如西洛他唑、前列腺素类药物等。

### 四、一般治疗

（1）经皮腔内血管成形术　经皮腔内血管成形术（PTA）与内支架植入治疗均已成为较成熟的技术，两者的结合应用也是目前最常用的治疗手段。支架植入可以减少血管经扩张后可能或是证实存在的弹性回缩、夹层、内膜撕裂片以及残余狭窄。

（2）动脉斑块旋切术 在血管腔内通过机械设备将动脉硬化斑块旋切，可切除动脉斑块及增生的内膜，移出体外，近中期疗效确切，较好地处理髋关节及分叉部位的病变，减少支架的植入。

（3）血管旁路移植术。

（4）动脉内膜剥脱和成形术。

（5）超声消融 经消融导管传递的低频高能的超声波能使其尖端的金属探头发生纵向振动，振动速度可达2000r/s，从而导致与其直接接触的血栓与硬化斑块破碎，在机械性破碎作用同时，声传播中产生的强大负声源使液体裂解产生微泡，微泡在金属探头周围高度集中并爆裂产生高强度的局部压力，使附近的血栓和硬化斑块被破碎成微小颗粒，即空穴作用。消融产生的碎屑及微粒可被血液中酶消化和网状内皮系统吞噬，一般不引起远端血管的堵塞。

**五、药物处方**

处方①：阿司匹林，口服，100mg，每日1次。疗程1年。

【注意事项】

（1）对镇痛药、抗炎药、抗风湿药过敏，或存在其他过敏反应的患者禁用。

（2）胃十二指肠溃疡史，包括慢性溃疡、复发性溃疡、胃肠道出血史的患者禁用。

（3）对于肾功能或心血管循环受损的患者（例如肾血管性疾病、充血性心力衰竭，血容量不足、大手术、败血症或严重出血性事件），阿司匹林可能进一步增加肾脏受损和急性肾衰竭的风险。

处方②：氯吡格雷，口服，每次75mg，每日1次，疗程1年。

【注意事项】

（1）可经乳汁分泌，故妊娠期妇女及哺乳期妇女用药应权衡利弊。

（2）肝、肾功能损害者慎用。

处方③：西洛他唑片，口服，每次100mg，每日2次。可根据病情适当增减。

【注意事项】

（1）月经期患者可能会增加出血。

（2）有出血倾向患者可能会加重出血。

（3）正在使用抗凝药（华法林）、抗血小板药（阿司匹林、噻氯匹定等）、溶栓药（注射用尿激酶、阿替普酶）、前列腺素E1制剂及其衍生物（前列地尔、利马前列素-α-糊精）患者应在充分注意凝血功能的情况下使用。

（4）合并冠状动脉狭窄患者给予本药所致的心率增加有可能诱发心绞痛。

（5）有糖尿病或糖耐量异常患者可能出现出血性不良反应。

（6）重症肝功能障碍患者西洛他唑的血中浓度可能升高，重症肾功能障碍患者西洛他唑代谢物的血中浓度可能升高。

（7）血压持续上升的高血压患者慎用。

（8）对脑梗死患者应在脑梗死症状稳定后开始给药。

（9）对脑梗死患者给药期间需充分控制血压。

**处方④**：贝前列素钠片，口服，一次 $40\mu g$，每日 3 次。

**【注意事项】**

（1）正在使用抗凝血药、抗血小板药、血栓溶解剂的患者慎用。

（2）月经期的妇女慎用。

（3）有出血倾向及其因素的患者慎用。

**处方⑤**：盐酸沙格雷酯片，口服，每次 100mg，每日 3 次。

**【注意事项】**

（1）在使用本品期间，应定期进行血液检查。

（2）以下情况慎重用药

① 月经期患者有加剧出血的可能。

② 有出血倾向及出血因素患者有加剧出血的可能。

③ 正在使用抗凝剂（法华林等）或者具有抑制血小板凝聚作用的药物（阿司匹林、盐酸噻氯匹定、西洛他唑等）患者有加剧出血的可能。

④ 严重肾功能障碍患者有影响排泄的可能。

**处方⑥**：阿托伐他汀钙片，口服，每次 10mg，每日 1 次。本品最大剂量为每天一次 80mg。

**【注意事项】**

（1）偶可引起肌病/横纹肌溶解的风险，如果出现肌酸激酶水平显著升高或确诊/疑诊肌病，应中断给药。

（2）可引起肝功能生化指标异常，活动性肝病或原因不明的氨基转移酶持续升高者禁用。

（3）对本品的任何成分过敏者、孕妇和哺乳期妇女禁用。

**处方⑦**：瑞舒伐他汀钙片，口服，每次 10mg，每日 1 次。

**【注意事项】**

（1）和其他羟甲基戊二酰辅酶 A（HMG-CoA）还原酶抑制剂一样，有肌病/横纹肌溶解症易患因素者使用本品时应慎重，这些易患因素包括肾功能损害、甲状腺功能减退、同时使用贝特类药物等。

（2）过量饮酒和/或有肝病史者应慎用本品，若氨基转移酶升高超过正常值上限 3 倍，本品应停用或降低剂量。

（3）本品禁用于孕妇及哺乳期妇女。

（唐郁宽　黄　晨）

# 主动脉瘤

　　主动脉瘤是主动脉壁病变或者损伤，导致主动脉局限性的膨出，临床表现为搏动性肿块，可出现疼痛及压迫症状。主动脉瘤可分为真性主动脉瘤和假性主动脉瘤。真性动脉瘤是血管局限性膨出，但仍有血管壁的 3 层结构，包括内膜（内皮细胞等）、中膜（平滑肌）、外膜（结缔组织）。假性动脉瘤无完整的血管壁结构，是动脉局部破裂由血块或纤维组织封住而形成。位于肾动脉以上的主动脉瘤称为胸主动脉瘤，位于肾动脉以下的主动脉瘤称为腹主动脉瘤。

## 一、诊断要点

（1）临床表现

① 搏动性肿物。患者脐周有异常波动感，搏动与心跳一致，可触及震颤及闻及收缩期杂音。

② 疼痛。腹部或腰部出现疼痛，多为胀痛或刀割样疼痛。

③ 胃肠道、泌尿道等压迫症状。

④ 栓塞症状。瘤腔内血栓脱落可导致下肢动脉栓塞。

⑤ 突发破裂时可导致突发性剧烈腹痛、失血性休克甚至死亡。

（2）辅助检查

① 超声多普勒检查。

② CT 检查。CT 增强检查能准确地显示瘤腔及腔内情况，明确周围脏器及组织关系。

③ 磁共振成像。可清楚地显示病变的部位、形状、大小。

④ DSA。血管造影为诊断金标准，同时可行血管腔内治疗术。

## 二、鉴别诊断

**1. 腹腔肿瘤**

一般无搏动感，行 CT 增强扫描可显示肿瘤的位置、形态、边界等做出鉴别诊断。

**2. 脂肪瘤**

边界光滑，可推动，无搏动感。行 CT 增强扫描无强化。

**3. 腹膜后肿瘤**

腹膜后肿块可将主动脉向前推移，可能触及搏动的腹主动脉，易于混淆。可行腹部超声多普勒检查。

### 三、治疗原则

控制血压，降低腹内压力，腔内血管成形术及外科手术为主要治疗手段。

### 四、一般治疗

（1）内科治疗　控制血压，保持大便通畅。

（2）腔内血管成形术　在 DSA 的监控下，将可折叠的人工血管覆膜支架植入主动脉瘤病变血管，隔绝瘤腔并原位重建血流通路。

（3）外科手术　瘤体直径大于 5cm，突发持续性剧烈腹痛，严重压迫胃肠道、泌尿道等都应及时行手术治疗。

### 五、药物处方

**处方①**：尼卡地平，每次 20mg，口服，每天 3 次。

【注意事项】

（1）肝肾功能不全、低血压、青光眼、卒中病史、充血性心力衰竭，尤其是在合并 β 受体阻滞药治疗时慎用。

（2）胃肠高动力状态或胃肠道梗阻时慎用缓释剂型。

（3）嗜铬细胞瘤或门脉高压患者慎用注射剂。

（4）服药期间须定期测量血压、心电图，尤其在治疗早期调整剂量的过程中。注意避免发生低血压。

（5）过量可引起显著低血压与心动过缓，伴倦怠、神志模糊、语言不清，应密切监测患者心、肺功能，给予血管收缩药、葡萄糖酸钙以纠正症状。

**处方②**：乳果糖口服溶液，每日 30mL，口服，每天 1 次。

【注意事项】

（1）若用于乳糖酶缺乏患者，需注意本品中乳糖的含量。

（2）本品在便秘治疗剂量下，不会对糖尿病患者带来任何问题。

（3）本品用于治疗肝昏迷或昏迷前期的剂量较高，糖尿病患者应慎用。

（唐郁宽　黄　晨）

# 动脉栓塞

动脉栓塞是指动脉腔被栓子（血栓、脂肪、癌栓等）阻塞，引起急性缺血的临床表现。特点是起病急，症状明显，进展迅速，如不尽快处理，预后十分严重。急性动脉栓塞的来源包括：①心源性，如风湿性心脏病、心房颤动、细菌性心内膜炎；②动脑源性，动脉瘤、动脉粥样硬化斑块脱落；③医源性，血管成形术等介入手术或外科手术撕裂血管内膜继发血栓形成并脱落；④原因不明。栓子可随血流冲入脑部、内脏和四肢，在周围血管中以下肢多见。栓子随动脉血流冲入并栓塞远端直径较小的分支动脉，可引起肢体的缺血性坏死。栓子如果阻塞下肢大血管，严重缺血后12h肢体可以发生坏死，严重者将最终导致截肢。

## 一、诊断要点

急性动脉栓塞的临床表现，可以概括为5P，疼痛（pain）、感觉异常（paresthesia）、麻痹（paralysis）、无脉（pulselessness）和苍白（pallor）。以下肢动脉栓塞为例。

（1）疼痛　患肢剧烈疼痛，疼痛部位主要取决于栓塞的部位，一般是急性动脉栓塞以远平面的患肢疼痛，活动时疼痛加剧。随着继发性血栓的形成及延伸，疼痛平面可向近端发展。

（2）麻木、运动障碍　患肢感觉及运动障碍。患肢远端呈袜套形感觉丧失，感觉减退区平面低于动脉栓塞平面。患肢有肌力减退、麻痹。

（3）皮肤苍白、皮温降低　患肢苍白，皮肤间有散在的青紫斑块。如肢体严重缺血，皮肤厥冷，则由苍白转为青紫，按压缺血部位皮肤颜色无法恢复正常。通常患肢皮色、皮温发生变化的平面要比栓塞部位低一掌宽。

（4）动脉搏动减弱或消失　栓塞平面远侧的动脉搏动明显减弱或消失。

## 二、鉴别诊断

### 1. 急性动脉血栓形成

具有与急性动脉栓塞相似的"5P"征，但因为有慢性缺血伴侧支循环建立，因而患肢坏死率较低。本病病史中常有动脉硬化性闭塞的慢性缺血表现，如间歇性跛行、静息痛等。

### 2. 急性下肢深静脉血栓形成合并压迫动脉

患肢剧痛、肢体远端动脉搏动减弱或消失等，但患肢缺血24h后改善。本病还有患肢肿胀、浅静脉曲张等体征。

### 3. 动脉痉挛

因手术刺激、外伤引起，一般较快恢复。

### 4. 其他

如动脉外压性病变、肢体动脉外伤等。

## 三、治疗原则

根据病情进展，选择非手术治疗及手术治疗。

## 四、一般治疗

（1）非手术治疗　主要适用于早期，肢体功能障碍较轻，栓塞不完全的患者。常用药物为溶栓、抗凝及扩血管药物。

（2）介入治疗

① 动脉内溶栓治疗。动脉内溶栓治疗是采用药物激活纤维蛋白溶解酶系统，使血栓溶解，再通血管。目前动脉内溶栓方法很多，如高浓度团注溶栓、血栓段溶栓、小剂量渐进性溶栓等，渐进性脉冲-喷射溶栓是近年来倍受推崇的溶栓方法。

② 介入导管取栓术、流变清除血栓术、Amplatz 血栓消融术、Straub 机械旋切器取栓术。

（3）手术治疗　适用于大中动脉栓塞。肢体缺血坏死的时间一般在 4～8h，因而手术时间越早越好，否则截肢率随着动脉栓塞时间的延长而上升。介入治疗效果不佳，尽早外科切开动脉直接取栓。如出现下肢广泛坏死应行截肢术。

**五、药物处方**

**处方①**：注射用尿激酶，静脉注射，用 0.9％氯化钠注射液配制本品（浓度 2500U/mL），并以 4000U/min 速度经导管注入血凝块。也可调整滴入速度为 1000U/min，直至血块溶解。

注射用尿激酶，动脉导管内注射，建议 5000U/kg，隔天复查超声或造影，评估血栓溶解情况。

**【注意事项】**

（1）应用本品前，应对患者进行血细胞比容、血小板计数、凝血酶时间（TT）、凝血酶原时间（PT）、活化部分凝血活酶时间（APTT）及优球蛋白溶解时间（ELT）的测定。TT 和 APTT 应小于 2 倍延长的范围内。

（2）用药期间应密切观察患者反应，如脉率、体温、呼吸频率、血压和出血倾向等，至少每 4h 记录 1 次。发现过敏症状，如皮疹、荨麻疹等应立即停用。

（3）静脉给药时，要求穿刺一次成功，以避免局部出血或血肿。

（4）动脉穿刺给药时、给药毕，应在穿刺局部加压至少 30min，并用无菌绷带和敷料加压包扎，以免出血。

（5）下述情况使用本品会使所冒风险增大，应权衡利弊后慎用本品。

① 近 10 天内分娩、进行过组织活检、静脉穿刺、大手术的患者及严重胃肠道出血患者。

② 极有可能出现左心血栓的患者，如二尖瓣狭窄伴心房颤动。

③ 亚急性细菌性心内膜炎患者。

④ 继发于肝肾疾病而有出血倾向或凝血障碍的患者。

⑤ 妊娠妇女、脑血管病患者和糖尿病性出血性视网膜病患者。

（6）本品不得用酸性溶液稀释，以免药效下降。

**处方②**：阿替普酶，静脉注射，给药总剂量不应超过 1.5mg/kg。隔天复查超声或造影，评估血栓溶解情况。

【注意事项】

（1）必须有足够的监测手段才能进行溶栓/纤维蛋白溶解治疗。

（2）只有经过适当培训且有溶栓治疗经验的医师才能使用本品，并且需有适当的设备来监测使用情况。

（3）可能发生颅内出血和再灌注后损伤。

（唐郁宽　黄　晨）

# 附录 A　合理用药与注意事项

药物是用于治疗、预防和诊断疾病的化学物质，对人体具有双重性，既有治疗疾病的一面，也有对人体产生不良反应和毒副作用的一面，临床应用时要综合权衡。临床用药是否合理涉及患者健康，合理用药是提高医疗质量整体水平的重要保证。合理用药是以当代药物及疾病的系统知识和理论为基础，安全、有效、经济、适当地使用药物，需要遵守一些原则，了解一些注意事项。

## 一、药物不良反应（ADR）分类及特点

| 分类依据 | 类型 | 特点 |
|---|---|---|
| 基于对药物不良反应的分类法，根据与剂量有无关联分类（1977 年 Rawlins 和 Thompson 设计） | ① A 型药物不良反应，包括副作用、毒性反应、过度效应、首剂效应、撤药反应、继发反应等 | 常与剂量有关，药理作用增强所致，可以预测，发生率高而病死率低，如抗凝血药引起的出血等 |
| | ② B 型药物不良反应，包括变态反应和异质反应等 | 一般与剂量无关，是一种与正常药理作用无关的异常反应，难以预测，发生率低（据国外数据，占药物不良反应的 20%～25%）而病死率高，如青霉素引起的过敏性休克 |
| 基于药品不良反应的新的分类法，包括活性成分和赋形剂引起的不良反应，以机制为基础 | ① A 类（扩大反应） | 药物对人体呈剂量相关的反应，可根据药物或赋形剂的药理学和作用模式来预知，停药或减量可部分或完全改善。是不良反应中最常见的类型，常由各种药动学和药效学因素决定 |
| | ② B 类（微生物反应） | 由促进某些微生物生长引起的 ADR，在药理学上可预测。如含糖药物引起的龋齿、抗生素引起的肠道内耐药菌群的过度生长、广谱抗生素引起的鹅口疮、过度使用某种可产生耐药菌的药物而使之再次使用时无效等。应注意，药物致免疫抑制而产生的感染不属于 B 类反应 |
| | ③ C 类（化学反应） | 取决于药物或赋形剂的化学性质而不是药理学性质，基本形式是化学刺激，这类反应的严重程度主要取决于药物浓度而不是剂量，可随已了解药物的化学特性进行预测。如外渗物反应、静脉炎、药物或赋形剂刺激所致的注射部位疼痛、酸碱灼烧、接触性（"刺激物"）皮炎和局部刺激引起的胃肠黏膜损伤等 |
| | ④ D 类（给药反应） | 反应由特定给药方式引起。这些反应不依赖于制剂成分的化学或药理性质，而是因剂型的物理性质和（或）给药方式而发生。这些反应不是单一的，给药方式不同，ADR 特性也不同。共同特点是，如果改变给药方式，ADR 即消失。如植入药物周围的炎症或纤维化、注射液中微粒引起的血栓形成或血管栓塞、片剂停留在咽喉部、用干粉吸入剂后的咳嗽、注射液经微生物污染引起的感染等。应注意，与注射相关的感染属 D 类，不是 B 类。这些感染的发生与给药方式等有关，与所用药物无关。B 类反应则为药物与微生物之间的直接相互作用 |

续表

| 分类依据 | 类型 | 特点 |
|---|---|---|
| 基于药品不良反应的新的分类法，包括活性成分和赋形剂引起的不良反应，以机制为基础 | ⑤ E 类（撤药反应） | 生理依赖的表现，只发生在停药或剂量减少后，再次用药症状改善。虽然这些反应一定程度上是药理学可预知的，但撤药反应发生也不是普遍的，许多患者虽然持续大剂量使用也不一定会发生此类反应。常见引起撤药反应的药物有阿片类、二环类抗抑郁药、β受体阻滞剂、可乐定、尼古丁等 |
|  | ⑥ F 类（家族性反应） | 仅发生在遗传因子决定的代谢障碍敏感个体，必须与人体对某种药物代谢能力正常差异而引起的 ADR 相鉴别。一些较常见的家族性障碍有苯丙酮酸尿、葡萄糖 6-磷酸脱氢酶（G-6-PD）缺陷、Cl 酯酶抑制剂缺陷、卟啉症和镰状细胞性贫血等。此类反应不可混淆于人体对某种药物代谢能力的正常差异而发生的反应。如西方人群 10% 以上缺乏细胞色素 P450 2D6，与其他人群相比，他们更易发生受 2D6 代谢的药物的已知的 A 类反应，因为他们对这些药物的消除能力较低。有上述代谢障碍的人群易发生的不良反应，在无此障碍的其他人群中，不管剂量多大也不会发生，如有 G-6-PD 缺陷的患者，使用奎宁时可能会出现溶血，而其他个体即使奎宁用量很大也不会发生 |
|  | ⑦ G 类（基因毒性反应） | 能引起人类基因损伤的 ADR，如致畸、致癌等 |
|  | ⑧ H 类（过敏反应） | 可能是继 A 类反应后最常见的不良反应。类别很多，均涉及免疫应答的活化。不是药理学可预测的，且与剂量无关。减少剂量通常不会改善症状，必须停药。如过敏反应、过敏性皮疹、斯-约综合征、光变应性、急性血管性水肿、过敏性胆汁阻塞等 |
|  | ⑨ U 类（未分类反应） | 指机制不明的反应，如药源性味觉障碍、辛伐他汀的肌肉不良反应、气体全麻药物的恶心呕吐等 |
| WHO 分类法 | ① A 类不良反应 | 可以预防。发生率高，病死率低。反应的发生与剂量、常规药理作用有关。如副作用、毒性作用、后遗症、继发反应等 |
|  | ② B 类不良反应 | 难以预测，常规毒理学不能发现。发生率低，病死率高。反应的发生与剂量、常规药理作用无关。对不同个体来说剂量与不良反应的发生繁率无关，但对同一敏感个体来说药物的量与反应强度相关。分为药物异常性和患者异常性。具有特应性，即一个人所具有的特性，特有的易感性，奇特的反应 |
|  | ③ C 类不良反应 | 背景发生率高，非特异性（指药物）。潜伏期长，用药与反应发生没有明确的时间关系，如妊娠期用己烯雌酚，子代女婴至青春期后患阴道腺癌。C 类不良反应如某些基因突变致癌、畸胎的发生，不可不重视。有些机制不清，尚在探讨中 |

注：药物不良反应（ADR）是指合格药品在正常用法用量下出现的与用药目的无关的或意外的有害反应。

## 二、合理用药原则

| 原则 | 注意事项 |
|---|---|
| ①科学用药 | 首先熟悉和了解所用药物的种类、特性、药理作用、药代动力学、剂型、剂量、用量、适应证、不良反应、禁忌证、使用方法、疗程以及药物的相互作用和配伍禁忌等,这是科学用药的前提。其次对病因、病种、病情、机体功能状态和个人特点等情况进行综合分析,找出问题的主要方面,权衡利弊,合理决策。此外,还要注意观察用药后的疗效与不良反应,通过周密细致的临床观察和反复验证来总结用药经验,使临床用药科学、有根据 |
| ②个体化用药 | 药物特性需要与患者个体化统一,做到因人、因地、因时具体用药。临床上有许多因素可影响药物选择和作用,比如患者年龄、性别、个体差异与特异体质和机体所处不同生理、病理状态等。一般而言,老年人与儿童用药剂量要较成年人小,尤其是婴幼儿用药必须按千克体重进行计算;不同体质的个体对药物反应不同,有些人对某些药物具有较高耐受性,有些人对某些药物特别敏感,可产生过敏反应甚至过敏性休克。对于这些个体,临床用药时需特别谨慎小心。孕妇与哺乳期妇女由于处在特殊生理状态下,故对胎儿和婴幼儿有影响的药物都要慎用或禁用。还有肝、肾等重要脏器功能不全者,凡一切对肝、肾有不良影响或增加肝、肾负担的药物均应忌用,如果临床需要使用,则应减少药物用量,并在使用过程中密切观察肝、肾功能变化 |
| ③最佳用药 | 就是要把药物有利因素发挥到最大,把不利因素限制在最小,以实现疗效最好、副作用最小的目标。这就需要明确诊断、对症用药,不能只根据表面现象随便下药,也不能无原则地使用或合用多种药物,从而减少药源性疾病,减轻患者经济负担。临床必需的一定要用,可用可不用的坚决不用。当药物治疗作用与副作用发生矛盾时,权衡利弊,若利大于弊,临床又必须,有一定的副作用也是允许的,但需要加强对毒副作用的临床观察,采取适当措施以防止或减少毒副作用的发生。相反,若弊大于利,则禁忌使用。临床用药不仅考虑疗效,也要考虑成本与效益的关系,优先选择简单、价格便宜、疗效好、副作用小的药物。需要特别强调的是:①新药不等于疗效好,贵药不一定就是好药,反之,老药不等于疗效不好,药物价格便宜也不等于疗效差,关键是对症下药、合理用药;②禁食生冷、油腻、辛辣等刺激性食物,不应与酒、茶、牛奶同服,以免影响药物的疗效;③严禁使用会降低治疗作用的过期失效药品;④重视药物配伍禁忌,提高药效,减少副作用;⑤熟悉药物与药物之间、药物与食物之间的相互作用,尽量减少用药品种;⑥不能将针剂改为内服、外用,不能将舌下含片改为口服,不能将口服片改为阴道塞药,不能将包衣片分割后服用,不能将胶囊剂改为冲剂服用;⑦慎重使用新药,确保用药安全 |

## 三、老年人用药

| 原则 | 注意事项 | 护理 |
|---|---|---|
| ① 了解病史、药物过敏史及用药情况 | 给老年患者用药前必须了解患者病史、药物过敏史、体征及相关辅助检查结果,了解既往和现在用药情况,要仔细分析症状,明确用药指征,现用药的作用与不良反应,选择合理药物 | ① 了解老年患者的自我用药能力、用药史和各脏器功能状况,设计科学用药护理程序,减少药物不良反应 |

| 原则 | 注意事项 | 护理 |
|---|---|---|
| ② 科学用药 | 　　熟悉和了解所用药物的种类、特性、药理作用、药代动力学、剂型、剂量、用量、适应证、不良反应、禁忌证、使用方法、疗程以及药物的相互作用和配伍禁忌等，再结合患者的病因、病情、病种、机体的功能状态和老年人的特点等进行综合分析比较，找出问题的主要方面，权衡利弊，科学决策，使用合适的药物和剂量。遵循"先理疗、食疗，后药物治疗""先外用，后内服""先口服，次肌注，后静脉""先老药，后新药""先中药，后西药"的用药原则。老年患者除急症和器质性病变外，一般情况下尽量少用药，如失眠、多梦的老年人，可通过避免晚间过度兴奋的因素包括抽烟、喝浓茶等措施来改善。凡是理疗、食疗能解决的老年性疾病，尽量不用药物 | 　　② 护理人员应熟练掌握患者常用药物不良反应及对策，如：a. 抗高血压药，需经常观察血压，做好记录，防止血压降得过快或过低，造成脑血流量的不足而引起头晕或诱发脑梗死；b. 解热镇痛药，应掌握好剂量，以免造成大量出汗而发生虚脱；c. 降血糖药，老年人对降血糖药敏感，使用降血糖药时应掌握好剂量，避免出现低血糖，住院患者注射胰岛素后应加强巡视，密切观察用药后反应；d. 强心剂、利尿药，老年人对洋地黄耐受性差，易发生中毒反应，要注意控制用药剂量。对长期应用利尿药的患者应注意监测血钾的变化，防止发生水、电解质紊乱。在服药期间应密切注意肝、肾功能情况，发现异常及时处理，尽量减少药物对肝、肾的损害　　③ 依据病情选择给药方法，轻者选用口服制剂，病情严重者选用静脉滴注，但要注意输液反应和静脉炎的发生。静脉用药应现配现用，应特别注意输液总量及滴速，以免心脏负荷过重而出现危险 |
| ③ 受益用药 | 　　老年人用药要有明确的适应证。用药的受益和风险的比值大于 1。只有治疗好处大于风险的情况下才可用药，有适应证而用药的受益和风险比值小于 1 时，一般不主张用药，或选择疗效确切而毒副作用小的药物 | |
| ④ 5 种以下药物 | 　　许多老年人多病共存，常常多药合用，过多使用药物不仅增加经济负担、减少依从性，还增加药物相互作用。联合用药品种越多，药物不良反应发生的可能性越高。用药品种要少，最好 5 种以下，治疗时应分轻重缓急。注意：a. 了解药物的局限性，许多老年性疾病无相应有效的药物治疗，若用药过多，药物不良反应的危害反而大于疾病本身；b. 抓主要矛盾，选主要药物治疗，对于治疗效果不明显、耐受性差、未按医嘱服用的药物应考虑终止，病情稳定时可以服用多种药物，但不应超过 5 种；c. 选用具有兼顾治疗作用的药物，如高血压合并心绞痛者，可选用 β 受体阻滞剂及钙拮抗剂，高血压合并前列腺增生者，可用 α 受体阻滞剂；d. 重视非药物治疗，如心理治疗、物理治疗等；e. 减少和控制服用补药，老年人并非所有自觉症状、慢性病都需药物治疗，如轻度消化不良、睡眠欠佳等，只要注意饮食卫生，避免情绪波动均可避免用药；f. 治疗过程中若病情好转、治愈或达到疗程时应及时减量或停药 | |
| ⑤ 小剂量 | 　　老年人用药量在中国药典规定为成人量的 3/4；一般开始时用成人量的 1/4～1/3，然后根据临床反应调整剂量，直至出现满意疗效而无药物不良反应为止。剂量要准确适宜，老年人用药要遵循从小剂量开始，逐渐达到适宜于个体的最佳剂量。有学者提出，从 50 岁开始，每增加 1 岁，剂量应比成人药量减少 1%，60～80 岁应为成人量的 3/4～4/5，80 岁以上为成人量的 1/2～2/3 即可。最低有效量才是老年人的最佳用药剂量。老年人用药剂量的确定，要遵守剂量个体化原则，主要根据老年人年龄、健康状况、体重、肝肾功能、临床情况、治疗反应等进行综合考虑。注意严格控制老年人输液量，一般每天输液量控制在 1500mL 以内为宜。输 0.9%氯化钠注射液每天不超过 500mL。在输葡萄糖注射液时要警惕患者有无糖尿病 | |

| 原则 | 注意事项 | 护理 |
|---|---|---|
| ⑥ 择时用药 | 　选择最佳时间服药,如健胃药、收敛药、胃肠解痉药等要求饭前服。根据时间生物学和时间药理学的原理,选择最合适的用药时间进行治疗,以提高疗效和减少毒副作用。因为许多疾病的发作、加重与缓解都具有昼夜节律的变化。如夜间容易发生变异性心绞痛、脑血栓和哮喘,类风湿关节炎常在清晨出现关节僵硬;药代动力学也有昼夜节律的变化。进行择时治疗时,主要根据疾病的发作、药代动力学和药效学的昼夜节律变化来确定最佳用药时间 | 　④ 使用新药时需观察疗效和药物的不良反应,有疑问时及时询问<br>　⑤ 对于肝肾功能障碍的老年患者,尽量不选用影响肝肾功能的药物,有条件的要进行血药浓度测定,并监测肝功能<br>　⑥ 应用催眠药物时,应予监护,切勿任其自行用药,避免产生药物依赖性<br>　⑦ 应用抗高血压药后应嘱其平卧,以免引起体位性低血压<br>　⑧ 输液时应注意量不宜过多,速度不宜过快,以免引起肺水肿 |
| ⑦ 暂停用药 | 　在老年人用药期间应密切观察,一旦出现新的临床表现应考虑可能是药物的不良反应或病情进展。如果是药物不良反应的结果应立即停止用药,如果是由于病情的进展应及时咨询医师适当增加药量。对于服药的老年人出现新的临床表现,停药受益可能多于加药受益。暂停用药是现代老年病学中最简单、有效的干预措施之一 | |
| ⑧ 中西药不要重复使用 | 　需中西药结合治疗者,服用中药后最好隔 2h 以上再服用西药,也不可随意合用,避免药物产生拮抗作用。用药时应考虑生物利用率高,易被老年人吸收的药物,安全有效的剂量,宜从小剂量开始 | |
| ⑨ 严格控制应用抗生素、滋补药和延缓衰老药 | 　滥用抗生素可使体内细菌产生耐药性,老年人机体抵抗力低下,容易出现二重感染。滋补药有辅助治疗的作用,但应遵循"缺什么补什么"的原则,切勿滥用,避免产生不良反应。延缓衰老药能改善代谢和营养,调节免疫功能,但也不宜滥用 | |
| ⑩ 勿依赖药物 | 　鼓励老年人多锻炼身体,保持健康应以预防为主,用药要根据主要疾病,提倡个体用药。慎选治疗指数低、安全系数小的药物。对一些慢性病需要长期服药者,要注意观察疗效及用药后水电解质平衡和副作用等 | |
| ⑪ 不要长时间使用一种药物 | 　长期使用一种药物,不仅容易产生耐药性,使药效降低,而且会对药物产生依赖性或成瘾性。同时,老年人肾功能减退,药物排泄减慢,用药时间越长越容易发生药物的蓄积中毒,加上老年人机体功能衰退,反应迟钝,致使一些药物的不良反应不能被早期发现。老年人用药疗程(时间)宜短不宜长,临床上应根据病情及医嘱及时减量或停药,只有这样,才能有效避免因长期服药造成的肝脏功能损害、蓄积中毒等不良反应的发生 | |

续表

| 原则 | 注意事项 | 护理 |
|---|---|---|
| ⑫ 重视药物配伍禁忌 | 甲氧氯普胺为老年人胃肠用药,它可加速胃肠蠕动而影响某些药物(如 B 族维生素和地高辛)吸收,降低这些药物疗效。巴比妥类镇静催眠药可促进一些药物代谢酶活性,如西咪替丁、皮质激素、普萘洛尔(心得安)、苯妥英钠等,使这些药物迅速降解,降低疗效。肝药酶抑制剂如异烟肼、氯霉素、香豆素等可抑制苯妥英钠的代谢,合并使用时,如不减少苯妥英钠的剂量,易引起中毒。竞争肾小球排泄的药物都是从肾小球滤过后随尿排出,但经肾小球滤过有难易,排泄易者又使难者排泄减少,增加疗效或出现不良反应,如丙磺舒与青霉素合用,就可使青霉素血药浓度增加,增强后者疗效。与血浆蛋白结合型药物药理活性,只有游离的药物分子才呈现作用,如乙酰水杨酸、苯妥英钠可将双香豆素从蛋白质结合部位置换出来,使其游离型增加而可能引起出血。互相结合妨碍吸收的药物,如钙制剂与四环素类药物形成难以吸收的络合物 | ⑨ 用药期间应加强监护,多种药物应用时一定要注意用药相互作用而致毒副作用<br>⑩ 加强药物治疗的健康指导,应向患者解释用药的目的、时间、方法、作用、不良反应等,并训练自我服药能力<br>⑪ 鼓励老年患者多锻炼身体,勿依赖药物、滥用药物,树立以预防为主的健康观念 |
| ⑬ 用药期间患者应定期检查 | 老年人体内器官功能减退,在用对肝、肾、骨髓、眼睛、听力有损害的药物时要定期检查肝功能、肾功能、视力、听力的变化,以确保用药安全 | |

## 四、儿童用药

| 原则 | 注意事项 |
|---|---|
| 婴幼儿(28 天至 3 周岁)用药 | |
| ① 慎重选择药物品种 | 年龄对药物吸收、分布和消除具有很大影响,婴幼儿禁用、慎用的药物一定要慎重<br>抗生素类:喹诺酮类不宜用于骨骼系统尚未发育完善的小儿,如诺氟沙星禁用于<13 岁的小儿,甲磺酸培氟沙星不宜用于<18 岁的小儿和青少年;四环素类可使婴幼儿牙齿发黄、牙釉质(珐琅质)缺损,8 岁以下儿童禁用;氨基糖苷类药会导致患儿听力减退,6 岁以下患儿禁用,6 岁以上患儿慎用,必须使用时需检测血药浓度和听力;磺胺类药禁用于早产儿、新生儿,若必须使用应大量饮水,防止引起结晶尿;乙胺丁醇禁用于婴幼儿等<br>止泻类:洛哌丁胺 1 岁以下婴儿禁用,严重脱水的小儿不宜使用;药用炭可影响吸收,婴幼儿如长期腹泻或腹胀应禁用<br>驱虫类:此类药宜空腹或半空腹时服用,以利于药物与虫体接触。服药当天饮食宜清淡。阿苯达唑广谱驱虫药,对肝肾功能有一定损害,2 岁以下儿童禁用,2～12 岁用量应减半;甲苯达唑,4 岁以下用量减半<br>激素类:尽量避免使用肾上腺皮质激素。婴幼儿长期应用肾上腺皮质激素可导致骨骼脱钙和生长发育障碍。长期使用雄激素常使骨骼闭合过早,影响小儿生长发育<br>镇静催眠类:30 日以内的新生儿禁用地西泮静注,6 个月以下婴儿禁口服。苯巴比妥类药物,对中枢神经系统有广泛的抑制作用,12 岁以下儿童禁用<br>吗啡类:婴幼儿血脑屏障发育不完全,对吗啡类药物特别敏感,易致呼吸中枢抑制,一般禁用于婴幼儿<br>外用类:由于婴幼儿皮肤、黏膜面积相对较大,吸收功能强,使用应注意剂量。萘甲唑啉(鼻眼净)治疗婴幼儿鼻炎,能引起昏迷、呼吸暂停、体温过低,慎用;皮质激素软膏大面积外用,可引起全身水肿;阿托品滴眼液,婴幼儿用此药易中毒,滴药时应压迫泪囊,以防止经鼻腔吸收而中毒,应慎用 |

| 原则 | 注意事项 |
|---|---|
| ②使用药物种类应少而精 | 婴幼儿服药种类不宜过多,可用可不用的药物尽量不用,特别要谨慎使用抗生素药物。抗生素药物的滥用已经让其由"治病药"变成了"致病药"。如果需要同时服用几种药物,要严格遵守医嘱将服用时间错开,以免药物在体内相互作用而产生毒副作用或降低药效 |
| ③适当的给药途径 | 许多家长带孩子看病总要求医师注射给药。但一般来说,能吸奶和耐受鼻饲给药的婴幼儿,经胃肠道给药较安全,应尽量采用口服给药。新生儿皮下注射容量很小,给药可损害周围组织且吸收不良,故不适于新生儿。较大的婴幼儿,循环较好,可用肌内注射。婴幼儿静脉给药,一定要按规定速度给药,切不可过急过快,要防止药物渗入引起组织坏死。注射用药对药品的质量、护士的注射技术和医院的消毒设施要求较高,容易发生一定的局部损伤,还有可能出现输液反应。尽量选择口服给药,口服给药最安全、方便和经济 |
| ④适当的剂量 | 婴幼儿是生长发育迅速的群体,不同年龄段对药物的吸收、分布、代谢、排泄及药物反应亦有差异,服用药物应根据婴幼儿的年龄、体重、体表面积等计算合理的给药剂量。剂量不足会延误病情,还易产生抗药性;剂量过大又会引起不良反应。如婴幼儿生长发育较快,普遍存在缺钙现象,需要补钙。但要是补钙过量也会带来危害,引起高钙血症,钙沉积在眼角膜周边将影响视力,沉积在心脏瓣膜上将影响心脏功能,沉积在血管壁上将加重血管硬化等。同时婴幼儿补钙过量还可能限制大脑发育,影响生长。维生素在儿童生长发育中起重要作用,但也不能过量。脂溶性维生素(维生素 A、维生素 D、维生素 E 等),用量过大或用药时间过长会导致蓄积中毒,如鱼肝油(含维生素 A 与维生素 D)服用多了可引起发热、厌食、烦躁、肝功能受损;维生素 A 过量会对软骨细胞造成不可逆的破坏;维生素 D 大量久服可引起高血钙、食欲缺乏、呕吐、腹泻,甚至软组织异位骨化等。水溶性维生素(B 族维生素、维生素 C 等)虽较安全,但也不能多服,如维生素 C 服用过多可能引起胃肠道反应及肾和膀胱结石。一定要选择适当的剂量,才能达到治疗效果 |

儿童(3 周岁至青春期)用药

| | |
|---|---|
| ①正确诊断 | 明确诊断,对症下药,保证药物选择的准确性 |
| ②合理用药 | 使用有效药物,注意用药安全,可用一种药物治疗的就不用两种药物。喹诺酮类药物影响软骨发育,可导致小儿骨关节损害,18 岁前不能使用 |
| ③剂量准确 | 许多药品没有小儿专用剂量,通常做法是用成人剂量换算,多数按年龄、体重或体表面积来计算小儿剂量,这些方法各有优缺点,需要根据具体情况及临床经验选用。在联合用药时,要注意药物浓度较单一用药时有无改变,及时调整用量 |
| ④用法合适 | 选择合适的给药途径和剂型。给药途径由病情轻重缓急、用药目的及药物本身性质决定。正确的给药途径对保证药物吸收、发挥作用至关重要。合适的剂型能提高小儿用药的依从性。一般要求能够口服给药的就不需要进行注射治疗,婴儿多选用颗粒剂、口服液等,还要特别注意选择适合小儿的口味和颜色,尽量选择半衰期长的药物,减少用药次数。需静脉给药的可留置套管针,减少穿刺次数,调整适当的输液速度,减少治疗过程给儿童造成的不适 |

续表

| 原则 | 注意事项 |
|---|---|
| ⑤切忌滥用药 | 抗生素类:喹诺酮类抗生素,可影响小儿骨骼发育;四环素类药,容易引起小儿牙齿变黄并使牙釉质发育不良;链霉素、庆大霉素等氨基糖苷类抗生素,会对听神经造成影响,引起眩晕、耳鸣,甚至耳聋;使用氯霉素可能引起再生障碍性贫血。这些药需要禁用或慎用<br><br>解热镇痛类药:适用于小儿的解热镇痛药品种和剂型相对较多,各种退热药成分不同,但其药理作用基本相同,只要一种足量即有效,没有联合用药的必要。对乙酰氨基酚(扑热息痛)、布洛芬制剂因疗效好、副作用小、口服吸收迅速完全,是目前应用最广的解热镇痛药。阿司匹林易诱发儿童哮喘,诱发瑞氏综合征、胃肠道黏膜损害,剂量过大引起出汗过多而导致患儿体温不升或虚脱,应慎用。有些退热药含有非那西丁,易使小儿血红蛋白变为高铁血红蛋白,降低携氧能力,造成全身组织器官低氧。安痛定、去痛片含有氨基比林,此种成分易使小儿白细胞数量迅速下降,有致命之险。感冒通含有双氯芬酸钠,既抑制血小板凝集,又损害肝功能,皆在禁用之列<br><br>激素类:肾上腺糖皮质激素(如可的松、泼尼松、地塞米松等)可降低炎症反应,掩盖炎症和疾病原有症状,引起内分泌紊乱,影响小儿生长发育,应慎用。此类药能使免疫力下降,引起水痘病毒在体内繁殖、扩散而造成严重的毒血症,患水痘的小儿要忌用<br><br>维生素及其他营养素类:维生素供应不足会影响儿童健康成长,但多用或过量会给儿童造成严重损害,甚至影响生长发育。如维生素A、维生素D过量会出现厌食、发热、烦躁、哭闹、肝大及肾脏损害、高钙血症等。一些生活较富裕的家庭和独生子女家庭,为使宝宝快快长大,长期给孩子吃补药、保健品,导致严重的内分泌紊乱,使孩子出现肥胖或性早熟等不良反应,危害孩子的健康,影响儿童的正常生长发育<br><br>小儿药品"禁用""慎用""不宜"的区分:①"禁用"是对用药的最严厉警告,指某些药物有一定的毒副作用,单独或与其他药物配伍使用时可产生严重不良后果甚至影响婴幼儿生长发育,禁止使用,如四环素、土霉素等对婴幼儿第一次出牙期影响最大,也可引起婴幼儿骨发育不良,因此8岁以下婴幼儿禁用;②"慎用"是指某些药物的毒副作用可对婴幼儿机体、功能造成一定的损害,需慎重使用,提醒服药人在服用时小心谨慎,服用后要细心观察有无不良反应出现,有就必须立即停止服用,没有可继续服用,如属于氨基糖苷类药物的庆大霉素、妥布霉素等,不良反应表现为肾脏和神经方面的损害,必须在医师指导下慎重使用,严格掌握剂量、疗程,特别提示婴幼儿应慎重使用;③"不宜"是指某些药物具有一定的毒副作用,单独使用或与其他药物配伍使用时,会对婴幼儿产生不利于治疗的不良反应,不适合小儿使用,如氟喹诺酮类药诺氟沙星、氧氟沙星等有报道可引起未成年动物的软骨组织损害,导致软骨病变,不宜对婴幼儿使用,必要时应在医师指导下严格剂量、短期使用 |

## 五、孕产妇用药

| 原则 | 注意事项 |
|---|---|
| 妊娠期用药:<br>①孕前体检,确保在健康状态下妊娠<br>②用药前,医师应仔细询问患者月经史、是否怀孕、孕期多长等,根据具体病情指导用药 | 抗癌药物:氨甲蝶呤可致胎儿颅骨和面部畸形、腭裂等;环磷酰胺、马利兰(白消安)、阿糖胞苷、柔红霉素、6-巯基嘌呤等,在妊娠早期可引起指(趾)畸形、脑积水、腭裂、外耳缺损、肾发育不全或多发畸形<br><br>激素类药物:妊娠早期使用孕激素、睾酮及其衍生物后,常引起胎儿发育异常,使女婴男性化;使用雌激素使男婴睾丸发育不良。己烯雌酚用于治疗先兆流产,母亲孕期服用可使所产女婴患阴道癌,这种不良反应往往要在几年、几十年后在下一代身上暴露。沙利度胺(反应停、酞胺哌啶酮)为治疗妊娠恶心、呕吐等反应的抗早孕药,孕期服用可致胎儿海豹肢畸形,该药已禁用于抗早孕反应,只用于麻风病。糖皮质激素在妊娠早期大量应用可引起死胎、流产、腭裂、无脑儿、独眼、骨畸形等。口服避孕药可致染色体畸变、断裂率高 |

| 原则 | 注意事项 |
|---|---|
| ③孕妇若患有急慢性病，应明确诊断，评估孕妇用何种药，考虑较安全的替代治疗<br>④妊娠12周内是药物致畸最敏感的时期，尽量不用药，也不用保健品<br>⑤只有药物对母亲益处多于胎儿的危险时，才考虑孕期用药，但妊娠前3个月尽量避免使用任何药物<br>⑥不联合用药，用结论比较肯定的药，当新药与老药同时有效，应用老药，中药与西药同时有效，应用西药<br>⑦切忌随意用药或听信偏方、秘方，以防发生意外<br>⑧不用广告药或不了解的药<br>⑨用药时应注意包装袋上的"孕妇慎用、忌用、禁用"的字样<br>⑩必须用药时，应选择对胎儿无损害或影响小的药，如因治疗需要而必须长期使用某种可致畸的药物，应终止妊娠<br>⑪孕妇误服致畸或可能致畸药物后，应在医师指导下，根据妊娠时间、用药量、用药时间等综合考虑是否终止妊娠 | 镇静催眠药：苯巴比妥、戊巴比妥、地西泮、氯氮卓（利眠宁）、甲丙氨酯（眠尔通）都可导致畸形，其中地西泮和利眠宁可致多种畸形<br>抗精神病药：氟哌啶醇可导致胎儿四肢畸形、卷曲指、宫内生长延缓和胃肠功能不全。氯丙嗪可导致脑发育不全、无脑畸形、脑积水、腭裂、小头畸形、卷曲指等，长期应用可致胎儿锥体外系发育不全、婴儿视网膜病变。妊娠中、后期可致胎儿和新生儿中枢抑制、呼吸困难、肌无力、吸吮困难等<br>抗癫痫药：妊娠期应用苯妥英钠者出生缺陷的发生率高达30%。妊娠早期应用丙戊酸钠可致胎儿神经管缺损、畸形耳、脑积水、眼巨宽等，其发生率约1%<br>抗疟疾药：乙胺嘧啶及氯喹可致耳聋、脑积水和四肢缺陷等畸形。妊娠早期应用奎宁可致死胎、早产、流产、听神经缺损、心脏畸形、生殖泌尿道畸形等<br>解热镇痛抗炎药：阿司匹林等水杨酸类药，在妊娠早期可致胎儿心脏血管畸形、肾缺损、尿道下裂、唇裂、腭裂、神经系统损伤等。孕妇长期应用阿司匹林可导致胎儿严重出血，甚至死胎。吲哚美辛在妊娠早期可致唇裂、腭裂等多种畸形<br>心血管系统药：奎尼丁、可乐定、甲基多巴、哌唑嗪等在妊娠早期可致死胎或畸胎，妊娠中、后期可影响胎儿心脏功能<br>血液系统药：双香豆素、华法林可致胎儿出血、死胎或鼻骨发育不全、软骨发育不全、视神经萎缩、小脑儿等<br>降血糖药：妊娠早期应用胰岛素可致胎儿骨骼异常。甲苯磺丁脲、氯磺丙脲可致死胎、多发性畸形、流产、早产等<br>抗微生物药：利福平致畸发生率为4%～5%，可致死胎、无脑儿、脑积水及肢体、耳道、泌尿道畸形。四环素类药物在妊娠早期可致胎儿白内障、四肢发育不良、手指和四肢短小，中期可致死胎、肾发育不全，也可使胎儿出生后牙齿黄染、牙釉质发育不全、骨生长障碍等，妊娠后期用药可致胎儿及新生儿发生溶血性贫血、暴发性肝衰竭，严重者可致母婴死亡。氯霉素在妊娠早期用药可致胎儿腭裂、唇裂，妊娠后期可致新生儿骨髓抑制或胎儿死亡，分娩前应用氯霉素可引起新生儿循环障碍和灰婴综合征。氨基糖苷类抗生素在妊娠早期或大量应用，可致胎儿听神经及肾脏损害，出生的婴儿轻者听力下降，重者可致完全性耳聋，以链霉素、庆大霉素、卡那霉素发生率较高。四环素可致胎儿骨生长障碍、牙釉质发育不全、心脏畸形、先天性白内障、肢体短小或缺损（如缺四指）。磺胺嘧啶在妊娠早期可致胎儿多种畸形。甲氧苄啶可导致胎儿畸形，影响新生儿安全。诺氟沙星有致畸作用，可抑制胎儿及新生儿软骨关节及肢体的生长发育。芬氟拉明在妊娠早期也可致胎儿多种畸形<br>抗肥胖药：右苯丙胺可致胎儿心脏缺损、大血管异位、唇裂、四肢畸形<br>全身麻醉药：妊娠早、中期应用氟烷可影响胎儿的听觉功能。甲氧氟烷易致胎儿骨骼畸形。产程中孕妇应用乙醚或三氯乙烷（氯仿）等麻醉剂、吗啡、盐酸哌替啶（杜冷丁）、地西泮可引起胎儿中枢神经抑制和神经系统损害，娩出的新生儿表现为不吃、不哭、低体温、呼吸抑制或循环衰竭等<br>中枢兴奋药：妊娠早期连续应用咖啡因可致胎儿缺肢性畸形、成骨发育不全 |

| 原则 | 注意事项 |
|---|---|
| ⑫中成药说明书大多比较简单，许多说明书中未设"孕妇用药"项，应谨慎用药，确保用药安全 | 镇咳药：可待因可致唇裂、腭裂、死胎<br>抗甲状腺药：硫脲嘧啶、他巴唑（甲巯咪唑）、碘剂可影响胎儿甲状腺功能，导致死胎、先天性甲状腺功能低下或甲状腺肿大，甚至引起窒息<br>酒精：致小头畸形等<br>咖啡因（咖啡碱）：引起唇腭裂等 |
| 分娩期用药：<br>① 分娩应是生理过程，尽量减少不必要的干预<br>② 用药要考虑新生儿近远期影响 | 尽量避免缩宫素催产、常规静脉滴注等。推荐非药物性分娩镇痛，减少麻醉剂、镇痛药对胎儿影响。掌握好用药时间、剂量，以减少对新生儿的影响。避免在新生儿血药浓度高时娩出，以免抑制新生儿呼吸。许多药物常量使用无危害，但过量使用时可有副作用，如宫缩剂、镇静剂、麻醉剂等<br>氨基糖苷类抗生素可影响新生儿听神经及前庭功能；喹诺酮类可影响软骨发育；氯霉素可抑制骨髓，致灰婴综合征；磺胺类可致血小板减少、溶血性贫血。大剂量缩宫素、氢氯噻嗪（双氢克尿噻）、维生素 K 可致新生儿黄疸。母亲使用麻醉剂产生过敏反应或中毒时可致胎儿、新生儿缺氧 |
| 哺乳期及新生儿用药：<br>①几乎能通过胎盘屏障的药物均能通过乳腺进入乳汁，孕期不适宜用的药物，哺乳期及新生儿期也不宜使用<br>②哺乳期用药时，哺乳时间应避开血药浓度高峰期，减少乳汁中的药物浓度<br>③新生儿皮肤薄，皮下毛细血管丰富，体表面积大，皮肤对药物吸收作用强，应注意外用药物中毒问题<br>④新生儿肝、肾功能尚不健全，药物解毒及排泄功能差，应注意药物蓄积中毒问题<br>⑤要严格掌握新生儿用药适应证，减少不必要的用药，包括氧气吸入等<br>⑥新生儿用药要掌握好剂量，根据体重、年龄、病情进行调整，以病情决定疗程长短，不可一直用不停，也不要疗程不足使病情反复 | 乳汁中浓度较高的药物有：抗甲状腺制剂、碘制剂、溴制剂、抗凝剂、放射性药物、麦角制剂、通便药、阿托品、四环素、异烟肼、汞剂等。乳汁中浓度较低、对婴儿影响不大的药物有：胰岛素、肾上腺素、甲状腺素、地西泮、地高辛等。乳汁中浓度不高、对婴儿有害的药物有：类固醇激素、避孕药、利尿剂、磺胺类药物、碳酸锂、巴比妥类药物、苯妥英钠、抗组胺类药物、利血平、水合氯醛、咖啡因、水杨酸盐、丙咪嗪等 |

## 六、不同剂型的用药方法（外科）

| 剂型 | 用药方法 | 注意事项 |
|---|---|---|
| 皮肤用药 | 皮肤用药前，应先清洗患处并擦干，不要用手涂药，用棉签涂擦，之后按摩患处1～2min，以保证药物充分吸收 | |
| 栓剂 | 用时将栓剂取出，以少量温水湿润后，带上指套，轻轻塞入肛门内。对于起全身作用的栓剂，需塞入肛门内2cm处，达到直肠部位，以保证药物吸收。对于起局部作用（如治疗外痔和肛裂）的栓剂，仅塞入肛门口即可。给药后，丢掉指套，清洗双手 | |
| 片剂 | 先要明确药片必须整片服用（如肠溶片、缓释片、控释片等）还是嚼碎服用（如咀嚼片、口腔速崩片等）。再弄清药时间，是餐前还是餐后，是两餐之间还是和饭一起服用，是清晨还是睡觉前服用。最后，服药前洗净双手，准备一杯200mL左右的温开水，先喝一口水湿润一下口腔和食管，再把药片放入舌面上，喝一口水，把药片和水同时咽下，接着将剩下的水喝完，站立或走动1～2min | ①忌干吞药片，不可喝水过少，不可吃完药就躺下，否则刚刚服下的药片会粘在食管上，导致食管炎症、溃疡、甚至穿孔等不良反应；②抗生素类药溶解后不可长时间放置，因为在高温有水的条件下容易分解产生致敏物质，不仅降低疗效，还会产生过敏反应；③维生素药和助消化药不宜热水送服，助消化药受热后立即凝固变性而失去作用，维生素C、维生素B$_1$、维生素B$_2$受热后易被还原破坏，有些药品服用后应多喝水，如平喘药、利胆药、抗痛风药、抗尿结石药、部分抗感染药（磺胺类），只有多喝水，才能减少副作用；④大多数药品是每日服3次，即每间隔6～8h服1次，以使血药浓度保持平稳，在体内吸收快的药品，服药次数应略增加，如某些抗生素需每日服4次，有些长效药或缓释剂每天服1～2次，有些药品毒性大，必须限制给药；⑤药品服用时间一般为清晨空腹、饭前、用餐时、饭后、睡前等几类，清晨空腹服用的药品有激素类、强心药（地高辛等）、盐类泻药（硫酸镁、硫酸钠等）、长效抗高血压药、抗抑郁药等，需饭前0.5～1h服用的有止泻药、胃黏膜保护药（胃舒平等）、促进胃动力药（吗丁啉等）、胃肠解痉药、降血糖药（格列本脲等）、抗骨质疏松药、异烟肼、利福平、开胃药、利胆药（小剂量硫酸镁）、肠溶片或丸剂、人参、维生素、部分抗生素（头孢拉定、阿莫西林、磺胺脒、呋喃唑酮、氨苄西林等）、对肠无刺激的补药等，用餐时服用的药物有助消化药、降血糖药（二甲双胍等）、抗真菌药、非甾体抗炎药（吡罗昔康等）、治疗胆结石和胆囊炎药等，需饭后（15～30min）服用的药品种类最多，如刺激性药品（红霉素、阿司匹林、水杨酸钠、保泰松、硫酸奎宁、小檗碱等）、呋喃妥因、普萘洛尔、苯妥英钠、氢氯噻嗪、维生素B$_2$等，需睡前（10～30min）服用的药品有泻药（大黄、酚酞等）、催眠药（水合氯醛临睡时服，巴比妥睡前0.5～1h服）、驱虫药（使君子、阿苯达唑等）、抗肿瘤药（甲氧芳芥等）、保护胃黏膜抑制胃酸分泌药（雷尼替丁、奥美拉唑等）、平喘药、降血脂药、抗过敏药等 |

续表

| 剂型 | 用药方法 | 注意事项 |
|---|---|---|
| 颗粒剂 | 西药颗粒剂,特别是抗生素类药物颗粒剂,只可用凉开水冲化后,立即服用。中药颗粒剂,需要温开水冲化,保证有效成分快速有效地溶解,待放冷后服用 | |
| 胶囊 | 服药时,饮一口水,放入胶囊后微微低下头。利用胶囊的密度比水轻能上浮的特点,轻轻一咽,胶囊很易咽下。这种方法对于懂事的儿童也非常适用,有些药因为很苦或有异味,儿童不愿吃,这时可以把药压碎,装入空心胶囊,按上法服用,效果很好 | 切忌像服用片剂一样,喝水后,扬起头往下咽,结果胶囊粘在口腔中,不但未咽下,且胶囊易溶化 |
| 糖浆 | 糖浆液一般都配备附有剂量的滴管或小杯,使用方便,但用后每次都必须清洗干净、晾干放置。有些人常把糖浆瓶口直接与嘴接触,一方面容易因瓶口粘上细菌而使糖浆液污染变质;另一方面不能准确控制摄入的药量,要么达不到药效,要么服用过量而增大副作用 | ①禁止用水冲服,否则会稀释糖浆,不能在消化道形成一种保护性的"薄膜",影响疗效,同时喝完糖浆后5min内最好不要喝水;②一般糖浆的最佳保存温度在10～30℃,开瓶后应尽快用完,短时间内用不完,可用保鲜膜包裹好,放进冰箱冷藏保存;③特别要注意,每次服用前要充分摇晃瓶子,以看不到絮状沉积物为准。这样可以避免因药物分布不均匀导致取量不准;④如果摇晃瓶子,发现沉淀物不会消除,药物可能已经变质,最好不要服用 |

## 七、抗菌药物的应用

| 原则 | 注意事项 |
|---|---|
| ①诊断为细菌性感染者,方有指征应用抗菌药物 | 根据患者的症状、体征及血、尿常规等实验室检查结果,初步诊断为细菌性感染者以及经病原检查确诊为细菌性感染者方有指征应用抗菌药物;由真菌、结核分枝杆菌、非结核分枝杆菌、支原体、衣原体、螺旋体、立克次体及部分原虫等病原微生物所致的感染,亦有指征应用抗菌药物。缺乏细菌及上述病原微生物感染的证据,诊断不能成立者,以及病毒性感染者,均无指征应用抗菌药物 |
| ②尽早查明感染病原,根据病原种类及细菌药物敏感试验结果选用抗菌药物 | 抗菌药物品种选用原则上应根据病原菌种类及病原菌对抗菌药物敏感或耐药,即细菌药物敏感(以下简称药敏)试验的结果而定。因此,在有条件的医疗机构,住院患者必须在开始抗菌治疗前,先留取相应标本,立即送细菌培养,以尽早明确病原菌和药敏试验结果;门诊患者可以根据病情需要开展药敏试验工作。对于危重患者在未获知病原菌及药敏试验结果前,可根据患者的发病情况、发病场所、原发病灶、基础疾病等推断最可能的病原菌,并结合当地细菌耐药状况先给予抗菌药物经验治疗,获知细菌培养及药敏试验结果后,对疗效不佳的患者调整给药方案 |
| ③按照药物抗菌作用特点及其体内过程特点选择用药 | 各种抗菌药物的药效学(抗菌谱和抗菌活性)和人体药代动力学(吸收、分布、代谢和排出过程)特点不同,各有不同的临床适应证。临床医师应根据各种抗菌药物的上述特点,按临床适应证正确选用抗菌药物 |

| 原则 | 注意事项 |
|---|---|
| ④抗菌药物治疗方案应综合患者病情、病原菌种类及抗菌药物特点制订 | 根据病原菌、感染部位、感染严重程度和患者的生理、病理情况制订抗菌药物治疗方案,包括抗菌药物选用品种、剂量、给药次数、给药途径、疗程及联合用药等。在制订治疗方案时应遵循下列原则:<br>①品种选择:根据病原菌种类及药敏试验结果选用抗菌药物<br>②给药剂量:按各种抗菌药物的治疗剂量范围给药。治疗重症感染(如败血症、感染性心内膜炎等)和抗菌药物不易达到的部位的感染(如中枢神经系统感染等),抗菌药物剂量宜较大(治疗剂量范围高限);而治疗单纯性下尿路感染时,由于多数药物尿药浓度远高于血药浓度,则可应用较小剂量(治疗剂量范围低限)<br>③给药途径:<br>a. 轻症感染可接受口服给药者,应选用口服吸收完全的抗菌药物,不必采用静脉或肌内注射给药。重症感染、全身性感染患者初始治疗应予静脉给药,以确保药效;病情好转能口服时应及早转为口服给药<br>b. 抗菌药物的局部应用宜尽量避免:皮肤黏膜局部应用抗菌药物后,很少被吸收,在感染部位不能达到有效浓度,反易引起过敏反应或导致耐药菌产生,治疗全身性感染或脏器感染时应避免局部应用抗菌药物。抗菌药物的局部应用只限于少数情况,如全身给药后在感染部位难以达到治疗浓度时可加用局部给药作为辅助治疗。此情况见于治疗中枢神经系统感染时某些药物可同时鞘内给药;包裹性厚壁脓肿脓腔内注入抗菌药物以及眼科感染的局部用药等。某些皮肤表层及口腔、阴道等黏膜表面的感染可采用抗菌药物局部应用或外用,但应避免将主要供全身应用的品种作局部用药。局部用药宜采用刺激性小、不易吸收、不易导致耐药性和不易致过敏反应的杀菌剂,青霉素类、头孢菌素类等易产生过敏反应的药物不可局部应用。氨基糖苷类等耳毒性药不可局部滴耳<br>④给药次数:为保证药物在体内最大限度地发挥药效,杀灭感染灶病原菌,应根据药代动力学和药效学相结合的原则给药。青霉素类、头孢菌素类和其他β内酰胺类、红霉素、克林霉素等消除半衰期短者,应1日多次给药。氟喹诺酮类、氨基糖苷类等药物可1日给药1次(重症感染者例外)<br>⑤疗程:抗菌药物疗程因感染不同而异,一般宜用至体温正常、症状消退后72~96h,特殊情况,妥善处理。但是,败血症、感染性心内膜炎、化脓性脑膜炎、伤寒、布鲁菌病、骨髓炎、溶血性链球菌咽炎和扁桃体炎、深部真菌病、结核病等需较长的疗程方能彻底治愈,并应防止复发<br>⑥抗菌药物的联合应用要有明确指征:单一药物可有效治疗的感染,不需联合用药,仅在下列情况时有指征联合用药<br>a. 原菌尚未查明的严重感染,包括免疫缺陷者的严重感染<br>b. 单一抗菌药物不能控制的需氧菌及厌氧菌混合感染,2种或2种以上病原菌感染<br>c. 单一抗菌药物不能有效控制的感染性心内膜炎或败血症等重症感染<br>d. 需长程治疗,但病原菌易对某些抗菌药物产生耐药性的感染,如结核病、深部真菌病<br>e. 由于药物的协同抗菌作用,联合用药时应将毒性大的抗菌药物剂量减少,如两性霉素B与氟胞嘧啶联合治疗隐球菌脑膜炎时,前者的剂量可适当减少,从而减少其毒性反应。联合用药时宜选用具有协同或相加抗菌作用的药物联用,如青霉素类、头孢菌素类或其他β内酰胺类与氨基糖苷类联合,两性霉素B与氟胞嘧啶联合。联合用药通常采用2种药物联合,3种及3种以上药物联合仅适用于个别情况,如结核病的治疗。必须注意联合用药后药物不良反应将增多 |

续表

| 原则 | 注意事项 |
|---|---|
| ⑤ 严格掌握适应证 | 抗菌药物的应用效果与适应证密切相关。对感染性发热患者,应区别是病毒性感染还是细菌性感染。对病毒感染性疾病,除了为预防一些重症(像乙型脑炎、重症肝炎、流行性出血热、麻疹等)继发细菌感染而适当应用抗生素外,一般不用抗生素。对重症细菌性感染患者,应尽早寻找病原菌。在未获得细菌培养及药敏试验结果前,可根据患者情况和临床经验选用抗菌药物;在获得实验室结果后,则要选用对相应致病菌有直接效果的抗生素。在治疗过程中,要进行血药浓度监测,以确保维持有效的血药浓度。抗生素大多在肝脏代谢、经肾脏排出,对肝、肾功能减退患者要注意调整抗生素的用量,以避免毒性作用出现 |
| ⑥科学联合用药 | 抗生素联合应用的目的在于获得协同作用,提高抗菌效果,减少药物用量及毒性反应,防止或延迟耐药菌株产生。联合用药可以产生"无关、累加、协同、拮抗"4 种结果。在多种抗生素联用时,应了解所用药物的抗菌原理、药代动力学及副作用,以便科学配伍。抗生素可分为 4 类:A,繁殖期杀菌剂,如青霉素类、头孢菌素、万古霉素;B,静止期杀菌剂,如氨基糖苷类;C,快速抑菌剂,如氯霉素、大环内酯类、林可霉素、四环素类;D,慢效抑菌剂,如磺胺类及环丝氨酸类。A+B 常起累加及协同作用;A+D 多为无关作用;D+D 可起累加及协同作用;A+C 理论上有拮抗作用,应在给予大量 A 类药后再给 C 类药,以避免产生拮抗作用。有相同副作用的抗生素应避免联合应用 |
| ⑦ 严格控制预防用药 | 有些人在无细菌感染的情况下预防性地使用抗菌药物是有害无益的。药物具有双重性,既可治病也可致病。预防性使用抗菌药物要严格掌握其适应证,一般限于下列情况:①风湿病患者(特别是儿童)可长期应用青霉素 G,以预防溶血性链球菌感染,进而防止或减少风湿热的复发;②风湿性或先天性心脏病患者在行导管术、口腔手术前后应用适当的抗菌药物,以防止感染性心内膜炎的发生;③因感染性肺部病变做切除术时,可根据致病菌药敏试验结果选用适当的抗菌药物;④战伤或复杂外伤发生后用青霉素 G,以防止气性坏疽的发生;⑤在流行性脑脊髓膜炎发病季节,应用磺胺类药进行预防;⑥在施行结肠手术前应用氨基糖苷类抗生素,以减少肠道内各种细菌的生长繁殖 |

## 八、抗菌药物应用于围手术期预防的品种选择

| 手术名称 | 切口类别 | 可能的污染菌 | 抗菌药物选择 |
|---|---|---|---|
| 脑外科手术(清洁,无植入物) | I | 金黄色葡萄球菌,凝固酶阴性葡萄球菌 | 第一、第二代头孢菌素,耐甲氧西林金黄色葡萄球菌(MRSA)感染高发医疗机构的高危患者可用(去甲)万古霉素 |
| 脑外科手术(经鼻窦、鼻腔、口咽部手术) | II | 金黄色葡萄球菌,链球菌属,口咽部厌氧菌(如消化链球菌) | 第一、第二代头孢菌素±甲硝唑,或克林霉素+庆大霉素 |
| 脑脊液分流术 | I | 金黄色葡萄球菌,凝固酶阴性葡萄球菌 | 第一、第二代头孢菌素,MRSA感染高发医疗机构的高危患者可用(去甲)万古霉素 |

续表

| 手术名称 | 切口类别 | 可能的污染菌 | 抗菌药物选择 |
|---|---|---|---|
| 脊髓手术 | I | 金黄色葡萄球菌,凝固酶阴性葡萄球菌 | 第一、第二代头孢菌素 |
| 头颈部手术（恶性肿瘤,不经口咽部黏膜） | I | 金黄色葡萄球菌,凝固酶阴性葡萄球菌 | 第一、第二代头孢菌素 |
| 头颈部手术（经口咽部黏膜） | II | 金黄色葡萄球菌,链球菌属,口咽部厌氧菌（如消化链球菌） | 第一、第二代头孢菌素±甲硝唑,或克林霉素＋庆大霉素 |
| 颌面外科（下颌骨折切开复位或内固定,面部整形术有移植物手术,正颌手术） | I | 金黄色葡萄球菌,凝固酶阴性葡萄球菌 | 第一、第二代头孢菌素 |
| 乳腺手术（乳腺癌、乳房成形术,有植入物如乳房重建术） | I | 金黄色葡萄球菌,凝固酶阴性葡萄球菌,链球菌属 | 第一、第二代头孢菌素 |
| 脑外科手术（食管、肺） | II | 金黄色葡萄球菌,凝固酶阴性葡萄球菌,肺炎链球菌,革兰氏阴性菌 | 第一、第二代头孢菌素 |
| 心血管手术（腹主动脉重建、下肢手术切口涉及腹股沟、任何血管手术植入人工假体或异物、心脏手术、安装永久性心脏起搏器） | I | 金黄色葡萄球菌,凝固酶阴性葡萄球菌 | 第一、第二代头孢菌素,MRSA感染高发医疗机构的高危患者可用(去甲)万古霉素 |
| 肝、胆系统及胰腺手术 | II、III | 革兰氏阴性杆菌,厌氧菌（如脆弱拟杆菌） | 第一、第二代头孢菌素或头孢曲松±甲硝唑,或头霉素类 |
| 胃、十二指肠、小肠手术 | II、III | 革兰氏阴性杆菌,链球菌属,口咽部厌氧菌（如消化链球菌） | 第一、第二代头孢菌素,或头霉素类 |
| 结肠、直肠、阑尾手术 | II、III | 革兰氏阴性杆菌,厌氧菌（如脆弱拟杆菌） | 第一、第二代头孢菌素±甲硝唑,或头霉素类,或头孢曲松±甲硝唑 |
| 经直肠前列腺穿刺活检术 | II | 革兰氏阴性杆菌 | 氟喹诺酮类 |
| 泌尿外科手术:进入泌尿道或经阴道的手术（经尿道膀胱肿瘤或前列腺切除术、异体植入及取出,切开造口、支架的植入及取出）及经皮肾镜手术 | II | 革兰氏阴性杆菌 | 第一、第二代头孢菌素,或氟喹诺酮类 |

续表

| 手术名称 | 切口类别 | 可能的污染菌 | 抗菌药物选择 |
|---|---|---|---|
| 泌尿外科手术;涉及肠道的手术 | II | 革兰氏阴性杆菌,厌氧菌 | 第一、第二代头孢菌素,或氨基糖苷类＋甲硝唑 |
| 有假体植入的泌尿系统手术 | II | 葡萄球菌属,革兰氏阴性杆菌 | 第一、第二代头孢菌素＋氨基糖苷类,或万古霉素 |
| 皮瓣转移术(游离或带蒂)或植皮术 | II | 金黄色葡萄球菌,凝固酶阴性葡萄球菌,链球菌属,革兰氏阴性菌 | 第一、第二代头孢菌素 |
| 关节置换成形术、截骨、骨内固定术、腔隙植骨术、脊柱术(应用或不用植入物、内固定物) | I | 金黄色葡萄球菌,凝固酶阴性葡萄球菌,链球菌属 | 第一、第二代头孢菌素,MRSA感染高发医疗机构的高危患者可用(去甲)万古霉素 |
| 外固定架植入术 | II | 金黄色葡萄球菌,凝固酶阴性葡萄球菌,链球菌属 | 第一、第二代头孢菌素 |
| 截肢术 | I、II | 金黄色葡萄球菌,凝固酶阴性葡萄球菌,链球菌属,革兰氏阴性菌,厌氧菌 | 第一、第二代头孢菌素±甲硝唑 |
| 开放骨折内固定术 | II | 金黄色葡萄球菌,凝固酶阴性葡萄球菌,链球菌属,革兰氏阴性菌,厌氧菌 | 第一、第二代头孢菌素±甲硝唑 |

注:

1. 所有清洁手术通常不需要预防用药,仅在有前述特定指征时使用。

2. 胃十二指肠手术、肝胆系统手术、结肠和直肠手术、阑尾手术、II或III类切口的妇产科手术,如果患者对β-内酰胺类抗菌药物过敏,可用克林霉素＋氨基糖苷类,或氨基糖苷类＋甲硝唑。

3. 有循证医学证据的第一代头孢菌素主要为头孢唑啉,第二代头孢菌素主要为头孢呋辛。

4. 我国大肠埃希菌对氟喹诺酮类耐药率高,预防应用需严加限制。

5. 表中"±"是指两种及两种以上药物可联合应用,或可不联合应用。

(王佃亮 陈卫丰)

# 附录 B 常用实验室检查正常参考值

## 一、血常规检查

| 检验项目 | 英文缩写 | 正常参考值范围 | 临床意义 |
|---|---|---|---|
| 红细胞 | RBC | 男$(4.4\sim5.7)\times10^{12}$/L<br>女$(3.8\sim5.1)\times10^{12}$/L<br>新生儿$(6\sim7)\times10^{12}$/L<br>儿童$(4.0\sim5.2)\times10^{12}$/L | 增多:见于真性红细胞增多症,严重脱水、烧伤、休克、肺源性心脏病、先天性心脏病,一氧化碳中毒、剧烈运动、高血压等<br>减少:见于各种贫血、白血病、大出血或持续性出血、重症寄生虫病、妊娠等 |
| 血红蛋白 | Hb | 男 $120\sim165$g/L<br>女 $110\sim150$g/L | 血红蛋白增减的临床意义与红细胞计数基本相同 |
| 血细胞比容(红细胞压积) | PCV 或 HCT | 男性 $0.39\sim0.51$<br>女性 $0.33\sim0.46$ | 增多:见于脱水浓缩、大面积烧伤、严重呕吐、腹泻、尿崩症等<br>减少:见于各种贫血、水中毒、妊娠 |
| 红细胞平均体积 | MCV | $80\sim100$fL | |
| 平均红细胞血红蛋白含量 | MCH | $27\sim32$pg | MCV、MCH、MCHC 是三项诊断贫血的筛选指标 |
| 平均红细胞血红蛋白浓度 | MCHC | $320\sim360$g/L | |
| 网织红细胞计数 | Ret·c | 成人 $0.5\%\sim1.5\%$ | 增多:见于各种增生性贫血<br>减少:见于肾脏疾病、内分泌疾病、溶血性贫血再生危象、再生障碍性贫血等 |
| 血小板计数 | PLT | $(100\sim300)\times10^{9}$/L | 增多:见于急性失血、溶血、真性红细胞增多症、原发性血小板增多等<br>减少:见于①遗传性疾病;②获得性疾病,免疫性血小板减少性紫癜、各种贫血,以及脾、肾、肝、心脏疾患及药物过敏等 |
| 白细胞计数 | WBC | 成人$(4\sim10)\times10^{9}$/L<br>儿童$(5\sim12)\times10^{9}$/L<br>新生儿$(15\sim20)\times10^{9}$/L | 增多:见于若干种细菌感染所引起的炎症,以及大面积烧伤、尿毒症、传染性单核细胞增多症等<br>减少:见于感冒、麻疹、伤寒、副伤寒、疟疾、斑疹伤寒、回归热等 |

| 检验项目 | 英文缩写 | 正常参考值范围 | 临床意义 |
|---|---|---|---|
| 白细胞分类计数 | | 中性粒细胞：<br>杆状核 1%～5%<br>分叶核 50%～70% | 增多：见于急性和化脓性感染(疖痈、脓肿、肺炎、丹毒、败血症、猩红热等)，各种中毒 |
| | | | 减少：见于伤寒、副伤寒、麻疹、流感等传染病、化疗、放疗 |
| | | 嗜酸性粒细胞<br>0.5%～5.0% | 增多：见于过敏性疾病、皮肤病、寄生虫病、某些血液病、射线照射后、脾切除术后、传染病恢复期等 |
| | | | 减少：见于伤寒、副伤寒、应用糖皮质激素、促肾上腺皮质激素等 |
| | | 嗜碱性粒细胞<br>0～1% | 增多：见于慢性粒细胞性白血病、嗜碱粒细胞白血病、霍奇金病、脾切除术后等 |
| | | 淋巴细胞<br>20%～40% | 增多：见于某些传染病(百日咳、传染性单核细胞增多症等) |
| | | | 减少：见于多种传染病的急性期、放射病、免疫缺陷病等 |
| | | 单核细胞<br>3%～8% | 增多：见于结核病、伤寒、感染性心内膜炎、疟疾、单核细胞白血病、黑热病及传染病的恢复期等 |

## 二、尿液检查

| 检验项目 | 英文缩写 | 正常参考值范围 | 临床意义 |
|---|---|---|---|
| 比重 | SG | 1.002～1.030 | 升高：见于心力衰竭、高热、脱水及急性肾炎等<br>降低：见于过量饮水、慢性肾炎及尿崩症等 |
| 酸碱度 | pH | 4.6～8.0 | 升高：见于进食大量植物性食品，尤其柑橘类水果及无缺钾的代谢性碱中毒等<br>降低：见于饮食大量动物性食品，缺钾性代谢性碱中毒等 |
| 尿蛋白质定性 | PRO | 阴性(—) | 病理性蛋白尿是肾脏疾病的一个早期而易被忽视的指标。许多药物因素也可使尿蛋白出现阳性 |
| 尿糖定性 | GLU | 阴性(—) | 尿糖阳性可分暂时性和病理性，暂时性糖尿见于应激反应、一过性肾上腺素或胰高血糖素分泌过多所致。病理性尿糖见于胰岛素分泌量相对绝对不足，继发性高血糖性糖尿 |
| 尿酮体定性 | KET | 阴性(—) | 阳性：见于糖尿病、酮酸症、丙醇或乙醇中毒、饥饿、禁食、脱水等 |

| 检验项目 | 英文缩写 | 正常参考值范围 | 临床意义 |
|---|---|---|---|
| 尿潜血试验 | BLO | 阴性（一） | 阳性提示血尿、血红蛋白尿，见于肾炎、肾结核、肾结石、肾肿瘤、尿路损伤及溶血等 |
| 尿胆素 | URB | 阴性或弱阳性 | 增加：见于肝细胞性黄疸、阻塞性黄疸。肝炎时尿胆红素阳性可早于黄疸出现 |
| 尿胆原 | URO UBG | 阴性或弱阳性 | 增加：见于血管内溶血性贫血，组织内出血、肝细胞损伤、胆管部分阻塞并伴发胆管感染、缺氧、铅中毒、恶性贫血<br>减少：见于胆管阻塞，广泛肝细胞损伤、肾功能不全、酸性尿 |
| 尿亚硝酸盐 | NIT | 阴性（一） | 阳性：提示尿路细菌性感染 |
| 白细胞酯酶 | LEU | 阴性（一） | 阳性：提示尿路感染 |
| 尿沉渣镜检 | | | |
| 红细胞 | RBC | 0～3/HPF | 增多常见于泌尿系统结石、结核、肿瘤、肾炎及外伤，亦见于邻近器官的疾病，如前列腺炎症或肿瘤，直肠、子宫的肿瘤累及泌尿道时。此外，感染性疾病如流行性出血热、感染性心内膜炎。血液病如过敏性紫癜、白血病、血友病等，亦可在尿中出现较多的红细胞 |
| 白细胞 | WBC | 0～5/HPF | 白细胞增多常见于肾盂肾炎、膀胱炎、尿道炎、肾结核、肾肿瘤等。妇女可因白带混入尿液而致白细胞增多 |
| 上皮细胞 | EC | 0～3/HPF | 少量出现无临床意义 |
| 管型 | CAST | 0～偶见/LPF | 出现管型结合临床症状分析 |

## 三、粪便检查

| 检验项目 | 英文缩写 | 正常参考值范围 | 临床意义 |
|---|---|---|---|
| 颜色与性状 | | 新鲜粪便：正常人棕黄色、成形便；婴幼儿金黄色 | 水样便见于腹泻；绿色稀便见于消化不良；黏液脓血便见于痢疾、结肠炎；柏油样便见于上消化道出血；白陶土样便见于阻塞性黄疸和钡餐造影；米汤样便见于霍乱、副霍乱；细条样便见于直肠癌、直肠或肛门狭窄；球形硬便见于便秘 |
| 气味 | | 粪臭味 | 恶臭味见于慢性胰腺炎、肠道吸收不良、直肠癌溃烂等 |
| 寄生虫 | | 无 | 见于蛔虫病、蛲虫病等寄生虫病 |
| 粪便潜血试验 | OBT | 阴性 | 阳性见于：①消化性溃疡，呈间歇性；②消化道肿瘤，呈持续性或间歇性；③其他导致消化道出血的原因或疾病，如药物、肠结核等 |

## 四、体液检查

| 检验项目 | 英文缩写 | 正常参考值范围 | 临床意义 |
|---|---|---|---|
| 脑脊液常规 | CSFRT | 无色透明液体,不含红细胞,白细胞数极少,黏蛋白定性试验(一),pH 7.3～7.6 | 中性粒细胞增多:各种感染性增多见于多种脑膜炎,非感染性增多见于中枢神经系统出血后,多次腰穿后、脑室造影、白血病、肿瘤转移以及脑血管栓塞。淋巴细胞增多:感染性增多见于多种脑膜炎;非感染性增多见于药物性脑病、急性播散性脑脊髓炎、脑膜结节病、动脉周围炎 |
| 胸腹水常规 | | 淡黄色,清晰透明,无凝块,黏蛋白定性试验阴性,无红细胞,漏出液中白细胞$<0.1\times10^9$/L,渗出液中白细胞$>0.5\times10^9$/L | 红色:见于穿刺损伤、结核、肿瘤、出血性疾病等。白色:见于化脓性感染、真性乳糜积液、假性乳糜积液等。黄色或淡黄色:见于各种原因的黄疸。漏出液黏蛋白定性试验为阴性,渗出液黏蛋白定性试验为阳性 |
| 精液常规 | | 正常精液为乳白色黏性液体,一次排出量为2.0～4.0mL,30min至1h自行液化。pH 7.5～8.5,活动率$>70\%$,活力优＋良$>50\%$,WBC$<5$个/HPF,RBC$<5$个/HPF | 精子密度低或无精子,可见于生殖系结核,非特异性炎症,流行性腮腺炎并发睾丸炎及某些先天性疾病,如睾丸发育不良、隐睾症等。此外大剂量射线、工业污染、多种药物亦可引起精子密度减低,前列腺炎症、精囊炎可影响精液量及精液凝固、液化性状。精液中大量白细胞并见红细胞者多见于生殖系统炎症、结核,大量红细胞者可见于外伤或肿瘤,如查见癌细胞则对诊断生殖系统癌极有意义 |
| 前列腺液常规 | | 乳白色液体,可见卵磷脂小体,WBC低于10个/HPF,RBC低于5个/HPF,可见精子。老年患者可检出前列腺颗粒细胞和淀粉样体 | 炎症时可见成堆脓细胞,如白细胞每高倍视野多于10～15个即可诊断为前列腺炎 |

## 五、生物化学检查

| 检验项目 | 英文缩写 | 正常参考值范围 | 临床意义 |
|---|---|---|---|
| 同型半胱氨酸 | HCY | $<15\mu mol$/L | 高同型半胱氨酸血症是心血管疾病、动脉粥样硬化、心肌梗死、中风和阿尔茨海默病(老年性痴呆)等多种疾病的重要危险因素,同型半胱氨酸与心血管病显著相关 |
| 超敏C反应蛋白 | HS-CRP | $<5$mg/L(全血) | 感染、创伤、手术等情况快速上升,6～10h改变明显,48h达到高峰,升高的幅度和感染的程度成正比,炎症治愈后迅速下降。用于心血管疾病诊断和预测 |

| 检验项目 | 英文缩写 | 正常参考值范围 | 临床意义 |
|---|---|---|---|
| 透明质酸酶 | HAase | <120ng/mL | ①与肝纤维化程度密切相关。②在急性肝炎和慢性迁延性肝炎中轻度升高。③肾功能损害时也可升高 |
| 层粘连蛋白 | LN | <102μg/L | ①与肝纤维化程度有良好的相关性。②在肝纤维化进程中逐步升高。③水平与门静脉压力梯度相关。④升高还与肿瘤转移和浸润有关 |
| 谷丙转氨酶/丙氨酸转氨酶 | GPT/ALT | 0～40U/L | ①显著增高:见于各种肝炎急性期,药物引起的肝病、肝细胞坏死。②中度增高:见于肝癌、肝硬化、慢性肝炎及心肌梗死。③轻度增高:见于胆道阻塞性疾病 |
| 谷草转氨酶/天冬氨酸转氨酶 | GOT/AST | 0～40U/L | ①显著增高:见于各种急性肝炎、大手术后。②中度增高:见于肝癌、肝硬化、慢性肝炎、胆道阻塞性疾病。③轻度增高:见于进行性肌肉损害,胸膜炎、肾炎、肝炎等 |
| 乳酸脱氢酶 | LDH | L法 109～245U/L P法 280～460U/L | 升高:见于心肌梗死、肝炎、肺梗死、恶性肿瘤、白血病等 |
| α-羟丁酸脱氢酶 | α-HBDH | 80～200U/L | 心肌梗死患者 α-HBDH 增高 |
| 肌酸激酶 | CK | 25～200U/L | 升高:①急性心肌梗死时显著增高,病毒性心肌炎可增高。②进行性肌萎缩。③其他脑血管意外、脑膜炎、甲状腺功能低下、剧烈运动、各种插管手术 |
| 肌酸激酶同工酶 | CK-MB | 0～25U/L | 对急性心肌梗死可提高诊断特异性 |
| 总胆红素 | T-BIL | 0～18.8μmol/L | 升高:见于肝细胞损害、肝内和肝外胆道阻塞、溶血病、新生儿溶血性黄疸 |
| 直接胆红素 | D-BIL | 0～6.84μmol/L | 升高:见于肝损害及胆道阻塞 |
| 总蛋白 | TP | 60～80g/L | 升高:①脱水、糖尿病酸中毒、肠梗阻或穿孔、灼伤、外伤性休克、急性传染病等。②多发性骨髓瘤单核细胞性白血病。③结核、梅毒、血液原虫病等 降低:①出血、溃疡、蛋白尿等。②营养失调、低蛋白质饮食、维生素缺乏症、恶性肿瘤、恶性贫血、糖尿病、妊娠高血压综合征等 |
| 白蛋白 | ALB | 35～55g/L | 降低:见于营养不良,肝脏合成功能障碍,尿中大量丢失,如肾病综合征等 |

续表

| 检验项目 | 英文缩写 | 正常参考值范围 | 临床意义 |
|---|---|---|---|
| 球蛋白 | GLO | 20～29g/L | 升高：见于结缔组织疾病、肝脏纤维化、骨髓瘤等 |
| 白蛋白与球蛋白比值 | A/G | (1.5～2.5)：1 | 降低：见于肝脏纤维化等 |
| 血尿素氮 | BUN | 2.9～7.14mmol/L (8～21mg/mL) | 升高：见于肾血流不足、急性和慢性肾炎、肾衰竭及高蛋白质饮食等 |
| 血肌酐 | CRE | 53.0～132.6$\mu$mol/L (0.6～1.5mg/mL) | 升高：见于慢性肾炎、肾衰竭等 |
| 血尿酸 | UA | 142.0～416.0$\mu$mol/L (2.3～6.9mg/mL) | 升高：见于肾衰竭、痛风、肿瘤及肿瘤化疗后等 |
| 碱性磷酸酶 | ALP | 成人 20～110U/L 儿童 20～220U/L | 升高：见于骨髓疾患、肝胆疾患、甲状腺功能亢进症(甲亢)、甲状腺腺瘤、甲状旁腺功能亢进症(甲旁亢) |
| γ-谷氨酰基转移酶 | GGT | ＜50U/L | 明显升高：见于肝癌、阻塞性黄疸、晚期性肝硬化、胰头癌。轻中度增高：见于传染性肝炎、肝硬化、胰腺炎 |
| 胆固醇 | CHOL | 2.3～5.69mmol/L | ①用于高脂蛋白血症与异常脂蛋白血症的诊断、分析。②用于脑血管疾病危险因素的判断 |
| 甘油三酯 | TG | 0.6～1.69mmol/L | 升高：见于遗传因素、饮食因素、糖尿病、肾病综合征及甲状腺功能减退、妊娠、口服避孕药、酗酒等 降低：无重要临床意义。过低：见于消化吸收不良、慢性消耗性疾病等 |
| 高密度脂蛋白胆固醇 | HDL-C | 1.00～1.60mmol/L | 与动脉粥样硬化的发病呈负相关，是冠心病的保护因子。病理性降低：见于冠心病、脑血管病、肝炎、肝硬化、糖尿病、肥胖症、吸烟等 |
| 低密度脂蛋白胆固醇 | LDL-C | 1.3～4.0mmol/L | LDL-C升高是动脉粥样硬化的主要危险因素 |
| 淀粉酶 | AMY | 血清 0～220U/L 尿＜1000U/L | 升高：见于急性胰腺炎、流行性腮腺炎 降低：见于严重肝病(血清尿淀粉酶同时降低) |
| 血清葡萄糖 | Glu | 3.60～6.10mmol/L (64～108mg/mL) | 升高：见于糖尿病、摄入高糖食物、应激状态 降低：见于低血糖 |
| 糖化血红蛋白 | HbA$_1$c | 3.90～6.10mmol/L | 反映患者过去4～8周之内的血糖平均水平，为糖尿病患者诊断和长期控制血糖水平提供参考 |

续表

| 检验项目 | 英文缩写 | 正常参考值范围 | 临床意义 |
|---|---|---|---|
| 钠 | Na | 135～145mmol/L | 升高由脱水及肾上腺皮质功能亢进引起<br>降低由摄入不足、呕吐、腹泻及大汗引起 |
| 钾 | K | 3.5～5.3mmol/L | 升高由高钾饮食、肾衰竭、溶血及严重挤压伤引起<br>降低由摄入不足及服用利尿药引起 |
| 氯 | Cl | 96～108mmol/L | 升高由肾衰竭及尿路梗阻引起<br>降低由使用利尿药(如呋塞米)等引起 |
| 二氧化碳结合力 | TCO$_2$ | 22～29mmol/L | 升高表示有代谢性碱中毒或代偿性呼吸性酸中毒<br>降低表示代谢性酸中毒或代偿性呼吸性碱中毒 |
| 钙 | Ca | 2.00～2.60mmol/L<br>(8～10.4mg/mL) | 升高:见于甲状旁腺功能亢进、溶骨性损害等<br>降低:见于甲状旁腺功能低下、严重肝肾疾病及维生素 D 缺乏等 |
| 磷 | P | 0.86～1.78mmol/L<br>(2.6～5.5mg/mL) | 升高:见于甲状旁腺功能低下、肾衰竭等<br>降低:见于甲状旁腺功能亢进、维生素 D 缺乏、软骨病等 |
| 镁 | Mg | 儿童 0.5～0.9mmol/L<br>成人 0.67～1.03mmol/L | 升高:见于急慢性肾功能衰竭、甲状腺功能减退症(甲减)、甲状旁腺功能减退症(甲旁减)、多发性骨髓瘤等<br>降低:见于摄入不足,丢失过多,内分泌疾病等 |

## 六、内分泌激素检查

| 检验项目 | 英文缩写 | 正常参考值范围 | 临床意义 |
|---|---|---|---|
| 三碘甲状腺原氨酸 | (T)T$_3$ | 0.8～2.0ng/mL | TT$_3$ 是 T$_3$ 型甲亢的特异性诊断指标 |
| (总)甲状腺素 | (T)T$_4$ | 5.1～14.1μg/dL | TT$_4$ 为甲状腺功能基本筛选实验,判断甲减的首选指标,增高亦提示治疗过量 |
| 游离三碘甲状腺原氨酸 | FT$_3$ | 2.0～4.4pg/mL | 游离三碘甲状腺原氨酸及游离四碘甲状腺原氨酸升高提示甲状腺功能亢进,降低提示甲状腺功能减退;促甲状腺激素主要用于诊断和鉴别甲状腺功能减退,原发性甲状腺功能减退时其升高,继发性甲状腺功能减退时其降低 |
| 游离四碘甲状腺原氨酸(游离甲状腺素) | FT$_4$ | 0.93～1.7ng/dL | |
| 促甲状腺激素 | TSH | 0.27～4.2μIU/mL | |

| 检验项目 | 英文缩写 | 正常参考值范围 | 临床意义 |
|---|---|---|---|
| 卵泡刺激素 | FSH | 女性血 FSH 的浓度,在排卵前期为 1.5~10U/L,排卵期 8~20U/L,排卵后期 2~10U/L | FSH 值低见于雌、孕激素治疗期间、席汉综合征等。FSH 值高见于卵巢早衰、卵巢不敏感综合征、原发性闭经等 |
| 促黄体生成素 | LH | 女性血 LH 浓度,在排卵前期 2~15U/L,排卵期 20~100U/L,排卵后期 4~10U/L | 低于 5U/L 比较可靠地提示促性腺激素功能低下,见于席汉综合征。高 FSH 如再加高 LH,则卵巢功能衰竭已十分肯定。LH/FSH≥3,则是诊断多囊卵巢综合征的依据之一 |
| 催乳素 | PRL | 在非哺乳期,血 PRL 正常值为 0.08~0.92nmol/L | 高于 1.0nmol/L 即为高催乳素血症 |
| 雌二醇 | $E_2$ | 血 $E_2$ 的浓度在排卵前期为 48~521pmol/L,排卵期 370~1835pmol/L,排卵后期 272~793pmol/L | 低值见于卵巢功能低下、卵巢功能早衰、席汉综合征 |
| 孕酮 | P | 血 P 浓度在排卵前期为 0~4.8nmol/L,排卵后期 7.6~97.6nmol/L | 排卵后期血 P 值低,见于黄体功能不全、排卵型子宫功能失调性出血 |
| 睾酮 | T | 女性血浆睾酮水平在 0.7~2.1nmol/L | T 值高,称高睾酮血症,可引起女性不孕 |

## 七、免疫学检查

| 检验项目 | 英文缩写 | 正常参考值范围 | 临床意义 |
|---|---|---|---|
| 甲型肝炎病毒 IgM 抗体 | HAV-IgM | 阴性 | 阳性提示急性 HAV 感染早期 |
| 丙型肝炎病毒抗体 | 抗-HCV | 阴性 | 抗-HCV 出现在临床发病后 2~6 个月,对丙型肝炎、肝硬化及肝癌的诊断具有一定价值 |
| 戊型肝炎病毒抗体 | HEV | 阴性 | IgM 检出:急性 HEV 感染早期 IgG 检出:既往感染或恢复后期 同时检出:现症感染期和恢复期早期 |
| 立克次体凝集试验(外斐反应) | WFR | OX19<80 | 增高见于斑疹伤寒 |
| 肥达氏反应 | | O:<80    A:<80 H:<160   B:<80 C:<80 | O、H 凝集价增高见于伤寒;O 及 A、B、C 中任何一项增高见于副伤寒甲、乙或丙型 |

| 检验项目 | 英文缩写 | 正常参考值范围 | 临床意义 |
|---|---|---|---|
| 抗链球菌溶血素O试验 | ASO | 阴性 | 阳性:见于溶血性链球菌感染,如:扁桃体炎、猩红热、丹毒等 |
| 类风湿因子试验 | RF | 阴性 | 阳性:见于类风湿关节炎、干燥综合征、系统性红斑狼疮等 |
| 结核菌素试验 | OT | 阴性 | 阳性:表示曾感染过结核;强阳性:表示正患结核病,可能为活动性感染 |
| 免疫球蛋白G | IgG | 7～16g/L | 增高:见于各种自身免疫性疾病和各种感染性疾病<br>降低:见于某些白血病、继发性免疫缺陷病等 |
| 免疫球蛋白A | IgA | 0.7～4g/L | 增高:见于黏膜炎症和皮肤病变<br>降低:见于继发性免疫缺陷病、自身免疫性疾病等 |
| 免疫球蛋白M | IgM | 0.4～3g/L | 增高:见于毒血症和感染性疾病早期<br>降低:见于原发性无丙种球蛋白血症 |
| 肺炎支原体抗体IgM | | 阴性 | IgM抗体阳性可作为急性期感染的诊断指标。如IgM抗体阴性,也不能否定肺炎支原体感染,还需检测IgG抗体 |
| 梅毒抗体 | TP | 阴性 | 梅毒抗体产生后极少转阴故用于确证试验,但不适用于疗效监测 |
| 人类免疫缺陷病毒(艾滋病病毒抗体) | HIV-Ab | 阴性 | 艾滋病病毒感染筛查试验。阳性为可疑HIV感染,需做确认检测 |
| 补体3 | C3 | 1.2～2.29g/L | 是一种急性时相蛋白,炎症反应时其值升高。低值见于肾小球肾炎和免疫复合物疾病 |
| 补体4 | C4 | 0.2～0.4g/L | 比C3敏感,炎症时C4增高,低值表明补体激活发生抗原抗体反应 |

| 乙型肝炎表面抗原 | 乙型肝炎表面抗体 | 乙型肝炎e抗原 | 乙型肝炎e抗体 | 乙型肝炎核心抗体 | 乙肝病毒前S1抗原 | 乙型肝炎核心抗体-免疫球蛋白M型抗体 | 临床意义 |
|---|---|---|---|---|---|---|---|
| HBsAg | HBsAb | HBeAg | HBeAb | HBcAb | Pre-S1Ag | HBcAb-IgM | *HBsAg是乙肝病毒标志物,表示患有乙肝;HBeAg、pre-S1Ag、HBcAb、HBcAb-IgM表示乙型肝炎病毒复制活跃,传染性强;HBsAb、HBeAb表示机体产生免疫力抵抗病毒,趋于恢复* |

| 乙型肝炎表面抗原 | 乙型肝炎表面抗体 | 乙型肝炎e抗原 | 乙型肝炎e抗体 | 乙型肝炎核心抗体 | 乙肝病毒前S1抗原 | 乙型肝炎核心抗体-免疫球蛋白M型抗体 | 临床意义 |
|---|---|---|---|---|---|---|---|
| + | − | − | − | − | − | − | 慢性表面抗原携带；急性乙型肝炎病毒感染潜伏期后期 |
| + | − | + | − | − | + | − | 急性乙型肝炎早期，传染性强 |
| + | − | + | − | + | + | + | 急慢性乙型肝炎，传染性强 |
| + | − | − | − | + | − | + | 急慢性乙型肝炎，具有传染性 |
| + | − | − | + | + | − | − | 急慢性乙型肝炎，传染性弱 |
| + | − | − | + | + | + | − | 急慢性乙型肝炎，传染性强，乙型肝炎e抗原变异 |
| − | − | − | − | + | − | − | 乙型肝炎核心抗体隐性携带，既往有感染史 |
| − | − | − | + | + | − | − | 急性乙型肝炎恢复期或既往有感染史 |
| − | + | − | + | + | − | − | 乙型肝炎恢复期，具备免疫力 |
| − | + | − | − | − | − | − | 接种疫苗，乙型肝炎恢复，具备免疫力 |
| + | − | − | + | − | − | − | 慢性乙型肝炎表面抗原携带者，易转阴 |
| + | + | + | + | + | + | − | 急性乙型肝炎趋于恢复；慢性表面抗原携带 |
| + | − | − | + | − | − | − | 乙型肝炎感染后已恢复 |

## 八、肿瘤标志物检查

| 检验项目 | 英文缩写 | 正常参考值范围 | 临床意义 |
|---|---|---|---|
| 甲胎蛋白 | AFP | 0～7ng/mL | 用于原发性肝癌以及生殖系统肿瘤的鉴别诊断。原发性肝癌有80％患者血清中AFP升高。其他消化道肿瘤，如胃癌、胰腺癌、结肠癌和胆道细胞癌等，也可造成AFP升高，但肝转移癌时却很少增高。妊娠妇女12～14周血中AFP开始上升，32～34周达高峰，以后下降 |

| 检验项目 | 英文缩写 | 正常参考值范围 | 临床意义 |
|---|---|---|---|
| 癌胚抗原 | CEA | 0～6.5ng/mL | CEA是一种肿瘤相关抗原,CEA明显升高时常见于结肠癌、胃癌、肺癌、胆道癌等。CEA检测对于监测治疗后伴有血液CEA持续升高的患者有非常重要的价值,可提示有潜伏的转移和残留病 |
| 糖类抗原19-9 | CA 19-9 | 0～37U/mL | CA 19-9作为胰腺癌、胆道癌的诊断和鉴别指标。80%～90%胰腺癌的患者血中CA 19-9明显升高。肝癌、胃癌、食管癌、部分胆道癌的患者亦可见增高,手术前CA 19-9水平与预后有关 |
| 细胞角质蛋白19片段抗原21-1 | CYFRA21-1 | 0.1～3.3ng/mL | CYFRA21-1是肺癌诊断的重要指标,50%～70%肺癌患者血清中CYFRA21-1明显升高;其他器官肿瘤,如结肠癌、胃癌,CYFRA21-1仅轻度增高。非肿瘤性疾病一般不升高 |
| 神经元特异性烯醇化酶 | NSE | 0～16.3ng/mL | NSE是小细胞肺癌的特异性诊断标志物。对神经内分泌系统肿瘤、甲状腺髓样癌、成神经细胞瘤等也有特异性诊断价值 |
| 前列腺特异性抗原 | PSA | 0～4.0ng/mL | PSA是前列腺癌的特异性标志物。随着前列腺癌的病程进展,血清中PSA值渐渐增高。PSA在前列腺炎和前列腺增生时也可见增高 |
| 恶性肿瘤相关物质群 | TSGF | 33.88～70.57U/mL | TSGF是不同于其他标志物的一种独立物质,可以对全身各系统、各脏器、各组织来源的肿瘤(包括鳞癌、腺癌、肉瘤、骨髓瘤、胶质瘤、淋巴瘤、内外分泌腺肿瘤及血液病)起到联合检测的效果,敏感性为85.6%～86.9%,特异性为91%～96% |
| 糖类抗原72-4 | CA 72-4 | 0～6.9U/mL | CA 72-4是生殖系统、呼吸系统和消化系统等腺癌的主要诊断指标,患卵巢癌、乳腺癌、直肠癌、结肠癌、胃癌、胰腺癌时CA 72-4增高 |
| 糖类抗原125 | CA 125 | 0～35U/mL | CA 125常用于卵巢癌的诊断、鉴别诊断和治疗效果判定。60%～97%卵巢癌的患者血中CA 125明显升高。子宫内膜癌、胰腺癌、输卵管癌也有轻度升高 |
| 糖类抗原15-3 | CA 15-3 | 0～25U/mL | CA 15-3可用于乳腺癌患者的诊断,尤其对于转移性乳腺癌的早期诊断有非常重要的价值。肺癌、胰腺癌、肝癌等CA 15-3也可轻度升高 |
| 糖类抗原242 | CA 242 | <20U/L | 用于消化道肿瘤的诊断,尤其对胰腺癌、胆道癌的诊断有较高的特异性 |
| 鳞癌相关抗原 | SCC | 0～2ng/mL | SCC是扁平上皮癌的诊断指标。子宫颈部扁平上皮癌和肺扁平上皮癌时血清中SCC明显升高,也可见于食管癌、膀胱肿瘤 |

## 九、分子生物学检测

| 检验项目 | 英文缩写 | 正常参考值范围 | 临床意义 |
|---|---|---|---|
| 乙型肝炎病毒核脱氧糖核酸定量 | HBV-DNA | ＜500IU/mL（高灵敏度法）<br>＜40IU/mL | 用于乙肝辅助诊断及抗病毒疗效的判断 |
| 丙型肝炎病毒核糖核酸定量 | HCV-RNA | ＜$10^3$IU/mL | 用于丙型肝炎的诊断和治疗 |
| 巨细胞病毒核酸定量 | CMV-PCR | ＜$10^3$copies/mL | 监测病毒活跃程度,监测器官移植、免疫缺陷患者、抗肿瘤治疗中 CMV 的感染,预测 CMV 疾病的发生、发展和预后,观察抗病毒治疗的效果 |
| 人类乳头状病毒 HPV 检测 | HPV-DNA | 阴性 | 用于预测发生宫颈癌的风险 |
| 解脲支原体荧光定量 PCR 检测 | UU-DNA | ＜$10^3$copies/mL | 可引起生殖系统炎症,是女性不孕不育的重要原因 |
| 梅毒螺旋体荧光定量 PCR 检测 | TP-DNA | ＜$10^3$copies/mL | 对梅毒螺旋体进行定量测定,用于梅毒诊断及疗效观察 |
| 沙眼衣原体核酸扩增 | CT-PCR | ＜$10^3$copies/mL | 反映沙眼衣原体感染数量和治疗恢复情况,用于沙眼衣原体诊断和疗效观察 |

## 十、电泳分析

| 检验项目 | 英文名称 | 正常参考值范围 | 临床意义 |
|---|---|---|---|
| 蛋白电泳 | protein electrophoresis | 白蛋白 60%～70%<br>α1 球蛋白:1.7%～5%<br>α2 球蛋白:6.7%～12.5%<br>β 球蛋白:8.3%～16.3%<br>γ 球蛋白:10.7%～20% | 用于营养障碍、肾病综合征、肝病、骨髓瘤、炎症、自身免疫性疾病的诊断 |
| 免疫球蛋白固定电泳 | immunofixation,IF | 正常人无 M 蛋白 | 用于单克隆免疫球蛋白增殖病的诊断 |

## 十一、骨髓涂片检测

| 检验项目 | 英文名称 | 正常参考值范围 | 形态特征 |
|---|---|---|---|
| 原粒细胞 | myeloblast | 0～1.0% | 圆形或椭圆形,直径 $10～18\mu m$。胞核大,呈圆形或椭圆形,可以有浅的凹陷。有 2～5 个较小而清楚的核仁,染色质呈淡紫红色,细致均匀。胞质少,无颗粒或少量嗜天青颗粒,胞质均匀透明,天蓝或深蓝色 |

续表

| 检验项目 | 英文名称 | 正常参考值范围 | 形态特征 |
| --- | --- | --- | --- |
| 早幼粒细胞 | promyelocyte | 0～2.5% | 较原粒细胞大,直径12～25μm。胞核较原粒细胞略小,圆形或椭圆形,随细胞发育逐渐出现凹陷,核内常染色质仍占优势,但异染色质在核周的凝集较原粒细胞明显,核仁常见。胞质内开始出现一些紫红色非特异性嗜苯胺蓝颗粒,大小、形态不一,分布不均,可盖于核上,染浅蓝色 |
| 中性中幼粒细胞 | neutrophilic myelocyte | 3.2%～13.2% | 比早幼粒细胞小,直径10～18μm。外形呈圆形或椭圆形,有时外形较不规则。胞核较早幼粒小,可有凹陷,核内常染色质相对减少,异染色质在核周凝集进一步增加,并逐渐向胞核中央发展,两种染色质的比例相近,核仁少见。胞质更丰富,胞质内常出现很多特异性颗粒,可分为中性、嗜酸性和嗜碱性颗粒。胞质呈浅红色或浅蓝色,常被特异性颗粒掩盖了颜色 |
| 嗜酸性中幼粒细胞 | eosinophilic myelocyte | 0～1.1% | |
| 嗜碱性中幼粒细胞 | basophilic myelocyte | 0～0.1% | |
| 中性晚幼粒细胞 | neutrophilic metamyelocyte | 5.2%～20.2% | 略小于中幼粒细胞。直径10～16μm。胞核较小,肾形或凹陷明显,凹陷程度<1/2假设直径。两端圆钝。核内异染色质占优势,仅有少量常染色质位于近中央部位。无核仁。胞质比中幼粒细胞多,有较多的特异性颗粒。胞质淡红色,常被增多的颗粒掩盖 |
| 嗜酸性晚幼粒细胞 | eosinophilic metamyelocyte | 0～2.0% | |
| 嗜碱性晚幼粒细胞 | basophilic metamyelocyte | 0～0.1% | |
| 中性杆状核粒细胞 | neutrophilic granulocyte band form | 8.5%～24.4% | 略小于晚幼粒细胞。直径10～15μm。胞核弯曲成带状,核凹陷更深,超过假设核直径的一半,或核最窄径大于最宽径的1/3。可呈马蹄形或S形,粗细均匀,两端钝圆,尚未分叶。染色质粗糙,排列更紧密,呈细块状。胞质同晚幼粒细胞 |
| 嗜酸性杆状核粒细胞 | eosinophilic granulocyte band form | 0～1.1% | |
| 嗜碱性杆状核粒细胞 | basophilic granulocyte band form | 0～0.1% | |
| 中性分叶核粒细胞 | neutrophilic granulocyte segmented form | 6.1%～24.9% | |
| 嗜酸性分叶核粒细胞 | eosinophilic granulocyte segmented form | 0～3.4% | 平均直径10～14μm。核一般分3～4叶,各叶之间有异染色质丝相连,无核仁。胞质多,同杆状核粒细胞 |
| 嗜碱性分叶核粒细胞 | basophilic granulocyte segmented form | 0～0.3% | |
| 原始红细胞 | proerythroblast | 0～0.5% | 较原粒细胞大,直径15～25μm,呈不规则的圆形或卵圆形。胞核大,占整个细胞的大部分,一般呈圆形或卵圆形,常见1～2个较大核仁,染色质颗粒状。胞质量少,无颗粒,染深蓝色不透明,常有核周淡染区 |

| 检验项目 | 英文名称 | 正常参考值范围 | 形态特征 |
|---|---|---|---|
| 早幼红细胞 | basophilic erythroblast | 0~2.0% | 较原始红细胞小,直径 10~18μm。外形不规则。胞核大,呈圆形或卵圆形,核仁模糊或无,染色质细颗粒状。胞质稍增多,无颗粒,染深蓝色不透明,可见核周淡染区 |
| 中幼红细胞 | polychromatophilic erythroblast | 3.8%~13.0% | 较早幼红细胞小,直径 8~15μm,呈圆形、卵圆形。胞核较早幼红细胞小,呈圆形或卵圆形,无核仁,染色质呈大块状凝集。胞质较多,无颗粒,染灰蓝或灰红色 |
| 晚幼红细胞 | normoblast | 3.4%~10.0% | 晚幼红细胞略大于成熟红细胞,直径 7~10μm。胞核缩小,无核仁,染色质固缩成团块状,胞质多,无颗粒,染浅红色或略带灰色 |
| 原淋巴细胞 | lymphocyte | 0 | 直径 10~18μm。胞体圆形或椭圆形。胞核较大,位于中央或稍偏一侧,占细胞的大部分,核仁 1~2 个,小而明显,染色质呈细颗粒状,分布不十分均匀,核边缘部位染色质排列较密,染色也较深。胞质量少,无颗粒,染透明蓝或天蓝色,可见核周淡染区 |
| 幼淋巴细胞 | prolymphocyte | 0~0.6% | 直径 10~16μm。胞体圆形或椭圆形。胞核圆形,仍占细胞的大部分,染深紫红色,核仁模糊或消失,染色质较为紧密,有浓集趋势。胞质量稍增多,可有少许粗大分散排列的嗜苯胺蓝颗粒,染深紫红色,胞质天蓝色,透明 |
| 成熟淋巴细胞 | mature lymphocyte | 8.4%~32.4% | 胞体圆形或椭圆形。胞核圆形,占细胞的绝大部分,圆形,偶有小切迹。可见未完全消失的核仁遗迹,染色质致密,常浓集成块。胞质量极少,常无颗粒,有时可含少量粗大的嗜苯胺蓝颗粒,胞质天蓝色,透明 |
| 原单核细胞 | monoblast | 0 | 直径 15~20μm。胞体圆形或椭圆形。胞核椭圆或不规则形,有时呈扭曲折叠状。核仁 1~3 个,大而清楚,浅蓝色,染色质很纤细,呈疏松、均匀的网状,染浅紫红色,较原粒细胞及原淋巴细胞为淡。胞质丰富,无颗粒,染灰蓝或浅蓝色,不透明,有时有伪足突出 |
| 幼单核细胞 | promonocyte | 0 | 直径 15~25μm。胞体圆形或椭圆形。胞核不规则,圆形、扭曲、折叠或分叶状,核仁可有可无,染色质较原单核细胞粗,呈网状。胞质增多,可见少数细小的嗜苯胺蓝颗粒,胞质染灰蓝色,不透明偶有伪足突出 |

| 检验项目 | 英文名称 | 正常参考值范围 | 形态特征 |
|---|---|---|---|
| 成熟单核细胞 | mature monocyte | 0～2.9% | 直径 12～20μm。胞核不规则,有切迹、折叠、分叶等,如马蹄、肾形或 S 形,无核仁,染色质较粗,仍呈网状,稍有浓集趋势,呈淡紫红色。胞质多,可见少数细小的嗜苯胺蓝颗粒,胞质染浅灰蓝色,半透明 |
| 原巨核细胞 | megakaryoblast | 0 | 早期原巨核细胞与原粒细胞相似,呈圆形或椭圆形,随着细胞发育体积增大,直径达 15～30μm。胞核大,占整个细胞的大部分,呈圆形或椭圆形,表面多处可见凹陷。核仁 2～3 个。染色质为粒状,较其他原始细胞粗,排列呈疏松粗网状,染淡紫红色。胞质量少,无颗粒,染淡蓝色,不均匀,较透明,胞质边缘不整齐,色较深,有泡沫感 |
| 幼巨核细胞 | promegakaryocyte | 0～0.05% | 随着细胞发育胞体逐渐增大,直径可达30～50μm,甚至更大,外形不规则。胞核大,不规则,有时分叶,核仁可有可无,染色质呈粗颗粒状或小块状,有部分浓集现象,染紫红色。胞质量增多,一般无颗粒,有时近核周有少数细小的嗜苯胺蓝颗粒,染蓝色,核周较淡。边缘染色较深蓝,常有舌状突出,带泡沫感 |
| 颗粒型巨核细胞 | granular megakar-yocyte | 0.10%～0.27% | 胞体大小不等,外形不规则,直径 40～70μm 或可达 100μm。胞核巨大而不规则,呈分叶状,可互相重叠,或分散为环状。无核仁,染色质粗糙,排列紧密,染暗紫红色。胞质量极丰富,充满大量较细小的紫红色颗粒而呈淡红色或夹杂有蓝色;早期细胞的边缘呈狭窄的嗜碱性透明区,形成外浆,而内浆中充满颗粒。在血膜厚的部位,颗粒非常密集而使核、浆难以辨认 |
| 产血小板型巨核细胞 | thrombocytogenous megakaryocyte | 0.44%～0.60% | 胞体大小不等,外形不规则,直径40～70μm 或可达 100μm。胞核巨大而不规则状,可互相重叠。无核仁,染色质浓密,染暗紫红色。胞质量多,可见许多较粗大、大小不等的紫红色颗粒,10 余个颗粒可聚集成小簇,隔以透明的胞质,颗粒聚集可出现在整个或部分胞质内。胞质染紫红色或粉红色 |
| 裸核型巨核细胞 | naked nucleous | 0.08%～0.30% | 胞体不规则。胞核与产血小板型巨核细胞相似,染色质浓密,暗紫红色。胞质无或少许 |

续表

| 检验项目 | 英文名称 | 正常参考值范围 | 形态特征 |
|---|---|---|---|
| 成浆细胞 | plasmablast | 0 | 直径 14～20μm。胞体圆形或椭圆形。胞核圆形或椭圆形,约占细胞的2/3,居中或偏于一旁,核仁2～5个,染淡蓝色,染色质细致网状,染紫红色。胞质较少,胞质中无颗粒,有时可见空泡,染深蓝色不透明,较其他原始细胞的染色深而暗浊。近核处色稍浅,但不如原淋巴细胞清晰 |
| 幼浆细胞 | proplasmacyte | 0 | 直径 12～16μm。胞体多呈椭圆形。胞核圆形或椭圆形,约占细胞的1/2,位于细胞中央或偏于一旁,核仁隐约可见或消失,染色质呈深紫红色,排列较成浆细胞粗糙,有浓集趋势,尚无显著车轮状结构。胞质量多,胞质中可含有空泡,少数可有细小的嗜苯胺蓝颗粒,胞质染暗浊不透明的深蓝色,核周稍浅 |
| 浆细胞 | plasmacyte | 0～1.2% | 直径 8～15μm。胞体椭圆形或彗星状。胞核小,约占细胞的1/3,常偏于一侧。有时可呈双核。核仁无,染色质浓集,粗而密,排成车轮状,呈紫色。胞质丰富,空泡多见。极少见到嗜苯胺蓝颗粒,胞质染暗浊不透明的深蓝色,且稍带紫红色,环核淡染带清晰 |
| 其他细胞 内皮细胞 网状细胞 吞噬细胞 脂肪细胞 组织嗜酸 (碱)细胞 分类不明 细胞 | — | — | — |

## 十二、骨髓特殊染色检查

| 检验项目 | 英文缩写 | 临床意义 |
|---|---|---|
| 过氧化物酶染色 | POX | 用于白血病的诊断,阳性:见于急性粒细胞白血病(除早期原粒细胞呈阴性或弱阳性)、再生障碍性贫血(再障)、急性单核细胞白血病(除早期原粒细胞呈阴性或弱阳性)、慢性粒细胞白血病(慢粒)、淋巴细胞性白血病等 |
| 碱性磷酸酶染色 | ALP | 积分降低:见于病毒感染、恶性组织细胞增生症、急慢性粒细胞性白血病、急性单核细胞性白血病、慢性淋巴细胞白血病<br>积分增高:见于化脓性细菌感染、原发性血小板增多症、再障、急性淋巴细胞性白血病、恶性淋巴瘤、类白血病反应等 |

| 检验项目 | 英文缩写 | 临床意义 |
| --- | --- | --- |
| 酸性磷酸酶染色 | ACP | 鉴别戈谢细胞(阳性反应)和尼曼-皮克细胞(阴性反应)、红血病及红白血病时幼红细胞呈核旁单侧阳性反应。急性单核细胞性白血病、恶性组织细胞增生症细胞、T淋巴细胞性白血病、多毛细胞性白血病呈强阳性反应 |
| 铁染色 | Fe | 升高:见于铁粒幼细胞贫血、骨髓增生异常综合征、溶血性贫血、巨幼红细胞贫血、再生障碍性贫血和白血病等<br>降低:见于缺铁性贫血 |
| 糖原染色 | PAS | 阳性或强阳性反应:见于急性淋巴细胞性白血病、淋巴组织恶性增生性疾病、红白血病、戈谢病的原始细胞、缺铁性贫血、珠蛋白生成障碍、骨髓增生异常综合征<br>阴性或弱阳性反应:见于急性粒细胞白血病、良性淋巴细胞增多症、尼曼-皮克细胞 |
| 脱氧核糖核酸染色 | DNA | ①鉴别细胞的成熟程度,小原粒细胞与淋巴细胞的区别,小原粒细胞染色浅、核仁明显;淋巴细胞染色深。②鉴别急性白血病的类型,原粒细胞核反应弱,呈细颗粒状;原单核细胞反应最弱,呈纤细网状。③鉴别巨幼红细胞与正常红细胞,巨幼红细胞核染色呈细网状,正常红细胞核染色呈粗颗粒状至块状 |
| 氯乙酸AS-D萘酚酯酶染色(特异性酯酶) | NAS-DCE | 粒细胞特异性酯酶、单核细胞、淋巴细胞、浆细胞、巨核细胞为阴性;粒细胞为阳性,主要用于白血病类型鉴别诊断 |
| 醋酸AS-D萘酚酯酶染色(非特异性酯酶) | NAS-DAE | 粒细胞特异性酯酶、单核细胞、淋巴细胞、浆细胞、巨核细胞为阴性;粒细胞为阳性,主要用于白血病类型鉴别诊断 |
| 氟化钠抑制实验 | NaF | 用于识别骨髓细胞中的单核细胞 |
| α-丁酸萘酚酯酶染色 | α-NBE | 粒细胞特异性酯酶、单核细胞、淋巴细胞、浆细胞、巨核细胞为阴性;粒细胞为阳性,主要用于白血病类型鉴别诊断 |

(董书魁　于　楠　顾媛媛)

# 参 考 文 献

[1] 王佃亮. 全科医师临床处方 [M]. 北京：中国医药科技出版社，2021.

[2] 王佃亮，唐志辉，危岩. 口腔科医师处方 [M]. 北京：中国协和医科大学出版社，2019.

[3] 王佃亮，陈火明. 肿瘤科医师处方 [M]. 北京：中国协和医科大学出版社，2018.

[4] 王佃亮. 中医医师处方 [M]. 北京：中国协和医科大学出版社，2018.

[5] 王佃亮. 当代急诊科医师处方 [M]. 北京：人民卫生出版社，2016.

[6] 王佃亮. 当代全科医师处方 [M]. 北京：人民军医出版社，2015.

[7] 黄峻，黄祖瑚. 临床药物手册 [M]. 5版. 上海：上海科学技术出版社，2015.

[8] 北京协和医院药剂科. 北京协和医院处方手册 [M]. 北京：中国医药科技出版社，2013.

[9] 韦镕澄，吉济华. 全科医生处方手册 [M]. 南京：江苏科学技术出版社，2009.